药物的发现

品读药物背后的人和事

钱秀萍 毛文伟 徐蓉 编著

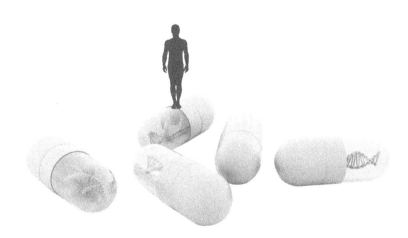

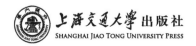
上海交通大学出版社
SHANGHAI JIAO TONG UNIVERSITY PRESS

内容提要

　　本书在药物基本常识和药物发展历史轨迹的基础上,以化学药物、天然药物,以及免疫药物、抗菌药物、麻醉药和镇痛药物、糖尿病药物、避孕药、抗肿瘤药物、急救药、维生素类药物为线索,撷取了这几类药物发展史中里程碑式药物的发现和发明故事,展现药物研制中偶然发现的智慧瞬间和坚持不懈的艰辛历程、个人的突破性贡献和团队的协作型成果、科学家之间的合作和矛盾,以及药物发现的时代需求和历史局限性,同时介绍了药物不良反应和药品安全规制的演进,以及由药物副作用带来的意外惊喜。

　　本书可作为综合性大学非医药类本科专业通识课程或选修课程的教材,也可作为药物科学工作者了解重要药物发现背景和过程的参考书。

图书在版编目(CIP)数据

药物的发现:品读药物背后的人和事 / 钱秀萍,毛
文伟,徐蓉编著. —上海:上海交通大学出版社,2017
ISBN 978-7-313-15832-1

Ⅰ.①药… Ⅱ.①钱… ②毛… ③徐… Ⅲ.①药物一
医学史一世界 Ⅳ.①R9-091

中国版本图书馆 CIP 数据核字(2016)第 217847 号

药物的发现

——品读药物背后的人和事

编　　著:钱秀萍　毛文伟　徐　蓉
出版发行:上海交通大学出版社　　　　　　　　地　　址:上海市番禺路 951 号
邮政编码:200030　　　　　　　　　　　　　　电　　话:021-64071208
出 版 人:郑益慧
印　　制:虎彩印艺股份有限公司　　　　　　　经　　销:全国新华书店
开　　本:710 mm×1000 mm　1/16　　　　　　印　　张:18
字　　数:327 千字
版　　次:2017 年 2 月第 1 版　　　　　　　　印　　次:2017 年 2 月第 1 次印刷
书　　号:ISBN 978-7-313-15832-1/R
定　　价:68.00 元

序

今日药物学的成就一日千里，可谓"日新月异""应接不暇"，不但对人类的生存、健康和繁衍做出了巨大的贡献，而且推动了社会经济、政治和文化的发展。药物的发现和发明过程是人类与疾病和死亡顽强抗争的过程，是追求生活质量的提高和寿命延长的过程。药物发现和发明除了社会需求的巨大动力外，还源自于科学家的兴趣、好奇与求新，以及追求理想等深层动机。

《药物的发现——品读药物背后的人和事》对药物史上经典的药物，特别是获得诺贝尔生理学或医学奖的药物做了深入浅出的专业性介绍，生动地叙述了药物发现的背景和过程。为我们展现了药物发现过程中既有"机遇只眷顾那些有准备的人"的偶然发现，又有艰苦探索的曲折过程；既有长时间的准备和积累，又有短时间的攻关和突破；既有长久的思考，又有瞬间的顿悟；既有获得诺贝尔奖的杰出科学家，又有默默无闻的团队成员；既有科学家的社会责任，又有个人的功利主义目标。这些药物及其背后的人和事折射出人类和疾病所做的坚忍不拔的斗争，其中的科学探索精神催人奋进，社会和人文的因素引人深思。

进入 21 世纪，药物的发现和发展表现出新的特点和趋势，整个药物研制过程已成为一个庞大而复杂的大科学态势。药物发现不再是个人或少数科学家在实验室里的活动，科研组织规模日益扩大并出现空前的合作，多层次、多学科的协同作战成为药物研发的重要形式。本书所叙的人或事已属于过去，但这些重要药物的发现及其背后的故事所呈现的成功与失败、挫折和希望、竞争与合作，以及科学家的科学精神和人文情怀不容忽视，仍可以给今天热爱科学的人们以启迪和激励。

陈代杰教授
中国医药工业研究总院

目 录

第一讲　初　识　药　物

> 提出一个问题,往往比解决一个问题更重要,因为解决问题也许仅仅是一个数学上或实验上的技能而已,而提出新的问题、新的可能性,从新的角度去看旧的问题,却需要有创造力和想象力。
>
> ——阿尔伯特·爱因斯坦(*Albert Einstein*,1879—1955)

从嗷嗷待哺的襁褓婴儿到白发苍苍的耄耋老人,都会经历疾病的痛苦。即使朝气蓬勃的年轻人由于生活节奏和工作压力等原因,也时常会有亚健康的困扰。人类的生、老、病、死都离不开药物,药物对我们的生命和健康有着保驾护航的作用。除了防病治病、促进健康、延长寿命外,药物也是控制人口数量、提高人口质量重要手段。

学习药物的基本知识,有助于我们了解药物的本质特性,合理、正确地选择药物和使用药物。

一、疾病和疾病的原因

人的健康不仅是没有疾病或病痛,而且是一种躯体上、精神上以及社会上的良好状态。而所谓疾病是指机体在一定条件下由病因与机体相互作用而产生的一个损伤与抗损伤斗争的有规律过程,体内一系列功能、代谢和形态的改变,临床出现许多不同的病状与体征,机体与外环境间的协调发生障碍。以病毒性感冒为例,机体疲劳或受凉以后,病毒侵入机体,对机体造成损害,临床上出现咽喉肿痛、鼻塞、流涕、咳嗽、发热等症状。在这过程中,机体也会产生免疫反应对抗病毒及引起的机体损伤。

健康与疾病在个体生活过程中,可以相互转化而无绝对明显的界限。大多数疾病发生发展到一定阶段后终将结束,或完全恢复健康、康复如初,或久病不愈,或造成后遗症,甚至导致死亡。

药物的发现

每种疾病的发生都是有原因的。疾病的发生可以主要由一种病因引起，也可以由多种病因同时作用或先后参与，而且在疾病发生、发展的过程中病因可能发生新的变化。

一般来说，疾病的原因主要有以下几大类。

1. 生物性因素

生物性因素是指病原微生物和寄生虫，如艾滋病病毒、疟原虫等。这类病原体的致病作用主要与病原体的毒力大小、侵入机体的数量、侵袭机体的能力和途径有关。

2. 理化因素

理化因素包括机械力、温度（如高温、低温）、气压（高气压与低气压）、噪声、电离辐射、强酸、强碱、化学毒物或动植物毒性物质等。理化因素致病常发生在一些突发事故、特殊环境中。

3. 机体必需物质的缺乏或过多

机体正常的生命活动是依靠一些必需物质来维持的。如果这些必需物质缺乏或过多，机体的生理功能就会发生改变，由此可能引发疾病。这些必需物质有：基本物质（如氧、水等）、营养物质（如糖、脂肪、蛋白质、维生素、无机盐等）、某些微量元素（如氟、硒、锌、碘等）以及纤维素等。

4. 遗传因素

遗传性疾病的致病因素是遗传物质基因突变和染色体畸变。如凝血功能障碍的出血性疾病血友病是由于 X 染色体上的基因突变，造成凝血因子Ⅷ缺失，导致凝血障碍，容易出血。此外，某些家族人员易患某种疾病的倾向，如精神分裂症、糖尿病等，称之为遗传易感性，这些人具备易得这类疾病的遗传特征。

5. 先天性因素

先天性因素不是指遗传物质的改变，而是指那些能够损害胎儿的有害因素，如某些化学物质、药物、病毒等作用于胎儿而引起某种缺陷或畸形。胎儿在子宫内发育障碍的原因还可能是外伤、胎位不正，特别是母亲的不良习惯如吸烟、酗酒等。

6. 免疫因素

在某些机体中，免疫系统对一些抗原刺激发生异常强烈的反应，从而导致组织、细胞的损伤和生理功能的障碍。这些异常的免疫反应称为变态反应或超敏反应。如某些药物（青霉素等）在某些个体中引起过敏性休克等；有的个体能对自身抗原发生免疫反应并引起自身组织的损害，称为自身免疫性疾病，常见的如全身性红斑狼疮、类风湿性关节炎等；此外，还有因体液免疫或细胞免疫缺陷引起的免疫缺陷性疾病。

7. 精神、心理、社会因素

随着生物医学模式向生物-心理-社会医学模式的转变,精神、心理、社会因素与疾病的发生有密切关系,且越来越受到人们的重视,如应激性疾病、变态人格、身心疾病等。

疾病的种类繁多,世界卫生组织(World Health Organization,WHO)颁布的疾病名称就有上万个,而且新的疾病还在不断出现,不少疾病的病因还不清楚。

二、药物的概念

古人认为:凡可以治病者,皆谓之药。汉代郑玄对《周礼·天官》记载的五药,注释为草、木、虫(昆虫)、石、谷。例如,人参属草类,具有大补元气的作用和回阳救逆的功效;落叶乔木黄柏属木类,其树皮可清湿热、泻火解毒;蝎子属虫类,能镇惊熄风,攻毒散结;石膏属矿石类,具有清热泻火的作用;麦芽属谷类,具有养心益气的作用。

现在,我们所指的药物(medicine,drug,remedy)是用于预防、治疗、诊断人的疾病,有目的地调节人的生理机能并规定有适应证、用法和用量的物质。经过国家食品药品监督管理局(China Food Drug Administration,CFDA)审批,允许其生产、销售的药物称之为药品,包括中药材、加工炮制后直接应用的中药饮片、中药为原料制成的中成药、化学合成药、抗生素、基因工程药物、放射性物质、疫苗、血液制品和诊断药品等。严格意义上说,在研究开发阶段,包括正在进行临床试验中的,只能称之为药物,而非药品。但在很多场合药物和药品两个名词常相互通用。

药物不仅用来治疗疾病,还可用来预防疾病和诊断疾病。例如,阿司匹林是一个应用最早、最普通的解热镇痛药。阿司匹林 1 日 3 次,1 次 0.1~0.6 g 可用于治疗普通感冒或流感引起的发热,以及通过扩张血管而缓解疼痛,如头痛、牙痛和关节痛。阿司匹林又是预防脑血栓的常用药,1 日 1 次,1 次 40 mg 的剂量可以降低血黏度,预防血栓的形成。例如,结核菌素属诊断药。通过在前臂掌侧皮内注射 0.1 ml(50 IU/ml),48~72 小时后观察注射部位反应情况,若有针眼大的红点或稍有红肿,硬节直径小于 0.5 cm 的为阴性反应(见图 1-1);若注射部位硬节直径在 0.5~

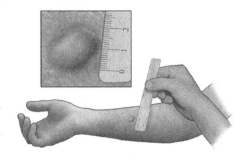

图 1-1 结核菌素皮肤试验

1.5 cm 的为阳性反应;若硬节直径超过 1.5 cm 以上,则为强阳性反应。阳性反应表明机体过去曾感染过结核或接种过卡介苗,产生相应的致敏淋巴细胞。当机体再次遇到少量结核杆菌素时,致敏淋巴细胞受到相同的抗原刺激,释放出多种可溶性的淋巴因子,导致血管通透性增加,巨噬细胞在局部集聚,出现红肿硬节。强阳性反应则表明可能有活动性感染,需进一步检查是否有结核病。

此外,药物还具有调节人体生理功能的作用。例如,复方孕二烯酮片是避孕药,通过抑制促性腺激素的释放而抑制卵巢排卵,从而达到避孕目的。

需要注意的是,药物的用法和用量是有严格规定的。如硫酸镁($MgSO_4$),口服 5~20 g 时为泻下药,它在肠道内不易吸收而形成高渗,使肠内水分不被肠壁吸收。肠内因保有大量水分,能机械地刺激肠的蠕动,促进排便,引起腹泻。肌内注射 10% $MgSO_4$ 溶液 10 ml 时,镁离子可直接扩张周围血管平滑肌,引起交感神经节传递障碍,从而使血管扩张以致血压下降。有些药物的不正确使用,不仅不能起到应有的治疗作用,而且会伤害机体。如吗啡是一种强效镇痛药,大量长期使用就会成瘾,造成躯体和心理的依赖性。

三、药品的名称

根据药品的安全性、有效性和使用方便的原则,我国依据国际通行的管理办法对药品实行处方药与非处方药的分类管理。处方药(prescription drug,ethical drug)是必须凭执业医师或执业助理医师处方才可调配、购买和使用的药品。非处方药(over the count,OTC)是不需要凭医师处方即可自行判断、购买和使用的药品。非处方药在正确使用的前提下,是安全有效的,但是不正确使用也会有不良反应甚至危害健康。

许多国家对药品的命名有严格的规定,但国内外异药同名、同药异名的现象非常普遍,给公众用药带来诸多不便和困扰。有些药品的名称非常相似,如心血管系统药物心脉宁、心得宁、心得安,但究竟哪个是治疗心脏疾病的药物?其实,心脉宁是降血脂药,心得宁是抗心律失常药,心得安是治疗高血压药,这几个药物的治疗作用是有很大不同的。如果感冒了,面对酚麻美敏片、泰诺、百服宁、必理通、扑热息痛等,到底选用哪个药呢? 因此有必要了解药品的名称。

目前常见的药品名称主要有通用名、商品名(商标名)和别名。

1. 通用名

通用名是世界卫生组织制定的药物(原料药)的国际通用名。我国药品的通用名是根据国际通用药品名称、药典委员会"中国通用名称命名原则"的规定命名的。通用名即是药品的法定名称,任何药品说明书上都应标注通用名。通用名在全世界都可通用,如阿司匹林(aspirin)。

2. 商品名(商标名)

许多生产厂家或企业为了树立自己的形象和品牌,往往为药品注册商品名(商标名),以示区别。制药企业宣传药品大多使用商品名,因此人们也对商品名比较熟悉。例如,巴米尔是阿司匹林的商品名,泰诺、百服宁是酚麻美敏片的商品名、必理通是对乙酰氨基酚片的商品名。

商品名是市场竞争的结果,是药品质量的标志和品牌效应的体现,也是专利保护的一项重要措施。

3. 别名

有些药品由于一定的历史原因在一段时间内以别名相称,如退热净是乙酰氨基酚片的别名,先锋 4 号是头孢氨苄的别名,氟哌酸是诺氟沙星的别名。《中国药典》从 1995 年开始已不再收载这些别名,统一改为现今的通用名。

四、药物的来源

药物的来源很广,一般有天然来源、化学合成,以及通过生物工程手段获得。

天然药物指来源于植物、动物、矿物、海洋生物的药物,包括:中药(如黄芩、牛黄、硼砂)、中药饮片(如炙甘草)、中成药(如六味地黄丸);植物中提取的单体化合物(如黄连中的小檗碱、槐花米中的芦丁)等。

化学药物是指通过合成或者半合成的方法制得、具有明确化学结构的化合物,如阿司匹林、头孢噻吩等。

生物药物是指综合利用生物化学、微生物学、生物工程和药学等学科的原理和方法,从生物体、生物组织及其成分中制得的药物。包括动物组织或血液的提取物(如免疫球蛋白);微生物细胞或组成成分(如麻疹疫苗);微生物发酵提取的化合物(如链霉素);微生物、动植物细胞表达的重组蛋白和细胞因子(如胰岛素、白细胞介素、单克隆抗体)等。

五、药物的剂型

药物生产中通过化学合成、提取或生物技术所制备得到的各种药物称为原料药。原料药一般为粉末、液体、结晶或者浸膏,患者无法直接使用。有的原料药还带有苦味或异臭,有的进入人体后作用时间太短。为了适应治疗、诊断或预防的需要和方便使用,把原料药进一步加工成患者使用的给药形式,这称为药物剂型(见图 1-2),简称剂型(dosage form)。例如,注射用的注射剂、口服的片剂、丸剂、冲剂、胶囊剂,吸入用的喷雾剂,五官用的滴眼剂、滴鼻剂,外用的软膏剂、乳膏剂(霜剂)、贴膜剂,用于腔道的栓剂、灌肠剂等。

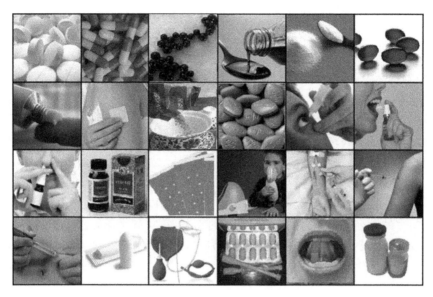

图 1 - 2　常见的药物剂型

药物制成不同的剂型后,不仅使患者应用方便、易于接受,以及有利于药物运输、贮存,而且增加了药物的稳定性,对发挥药效也有着重要作用。因此人们选用药物时不但要考虑对症下药,选择合适的药,还要选择与给药途径相适应的剂型。

适宜的药物剂型对发挥药效的重要性体现在以下几个方面:

(1) 剂型可改变药物的作用性质。例如,硫酸镁口服剂型用作泻下药,具有导泻、利胆的作用;但5%硫酸镁注射液用于静脉滴注,能抑制大脑中枢神经,有镇静、镇痉和降低颅内压的作用。

(2) 剂型能改变药物的作用速度。例如:注射剂、吸入气雾剂等发挥药效很快,常用于急救;丸剂、片剂等起效较慢;缓释控释制剂、植入剂等属长效制剂。

(3) 改变剂型可降低(或消除)药物的不良反应。例如:氨茶碱治疗哮喘病效果很好,但有引起心跳加快的不良反应,栓剂则可消除这种不良反应;缓释与控释制剂能保持血药浓度平稳,从而在一定程度上可降低药物的不良反应。

(4) 剂型可产生靶向作用。例如,静脉注射的脂质体新剂型是具有微粒结构的制剂,在体内能被网状内皮系统的巨噬细胞所吞噬,使药物在肝、脾等器官浓集性分布,发挥药物剂型的肝、脾靶向作用。

(5) 剂型可影响疗效。例如:片剂、颗粒剂、丸剂等固体剂型因制备工艺不同,会对药效产生显著的影响;药物晶型、药物粒子大小的不同,也可直接影响药物的释放,从而影响药物的治疗效果。

六、药品的给药途径

给药途径是指药物和人体接触作用的途径。人体大约有二十余条给药途径,它们是:口腔、舌下、颊部、胃肠道、直肠、子宫、阴道、尿道、耳道、鼻腔、咽喉、支气管、肺部、皮内、皮下、肌肉、静脉、动脉、皮肤、眼等。

给药途径可以分为两个大类:一是胃肠道给药;二是非胃肠道给药。

1. 胃肠道给药

胃肠道给药是药物通过片剂、胶囊、颗粒剂、溶液剂等口服给药,起局部治疗,或经消化道吸收后发挥作用。口服是一种最常见的给药方式之一,具有安全、方便和经济的优点,但吸收缓慢。容易受胃肠道中的酸或酶破坏的药物一般不能采用此给药途径。

2. 非胃肠道给药

非胃肠道给药指除消化道给药以外的其他给药途径,药物在给药部位起局部作用,或被吸收后发挥全身作用。非胃肠道给药包括以下几种形式:

(1)注射给药:使用注射器通过静脉注射(如抗生素)、肌肉注射(如疫苗)、皮下注射(如胰岛素)、皮内注射(如青霉素皮试)及腔内注射等多种途径给药。

(2)呼吸道给药:利用抛射剂或压缩气体使药物雾化吸入,或直接利用吸入空气将药物粉末雾化吸入肺部给药,如哮喘气雾剂药物和麻醉气体的吸入给药。

(3)皮肤给药:给药后在局部起作用,或经皮肤吸收发挥全身作用。如用于治疗过敏性皮炎、湿疹的复方乳酸软膏在患处涂抹等。

(4)黏膜给药:在眼部、鼻腔、舌下等部位给药,药物在局部作用或经黏膜吸收发挥全身作用。如:用于预防及治疗感染与炎症反应的复方妥布霉素滴眼液。舌下给予硝酸甘油,尽管吸收面积小,但因舌下血流丰富而吸收较迅速,能很快起到药效。

(5)腔道给药:用于直肠、阴道、尿道、鼻腔、耳道等部位的给药。腔道给药可起局部作用,或经吸收发挥全身作用。如治疗痔疮的痔疮栓通过肛门给药,尽管吸收面积不大,但因血流量较为丰富,药物容易吸收。

同样的药物,给药途径不同,作用也不相同。例如,纳洛酮通过注射给药可以治疗鸦片过量中毒,而通过口服给药,则可以缓解鸦片类药物引起的便秘不良反应。

七、药物在体内的旅程

药物从给药部位吸收或经体循环吸收进入人体后,分布于不同的组织、器官,发挥药效作用,然后通过排泄系统被人体排出的全部历程,称之为药物的体内过程(见图1-3)。它包括吸收、分布、代谢和排泄等过程,其中,吸收、分布和排泄属物理变化称为药物的转运。代谢属于化学变化,也称之为药物的转化。

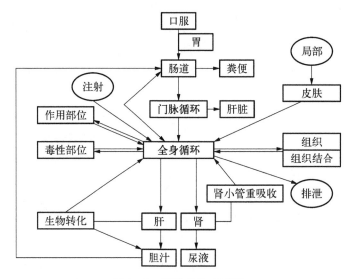

图1-3 药物的体内过程

以口服高血压药物卡托普利为例,卡托普利经口腔,在胃中崩解,然后进一步溶解在胃液里,到达小肠,尤其是十二指肠后,经肠绒毛被吸收,进入肝脏,在肝脏代谢后,再由肝静脉到下腔静脉,经右心房、右心室、肺动脉、肺静脉、左心房、左心室、主动脉、腹主动脉,阻止血管紧张素I转换成血管紧张素Ⅱ,并抑制醛固酮分泌,减少水钠潴留,而起到抗高血压作用,再经肾动脉,进入肾脏后,在肾内被过滤入尿液中,经输尿管到膀胱、尿道排出体外。

1. 吸收

药物从用药部位,主要通过毛细血管内皮细胞间隙,以滤过方式迅速进入血液循环的过程称为吸收(absorption)。从药物吸收的速度来看,吸入给药>舌下给药>肌肉注射>皮下注射>直肠给药>口服给药>皮肤给药。

口服药物主要在消化道中吸收。消化道的吸收面积分别是:口腔0.5~1.0 m²、胃0.1~0.2 m²、小肠100 m²、大肠0.04~0.07 m²、直肠0.02 m²,因此小肠的有效吸收面积极大,是药物吸收的主要场所。胃不是药物吸收的主要部位,但一些弱酸性药物可在胃吸收,特别是溶液剂,有利于药物通过胃黏膜上皮细胞吸收,吸收较好。大肠有效吸收面积比小肠小得多,不是药物吸收的主要部位。运行到结肠部位的大部分是缓释制剂、肠溶制剂或溶解度很小的药物残留部分。直肠下端近肛门处,血管丰富,是直肠给药的良好吸收部位。

在口服给药中,某些药物经肠道吸收,进入体循环的药量减少、药效降低。这种现象叫作首过效应(first pass effect),又称首过代谢或首过消除。首过效应主要是由于药物从胃肠道吸收后,经肠系膜静脉到肝门静脉,进入肝脏,在肝脏中药物被肝细胞中酶代谢失活,从而使进入全身血循环内的有效药物量减少。例如硝酸甘油的首过效应可使90%被灭活,口服疗效差,需要舌下给药。

不仅是肝脏,药物在肠道和肺也能被代谢失活,从而使药物的疗效大

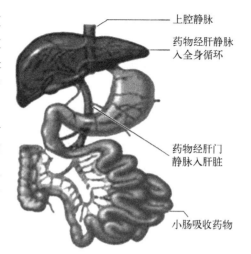

上腔静脉

药物经肝静脉入全身循环

药物经肝门静脉入肝脏

小肠吸收药物

图 1-4　药物的首过效应

打折扣。有些药物甚至会严重到无法经胃肠道吸收,口服后经首过效应后几乎全军覆没,而只能采取静脉注射等其他途径在人体"登陆"。

2. 分布

药物随血液循环输送至各器官、组织,并通过转运进入细胞间液、细胞及细胞器内的过程叫作分布(distribution)。有人认为患者服用一种药物以后,药物就像肥料加在洒水壶中,浇花后能均匀地分布在花盆的土壤中。其实不然,药物在体内的分布是不均匀的。

首先,不同器官的血液灌注量是有差异的。肝的血流量最多,肾、脑、心次之。药物总是先向血流量大的器官分布,后向血流量小的组织转移。如麻醉剂硫喷妥钠的脂溶性高,静注后通过血脑屏障,先在血流量大的脑中发挥麻醉效应,随后再分布到全身脂肪中,最后麻醉效应消失。

其次,药物与血浆蛋白的结合率不同。药物在血浆中以两种形式存在,游离或与血浆蛋白结合形成结合型药物。药物与血浆蛋白结合后没有活性,或者分子量变大,不易透过毛细血管壁,影响分布和作用,或者不易从肾小球滤过,也不受生物转化的影响,在体内的作用时间也延长。当然药物与血浆蛋白的结合是可逆的,当游离型药物被转化或排泄后,血中药物浓度降低,结合型药物可从血浆蛋白释出呈游离型。

再次,药物与不同组织的亲和力不一样。有些药物对某些组织器官有特殊的亲和力,如碘和碘化物主要集中在甲状腺,钙沉积于骨骼。

此外,药物的理化性质如酸碱性、分子量,以及人体各部位 pH 值、细胞膜通透性等都会影响药物的分布。

人体的大脑对药物有自我保护的机制，这就是血脑屏障（blood-brain barrier）。血脑屏障是指血液与脑细胞、血液与脑脊液，以及脑脊液与脑之间存在的、由特殊细胞构成的、限制物质交换的屏障。药物一般较难穿透此屏障。当脑膜有炎症时，血脑屏障的通透性增加，某些药物易进入脑脊液中。如青霉素一般难以进入脑脊液，但在脑膜炎患者的脑脊液中可达有效浓度。

将母亲和胎儿血液隔开的胎盘屏障（placental barrier），其通透性与一般毛细血管无显著差别，因此孕妇用药应慎重。有些脂溶性药物，如全身麻醉巴比妥类药可进入胎儿血液，脂溶性低或分子量大的药物则不易通过胎盘。有的脂溶性药物对胎儿有毒性或者易引起胎儿畸形，更应禁用。

3. 代谢

药物的代谢（metabolism）也叫生物转化，是指机体使药物发生化学结构的改变。药物代谢的主要器官是肝脏，也可发生在血浆、肾、肺、肠及胎盘。药物代谢中通过体内各种酶的催化，发生氧化、还原和水解，以及与体内某些代谢物结合，使药物活性改变。

绝大多数药物通过代谢后活性降低，或者从活性药物变成无活性的代谢物，称为药物的灭活。少数药物经代谢变化后效力反而增强，或者是无活性的药物或前体药物经代谢后转变为活性药物，称为药物的活化。如抗震颤麻痹药左旋多巴，本身并无显著药理作用，吸收入血进入脑循环后，由多巴脱羧酶脱羧形成多巴胺发挥治疗作用。

4. 排泄

药物在体内的最后过程是排泄（elimination），即药物以原型或其代谢产物通过排泄器官或分泌器官排出体外的过程。药物排泄主要通过肾脏。对于肾功能不全的患者，用药时应减低剂量或减少给药次数，对于肾脏有损害的药物等尽量避免使用。此外还有肺、胆汁、乳汁、唾液腺、支气管腺、汗腺、肠道等排泄途径。

药物一般经肝脏转化，生成极性较强的水溶液性代谢物，经胆汁排泄。有些药物经胆汁流入肠腔，然后在肠道中又被重新吸收，经门静脉又返回肝脏，这个过程叫肝肠循环（enterohepatic cycle）。因此，如果能阻断药物的肝肠循环，则能加速该药物的排泄。如洋地黄毒苷注射液主要用于治疗充血型心力衰竭，吸收后部分进行肝肠循环，使药物排泄减慢，而且洋地黄毒苷的治疗量和中毒量之间相差很小，用药的最佳剂量掌握不好，易于蓄积中毒。若洋地黄毒苷中毒，服用考来烯胺可抑制肝肠循环，阻断其重吸收，促进排泄。

药物排泄速度的快慢直接影响药物的作用强度和持续时间。根据药物的排泄特点，可以指导临床用药，如链霉素在尿中浓度是血浆中的 25～100 倍，可以用于治疗尿路感染,同时提示该药有肾毒性的可能。红霉素在胆汁中浓度高,可用于治疗胆管系统感染。一些药物如吗啡可以经过乳汁排泄,乳汁中浓度高,可直接影响乳婴。此外一些药物如抗感染药物利福平可以改变排泄物的颜色,使尿液变红。

八、药效与血药浓度有良好的相关性

有些药物通过其理化作用或补充机体所缺乏的物质而发挥作用,大多数药物是在机体的药物靶位发挥药效功能的。然而,由于直接检测药物在靶位的浓度比较困难,因此通常用血药浓度（plasma concentration）间接地反映药物在作用部位的浓度。所谓血药浓度一般指药物吸收后在血浆内的稳态的总浓度（见图 1-5）,包括与血浆蛋白结合的或在血浆游离的药物。血药浓度也泛指药物在全血中的浓度。

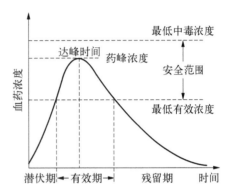

图 1-5 单次血管外给药途径的血药浓度时间曲线

在一定的剂量范围内,血药浓度与药效有良好的相关性。低于引起药理效应的最小浓度往往无效。随着血药浓度的增加,效应强度也相应增加,直到最大效应。但若血药浓度再增加并不能使药物效应进一步增加,反而有可能会出现毒性反应。血药浓度是随时间而动态变化的（见图 1-6）。临床上多次给药的目的是使血药浓度在给药过程中逐次叠加,以便药物达到治疗所需要的血药浓度水平。

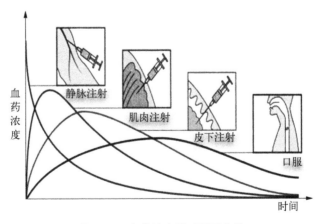

图 1-6 血药浓度随时间而变化

在临床实践中,有时用同样剂量的药物治疗同种疾病的不同患者,但是其疗效往往相差很大,有的药到病除,有的疗效一般,而有的却疗效不好。为什么会产生这种现象? 这是因为患者之间存在着年龄、性别、机体状况、遗传、种族等个体差异,导致药物的吸收、分布、代谢和排泄的程度和速度不同,因此同样剂量进行治疗时,其血药浓度变动较大。例如,用苯妥英钠治疗不同患者的惊厥和心律失常,最适的治疗剂量变化很大。常用量治疗时,有的患者血药浓度低到只有 2毫克/升,根本无疗效;有的患者却高达 50 毫克/升,出现严重中毒。尽管不同的患者的有效药物剂量变动很大,但是其安全有效的血药浓度变动却较小,一般不超过 1 倍左右。为了达到安全、有效的治疗目的,某些安全范围窄、个体差异大或需要长期使用的药物需要进行血药浓度监测,以便指导临床选择适合不同个体的最佳治疗方案和最合适的治疗剂量。

一个理想的药物应该是选择性的分布到需要发挥疗效的作用部位,并在必要的时间内维持一定的浓度,尽量少地向其他无关部位分布,以保证药效的高度发挥和安全。

九、药物治疗作用的双重性

药物治疗在防治疾病、维护健康的过程中起着重要作用。但是,应该一分为二地看待药物作用。药物既可产生防治疾病的有益作用,也会产生与防治疾病无关、甚至对机体有毒性的作用,前者称为治疗作用,后者则称为不良反应。

药物的治疗作用可以分为对因治疗和对症治疗。对因治疗是针对病因的治疗(治本)。用药目的在于消除原发致病因子,彻底治愈疾病。如抗生素杀灭体内致病菌。对症治疗的用药目的在于改善症状,但不能消除病因(治标)。对症治疗虽未能根除病因,但对诊断未明或病因未明暂时无法根治的疾病是必不可少的。例如,临床上急性高热时常用的解热镇痛药复方氨林巴比妥注射液,能恢复体温调节中枢感受神经元的正常反应性而起退热作用,通过抑制前列腺素等的合成而起镇痛作用。

张元素曾在《医学启源》中提出:"大凡治病者,必先明其标本,标者末,本者根源也。"在药物治疗过程中,对因治疗和对症治疗两者相辅相成,缺一不可。但在某些重危急症如休克、惊厥、心力衰竭、高热、剧痛时,对症治疗可能比对因治疗更为迫切。

此外,还有一种补充治疗,亦称为替代治疗,通过补充营养物质或缺乏内源性物质(如激素),可部分地起到对因治疗的作用。但在激素的补充治疗中,应注意引起该物质缺乏的原因。激素补充治疗是一把双刃剑。如女性绝经后雌激素水平降低,易患神经退行性疾病、恶性肿瘤和骨质疏松症以及泌尿生殖道感染等疾病,但单用雌激素可增加患子宫内膜癌的危险性,并可能使静脉血栓发病增加。

大多数药物或多或少有一些不良反应,包括副作用、过敏反应、毒性反应、后遗效应、停药反应等。例如,阿托品在解除肠道平滑肌痉挛时,可出现腺体分泌减少、口腔干燥的不良反应;曾作为镇静药应用于妊娠反应的沙利度胺导致胎儿畸形的毒性反应;青霉素引起的过敏反应;长期大量服用甘草在停药后可发生低血钾、高血压、浮肿和乏力等后遗效应;泼尼松和地塞米松等长期使用可使促肾上腺皮质激素分泌减少,从而引起肾上腺皮质萎缩或功能不全,若骤然停药可使原疾病复发和恶化,出现停药反应。

有些药物引起的不良反应持续时间比较长,或者发生的程度比较严重,会造成机体的组织器官发生持续的功能性、器质性损害。如短时间大剂量地使用糖皮质激素地塞米松容易引起股骨头坏死。

十、药物从实验室到病床

药物的发展历程是不断发现一个个新药的过程。新药的研发直接影响着防病、治病的质量和进程,是药业界乃至全社会关注的焦点,也是一个国家整体科学技术水平的体现。近半个世纪以来,由于人们未知细胞分子水平上的生命现象,新药的研究开发大多是基于经验、机遇和运气。虽然靠这种传统方法发现了大量的治疗药物,但是它的不可预见性和盲目性以及人、财、物的巨大浪费愈来愈突出。21世纪生命科学进入后基因组时代,科学家可以从大量的基因测序结果中寻找和发现新基因,深入研究它们的功能及其调控网络,并通过大量的生物信息库、化合物信息库以及生物芯片等高新技术提高创新药物研究的质量和效率。

新药的研发是由分子生物学、生物化学、有机化学、计算机科学、药理毒理学和临床医学等多学科交叉渗透合作完成的集体项目,需要多学科乃至各国科学技术人员的协同攻关。药物从实验室研究开发到临床应用一般分为4个阶段:发现先导化合物、临床前研究、临床试验和注册上市,这是一个复杂而漫长的研究周期(见图1-7)。资料显示一个具有知识产权的新药从初筛发现到批准投产上市,美国需要耗时10~15年、平均耗资10亿美元,我国需要6~10年时间。在其复杂而漫长的过程中会出现许多令人无法预料的情况,每个阶段都有可能的失败,导致了新药研究的低成功率,平均5 000种化合物中只有5种可能进入到临床阶段,最终只有1种可能被批准上市。此外,新药即使上市应用后仍存在退市风险。尽管新药研发伴随着无数的挑战和风险,但其

药 物 的 发 现

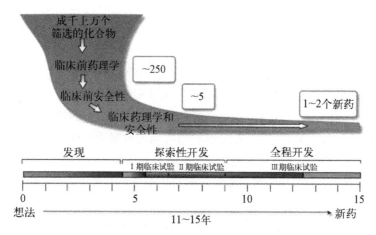

图 1-7　药物从实验室到病床的漫长路程

永恒的魅力始终激发着科学家和制药企业的激情。这种魅力既源于对提高人类生活质量和生存水平的追求,也包含勇于探索的科学精神和高回报的经济价值。

1. 发现先导化合物

在创新药物的研究过程中,一些化学合成的物质、从植物中分离的有效成分、微生物的次级代谢产物和机体内源性活性调节物质等,经过初步筛选有药理学或生物学活性,具有进一步开发价值的,称之为先导化合物(lead compound)。发现先导化合物是新药研究中关键的第一步,也是新药研究的必备条件。

2. 临床前研究

药物临床前研究(preclinical trial)包括:先导化合物的合成工艺、提取方法、理化性质及纯度、剂型选择、处方筛选、制备工艺、检验方法、质量指标、稳定性,以及药理、毒理、动物药代动力学研究等。中药制剂还包括原药材的来源、加工及炮制等研究。生物制品还包括菌种、细胞株、生物组织等起始原材料的来源、质量标准、保存条件、生物学特征、遗传稳定性及免疫学的研究等。

药物临床前研究中的安全性评价必须按《药物非临床研究质量管理规范》(Good laboratory practice of drug,GLP)执行。

3. 临床试验

药物临床试验(clinical trial)是在新药临床前研究的基础上,将该新药用于人体进行的研究阶段,必须经国家食品药品监督管理局批准,且必须执行《药物临床试验质量管理规范》(good clinical practice,GCP)。GCP 是国际公认的临床试验的标准,其目的是保证临床试验过程的规范,结果科学可靠,保护受试者

的权益并保障其安全。以人体为对象的临床试验均以 GCP 标准进行设计、实施
和总结报告，以确保试验在科学与伦理道德两个方面都合格。

　　药物的临床试验分为Ⅰ、Ⅱ、Ⅲ、Ⅳ期进行。新药在批准上市前，应当进行
Ⅰ、Ⅱ、Ⅲ期临床试验。药物临床试验的受试例数应当符合临床试验的目的和
相关统计学的要求，并不得少于《药品注册管理办法》所规定的最低临床试验
病例数。遇罕见病、特殊病种等情况，要求减少临床试验病例数或者免做临床
试验的，应当在申请临床试验时提出，并经国家食品药品监督管理局审查
批准。

　　Ⅰ期临床试验是初步的临床药理学及人体安全性评价试验。观察人体对于
新药的耐受程度和药物代谢动力学，为制定给药方案提供依据。本期临床试验
最低受试病例数中药、天然药物、化学药品为 20～30 例，治疗或预防用生物制品
为 20 例。

　　Ⅱ期临床试验是治疗作用初步评价阶段。目的是初步评价药物对目标适应
证患者的治疗作用和安全性，也为Ⅲ期临床试验研究设计和给药剂量方案的确
定提供依据。此阶段可以根据具体的研究目的，采用多种形式包括随机双盲法
对照进行。本期临床试验最低受试病例数中药、天然药物、化学药品、治疗用生
物制品为 100 例，预防用生物制品为 300 例。

　　Ⅲ期临床试验是治疗作用确证阶段。目的是进一步验证药物对目标适应证
患者的治疗作用和安全性，评价利益与风险关系，最终为药物注册申请的审查提
供充分的依据。试验一般应为具有足够样本量的随机双盲法对照试验。本期临
床试验最低受试病例数中药、天然药物、化学药品、治疗用生物制品为 300 例，预
防用生物制品为 500 例。

　　Ⅳ期临床试验是新药上市后应用研究阶段。目的是考察在广泛使用条件下
的药物疗效和不良反应，评价在普通或者特殊人群中使用的利益与风险关系以
及改进给药剂量等，本期临床试验最低受试病例数为 2 000 例。

　　4. 注册上市

　　在完成Ⅲ期临床试验后，将临床试验总结报告、质量标准、生产工艺和详细
说明书，以及药理、毒理、制剂分析试验的专家意见等报国家食品药品监督管理
局注册。国家食品药品监督管理局批准后颁发新药证书。已持有《药品生产许
可证》，并具备该药品相应生产条件的企业获得药品批准文号后才可以生产该新
药，然后组织上市。

　　为了保护公众健康，国家食品药品监督管理局可以对批准生产的新药品种
设立监测期，继续监测该新药的安全性。

　　我国新药常规研究过程如表 1-1 所示。

表 1-1 新药的常规研究过程

研究开发过程	研究目的	研 究 内 容	所用时间
发现研究	获得候选药物	先导化合物产生和优化	2～10 年
临床前研究	新药初步评价	制剂研究、质量研究、药效学评价、药代学评价、安全性评价	1～3 年
临床研究申请	获准进行临床试验	SFDA 审批	90 日 *
临床研究	新药进一步评价	Ⅰ、Ⅱ、Ⅲ期临床试验	4～7 年
新药生产上市申请	获准上市新药	SFDA 审批	150 日 *

* 仅指首轮评审时限,全部评审完成时间还与研究质量、申报资料质量、沟通交流质量等因素密切相关。

十一、药品的生产管理和经营管理

1. 药品生产管理

药品生产管理是保证和提高药品质量的关键环节。国家对药品生产企业的审批程序和应具备的条件做了严格规定。制药企业必须经所在地省、自治区、直辖市人民政府药品监督管理部门批获《药品生产许可证》后,才可以到工商行政管理部门办理登记注册。生产药品的企业须向国家药品监督管理局申请药品生产质量管理规范(good manufacturing practice,GMP)认证,经资料审查与现场检查审核后,才能获得《药品 GMP 证书》。GMP 是在药品生产过程中,用科学、合理、规范化的条件和方法来保证生产符合预期标准的优良药品的一整套系统的、科学的管理规范,是药品生产和质量管理的基本准则。该证书有效期 5 年,期满前 3 个月内,必须按药品 GMP 认证工作程序重新检查、换证。

GMP 规范包括药品生产的人员、厂房、设备、卫生、原料、辅料及包装材料、生产管理、包装和贴签、生产管理和质量管理文件,以及质量自检、销售记录、用户意见、不良反应报告等方面。制药企业在药品生产过程中必须实施全面质量管理,严格执行 GMP 管理规范。

2. 药品经营管理

药品经营活动包括药品批发和药品零售。药品经营企业的经营条件、经营行为对药品质量及群众用药的合理、安全、有效具有重要的影响。因此,为了保证药品经营质量,保证人民用药安全,政府主管部门必须依法加强对药品经营企业的监督管理。药品经营企业必须经所在地省、自治区、直辖市人民政府药品监督管理部门批获《药品经营许可证》后,才可以到工商行政管理部门办理登记注册。

十二、药品的特殊性

药品的特殊性可以从药品的安全性和药品的经济性两个方面来理解。

1. 药品的安全性

药品安全并不是指"一种药物对所有的用药人都不造成任何危害",世界上没有这样的药品。如果违反用药规定进行高剂量服药,每一种药对人体都是有伤害性的。即使在规定剂量下,大多数药也都有一些比较明确的不良反应。所以我们说药品不同于其他商品,是一种人命关天的特殊商品。

药品质量至关重要。只有符合法定质量标准的合格药品才能保证疗效。因此,药品只能是合格品,不能像其他商品一样分为一级品、二级品、等外品和次品。药品的真伪、优劣必须由专业人员依据法定的药品标准和测试方法进行鉴别。

2. 药品的经济性

治病救人的药品无论它怎样特殊,不可忽视其商品属性,同样需要遵循商品经济规律,遵循竞争规律。面对日益增长的全球药品市场,不断增长的利润已然成为各大药企追求的首要目标。国际上通常把年销售总额超过 10 亿美元的药品称为"重磅炸弹"。这类药物的主要特点是针对常见病和多发病,具有专利保护、适应人群广泛,占据国际主流药品市场。目前,全球医药市场上已有的 100 多个"重磅炸弹"药物基本来自欧美等发达国家。我国的制药企业要做大做强,必须寻找竞争突破口,研制面向全球市场的创新药物,实现利益最大化。

┌── 思考和讨论 ──┐

药物发现是人类的一项重要活动。现今的药物不再局限于传统草药、化学合成药物。20 世纪后期分子生物学技术的广泛应用极大地改变了现代药物发现的过程。然而,当今的药物开发对于治愈疾病、阻缓疾病的进程、减轻病痛及其他症状依然面临挑战。癌症、艾滋病、抑郁症、心血管病、慢性呼吸系统疾病、糖尿病、非典型性肺炎、"埃博拉"等疾病严重地影响着人类生命的健康,迫切需要研究和开发针对性更强、疗效更高的新药。那么,什么是推动新药发现和开发的驱动力?

第二讲　药物的起源及其发展轨迹

> 历史的道路不是涅瓦大街上的人行道,它完全是在田野中前进的,有时穿过尘埃,有时穿过泥泞,有时横渡沼泽,有时行径丛林。
>
> ——车尔尼雪夫斯基(*Nikolay Gavrilovich Chernyshevsky*,1828—1889)

在漫漫的历史长河中,药物与人类的命运息息相关。从在疾病面前束手无策,到一般性的感染不再构成对人类生命的主要威胁,大规模的瘟疫已极少发生,一些疾病得到了有效的控制和治疗,药物是人类与病魔抗争的最有力武器。药物的发现和进步是承前启后的,科学技术、政治经济、社会文化、宗教哲学等都对药物发展产生了很大的影响。药物是人类智慧的结晶,是人类文明史的一个缩影,经历了数千年的历程,方兴未艾。

世界各民族药物的自身发展以及不同文化之间的药物交流,对人类的生命和健康做出了不可磨灭的贡献。科学医药起源于古希腊的医药,而古罗马则是希腊医药的继承者,同时古希腊、古罗马的医药吸收了其他民族的医药经验,经过欧洲文艺复兴时期立足于科学观察和实验研究,在 21 世纪进入了现代药物的时代。因此,古希腊、古罗马的医药和现代医药是一脉相承的。

虽然目前一些无有效治疗手段的疾病和新出现的疾病还在影响着人类的生命健康和生活质量,但随着科学家对人类基因和致病本质的更多了解,预计在未来的 50 年内,人类将攻克那些曾经被认为无法或不能治愈的疾病。

一、史前时期的药物

药物的起源可以追溯到远古时代,古人在与疾病做斗争的漫长历史过程中产生了医药。

"药"的基本含义有 4 个:① 治病草也;② 术士服饵之品;③ 有益身心的东西;④ 疗也。英文中"Medicine"的解释是:① 医学、医术、内科学;② 药(尤指内服药）；③ 带来幸福的事物；④（原始氏族迷信的）符咒、巫术、魔力；⑤ 治病。可见，无论中西方，药离不开医疗活动；药与草本植物密切相关；药能愉悦身体；药和巫术也有关系。

1. 药起源于原始人类活动经验的积累

在穴居野人、茹毛饮血的原始时代，原始人时刻面临着自然灾害、野兽侵袭。人类祖先在为了生存寻找食物的过程中，尝到酸、辛、苦、甘、咸的各种味道，不仅逐渐体会到哪些植物可以食用，哪些有毒或危险，而且也发现某些植物的树根、树汁等可以减轻或完全消除病痛，某些植物可以使身体保持舒适的感觉，某些植物的汁液敷在身体发热部位可以降温，某些含油植物可以治疗消化不良。先民们经过漫长的认识和经验的积累，逐渐掌握了一些植物的形态和性能，体验出某些植物具有治病的疗效。

人类最早对药物的认识主要来源于植物，以致中国古代把药物称为"本草"，"本草"含有"以草药治疗为本"的意思。欧洲古代称药物为"drug"（干燥的草木）。

动物药的发现与人类的狩猎和畜牧活动有着密切联系。由于生产工具的进步，弓箭的发明，人类开始了狩猎及畜牧。火的发明使动物肉类成为重要的食物来源。先民们随着越来越多接触动物组织、脏器、骨骼和骨髓，不断积累了各种动物的营养、毒性和药用功效的经验。

在没有文字记载的史前时期，人类的祖先通过口耳相传，并且在生活实践中不断进行改变、改进和增加新的经验，于是对药物的朴素认识慢慢形成和流传下来。

2. 与经验医药并存的咒语、祭祀、祈祷等医疗活动

虽然已经有了植物性药物和经验性的医疗活动，但远古时期的人类仍然遭受各种各样疾病的折磨。人的生老病死，对原始人来讲是那么的可畏、迷惑不解。在他们看来自然界的一切现象都存在着一种超自然的实体，万物有灵。每个氏族都与某种动物、植物或自然物有着亲属或其他特殊的关系，因此此物即成为该氏族图腾，成为氏族部落宗教信仰的崇拜神。他们认为疾病也是由一种超自然的力量形成和主宰的。人之所以活着，是因为有灵魂居于体中，如果灵魂暂时离开了躯体，人就会生病；如果邪恶的魔鬼侵入人体会带来疾病；神灵要惩罚某人，也会降临人体，致使生病。因而，招魂、驱鬼和敬神是治疗疾病的方法。这样，氏族中崇敬备至的巫医应运而生。

上古之时，人们认为只有氏族巫师与鬼神们有着联系，并拥有招魂驱魔的力量。巫医用咒语、祷告、献祭、招魂、符咒等方法消灾祛病。令人毛骨悚然的面部化妆、仪式上的大声叫嚷、念驱魔咒语、自我陶醉般的舞蹈、殴打昏迷中的患者以

祛除侵入身体的鬼神,这就是原始巫医的治疗形式。巫医们为了维护他们的"神力"也会使用一些原始的药物,逐渐积累医疗经验。

特定的自然物逐渐人格化成为神,这就是原始宗教产生的根源。巫术以自然信仰为基础,是古老的宗教之一,即法术的宗教。史前医药的宗教色彩成为那个时期的基本特点。这种原始的医药影响着人类医药卫生的发展,不但古印度、古埃及、古巴比伦的医药笼罩着浓厚的宗教色彩,直到今天,某些尚处于原始部落生活阶段的巫医仍然在发挥着他们的作用。

二、亚非文明古国的药物记载

约公元前 3500 年前后,农业效率较高的大河流域孕育着最初的人类文明,成为世界文化和医药最早的发祥地(见图 2-1)。四大文明古国尽管相互缺乏全面、具体的理解和交流,但创造了各自的医药萌芽。在古代医药中,古埃及和古印度医药都曾经辉煌一时,但是绵延至今而且仍在扩大的却只有中国传统医药了,而且已经汇合到世界大医药的洪流中。

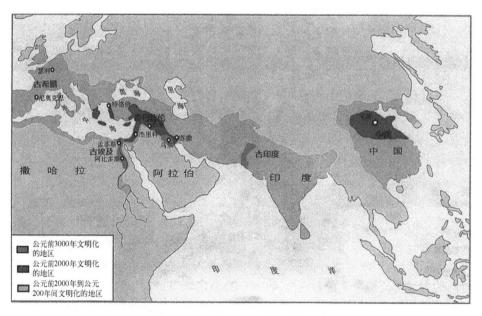

图 2-1 世界部分文明发源地分布

1. 古埃及的医药

人类文明史上第一个辉煌的时代是尼罗河流域文明的诞生。在公元前 3500 年前后,古埃及建立了王国,发明了象形文字,成为世界文明发祥最早的民族之一。

古埃及人的生产、生活与尼罗河息息相关,因此他们用类比联想的方法把对气候、河水的观察和人体联系起来。他们认为:人体是由固体成分(土)和液体成分(水)所构成,人体的脉管相当于"沟渠",体温是火,呼吸是气。人的血液是生命的源泉,空气中的"灵气(pneuma)"赋予人以活力。灵气与血液失去平衡就会发生疾病。埃及人关于人体由土、水、火、气等成分组成的认识,可以称为朴素唯物主义思想的萌芽。

古埃及人认为一切归神主宰,因此僧侣兼管为人除灾祛病。他们将宗教与非宗教的经验医学互相混杂在一起,为了驱逐患者体内的"鬼怪",使用催吐、下泄、利尿、灌肠和发汗等方法。

古埃及人的给药形式是比较丰富的,包括吸入药、熏蒸药、坐药、灌肠药、利尿药等。19世纪德国考古学家乔治·埃伯斯(Georg Ebers,1837—1898)在尼罗河畔发现的纸草文(papyrus,书写在一片片草本植物根茎上的文字)中,不仅记载了医学知识,还记载了有效的药物和合理的处方,如罂粟、曼陀罗、曼德拉草等可以减轻外科手术的疼痛;用铜化合物、海葱、醋蜜混合制成吐剂;用牛乳、酵母、麻子油混以蜂蜜制成丸剂作泻下剂等。"埃伯斯-纸草手稿(Ebers papyrus)"(见图2-2)为现今全世界医学专业人员最熟知的纸草文,被认为是目前世界上最早的药物治疗手册之一,保藏在德国莱比锡大学博物馆。

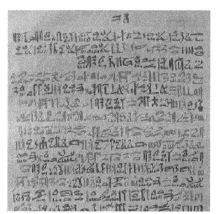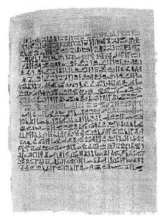

图2-2 埃伯斯纸草文

古埃及的药物发展还影响了古希腊的医药发展,在文艺复兴时期,古埃及药学和古希腊药学一起奠定了近代西方药物学的基础。

2. 古巴比伦的医药

在尼罗河流域文明的同时期,西亚底格里斯河和幼发拉底河之间的肥沃平原,历史上称为苏美尔、美索不达米亚、巴比伦、亚述等,发明了楔(xie)形文字

(用芦管将文字写在软泥板上,烤干,再保存下来。由于芦管端部很尖,所以写在泥板上的字印都呈楔形),建立了强大的中央集权的奴隶制国家,创造了辉煌的古巴比伦文化。古巴比伦的文化科学及医学知识,影响了邻近许多国家,流传到古希腊、古罗马和阿拉伯国家,有些西方的历史学家甚至称它为"世界文明的摇篮"。

古巴比伦人崇拜多神,有天神、地神、海神,以及日月星辰、风雨雷电诸神。他们认为神主宰着一切,也主宰着人们的疾病和健康。月神辛(Sim)是医神,掌管草药的生长。海神之子马都克(Marduk)善治百病,是驱除病魔、保护健康的全能之神。

古巴比伦人盛行占卜,马都克神即是卜师的首脑。他们认为天体变化和运行与人体疾病、祸福有关系,根据日、月、星辰的运行情况和梦境进行"占星术"和"占梦术"可以预卜疾病的预后。

此外,古巴比伦人对动脉和静脉有一定的了解。他们认为肝是生命之本,是主宰生命的重要器官,是血液的中心。让患者对着绵羊的鼻子用力吹气,吹的气不但能进入绵羊的肺部,还能抵达绵羊的肝脏,将此绵羊肝脏向神献祭,并与事先用黏土制成的绵羊肝脏模型进行对照(见图2-3),比较肝脏50个区域的异常变化,可以判断疾病以及疾病的不同预后。这就是他们的"肝卜术"。

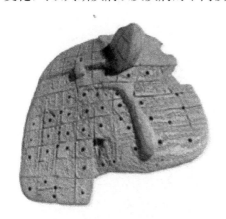
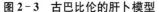
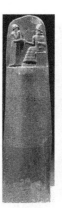
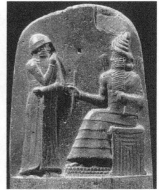

图 2-3　古巴比伦的肝卜模型　　　　图 2-4　石柱上的《汉谟拉比法典》

在古巴比伦第六代国王汉谟拉比时期,制定了著名的《汉谟拉比法典》(Hammurabi's Code of Laws)。该法典刻在石柱上(见图2-4),又称《石柱法》。这根石柱正面上方刻着"太阳神"夏玛西(Shamashba)把法典授予国王的浮雕,以示王权神授的权威性。《汉谟拉比法典》是世界上第一部体系完整的法典,其中关于医疗法的规定是世界最早医疗法律。《汉谟拉比法典》还记载了一些常用的植物药、动物药和矿物药。

古巴比伦有专门从事内科或外科的医生,但是内外科医生的社会地位悬殊。外科医生一般由平民充当,属于社会下层。内科医生由僧侣和祭司担任,属于社会上层。内科医生在占卜、祈祷、祭祀的同时,也使用一些药物。当时一位名医给国王治病的处方记录中不仅有药名,还有药物的使用方法。古巴比伦时期所用的药用植物有罂粟、甘草、没药、大麻、胡麻、曼陀罗、肉桂、阿魏、颠茄、鸡尾兰、藕、桃金娘、月桂、橄榄、大蒜等,植物的果实、叶、花、皮、根等部位,以及动物的各种脏器和明矾、硝石、铜盐和铁等矿物药;制药方法有溶解、煮沸、过滤等;药物剂型有丸剂、散剂和灌肠剂等;给药方法有空腹服药和饭后服药,以及阴道给药等。

3. 古印度的医药

公元前 2500 年前后,印度河流域的达罗毗荼人创造了灿烂的古印度文明,在哲学、天文、医学等各方面都有较高成就。

古印度人认为人体是由气(风)、胆(热)和痰(水)3 种物质组成,这就是三要素说。三要素构成了身体的 7 种成分,即血、肉、脂、骨、髓、精和经消化的食物。健康是机体的气、胆、痰三者保持平衡的结果,如果其中一个要素太过或不足,人体的平衡遭到破坏,进而导致疾病。

古印度有着悠久的药物使用历史。他们认为当身体的平衡受到扰乱时,将食物和草药正确地配合起来使用,可使身体达到适当的平衡。最古老的《梨俱吠陀》(吠陀 veda,求知或知识的意思)中记述了多种药用植物。《阿输吠陀》(见图 2-5)收载了相当数量的药物治疗方法,出现了系统的医学理论。妙闻是印度古代最有名的外科医生。《妙闻文集》中记载药物达 760 种,除大量的植物药外,还有动物药和矿物药,如动物的骨、角、脂肪、肉、血液、乳汁、蜂蜜以及硫黄、硼砂、明矾等,并用汞治疗皮肤病、神经病和梅毒。

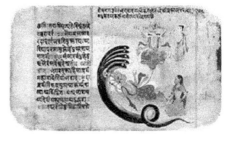
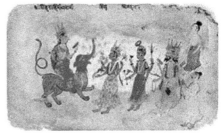

图 2-5　古印度的《吠陀》经

古印度剂型有下剂、喷剂、喷嚏剂,药物的使用方法有吸入、滴入、含漱、坐药、尿道滴入等。古印度人对药物的毒性也有一定了解,当误服毒物时,采用饮冷水、吐剂或放血等方法解毒。

古印度由于其独特的地理位置很早就与中国、古希腊、阿拉伯等国家有文化往来,对世界药物交流有着很大影响。古希腊的许多文学作品中都记载有印度药物,希波克拉底著作中记述了胡椒、生姜等许多印度药,以及一种清理牙齿的"印度制剂"。中国南北朝时的医术中也含有印度色彩。印度的香药阿魏、郁金香、龙脑、丁香等传遍世界各地。

4. 古中国的医药

中国的医药源远流长,中药是世界药物宝库中的一颗璀璨明珠。

中药的发展经历了漫长的历史过程,最早关于药物的记载可见于先秦时期的《诗经》《山海经》和《五十二病方》。西汉时期出现了我国第一本药学专著《神农本草经》。《新修本草》标志着唐代药学的高度成就,是我国也是世界上最早的药典。明代李时珍的中药学巨著《本草纲目》为中国本草史上最伟大的集成之作,代表我国古代药物发展已进入成熟时期。

表2-1列出了四大文明古国的药物。

表2-1 四大文明古国的药物

文明古国	发源地	时 间	地域分布	药 物 水 平
古埃及	尼罗河流域	公元前3500年前后	非洲东北部、阿拉伯半岛西北部(今埃及境内)	主要利用药用植物;有吸入药、熏蒸药、坐药、灌肠药、利尿药等种类
古巴比伦	幼发拉底河和底格里斯河流域	公元前3500年前后	西亚(今伊朗、伊拉克境内)	药用植物、动物脏器和矿物药;药物剂型、给药途径
古印度	恒河流域	公元前2500年前后	南亚(今印度和巴基斯坦境内)	药用植物、动物药和矿物药;药物剂型
古中国	黄河流域	公元前2000年前后	东亚(今中国境内)	本草为主,动物药、矿物药;中药炮制;处方;剂型和给药途径

三、古希腊的药物

古希腊位于欧洲南部、地中海的东北部,包括今巴尔干半岛南部、小亚细亚半岛西岸和爱琴海群岛。继农业比较发达的大河流域出现了世界历史上的四大文明古国后,公元前8—公元前6世纪古希腊从原始氏族社会进入奴隶制社会,爱琴海区域兴起了灿烂的古希腊文明。

古希腊是海洋文明的源头,是西方现代文明的摇篮。尽管古希腊历史也曾有过"黑暗时代",但公元前776年奥林匹克运动会的召开标志着古希腊文明进入了兴盛时期。独特的地理位置和发达的航海活动,使古希腊人与古埃及、古巴比伦文明圈有着广泛的往来和交流,善于学习、勇于探索和崇尚智慧的民族性格使古希腊文明在建立之初就吸收了地中海沿岸各民族的优秀文化,成为一种开放的文明。古希腊在哲学思想、历史、建筑、科学、文学、戏剧、雕塑等诸多方面的突出成就对欧洲乃至以后的人类文明发展都产生了深远的影响。在药学方面,古希腊人吸收了古巴比伦人、古埃及人的医药学成就,加上自己的创造,发展出极其辉煌的古希腊药学,成为古罗马以及全欧洲医药发展的基础。

古希腊和鼎盛期的古罗马疆域如图 2-6 所示。

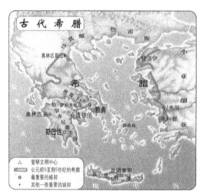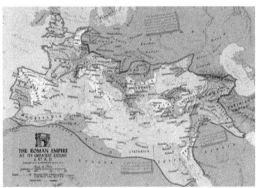

图 2-6 古希腊和鼎盛期的古罗马疆域

1. 神灵医药

宗教在古希腊早期占有十分重要的地位。古希腊崇拜多神,神话传说的内容十分丰富。与医药关系最为密切的有:太阳神阿波罗(Apollo)被认为是医疗技术的创造者,是众神的医生;阿波罗医术传给凯隆(Chiron)。凯隆是半人半马的神灵,以和善、智慧著称,是多位希腊神的老师,在西方药学史上被认为是药学之祖。罗马著名的博物学家普利尼(Plinius)认为凯隆是最早的草药学家。凯隆又把医术传给阿波罗的儿子阿斯克雷庇亚(Asclepius)(见图 2-7)。阿斯克雷庇亚的女儿海金娜(Hygiene)是卫生之神,现代医学中"卫生"一词由此而来;他的另一个女儿巴拿西(Panacea)是药物治疗的庇护神,"万应灵药"一词由此而来。

阿斯克雷庇亚是古希腊最受崇敬的医神。在西方民族心目中,蛇是一种智慧动物,熟知一切草木的属性,包括药性。阿斯克雷庇亚的雕塑像身披古希腊长袍,袒露右臂和健壮的胸部,手持一根权杖,权杖上有一条蛇缠绕而上。如今,"蛇缠手杖"图案是世界性医药的标记,被许多国际医药卫生组织和团体所采用,建在风景优美、气候宜人、空气清新风景区的阿斯克雷庇亚神庙仍吸引着来自世界各地大批祈求治疗的患者。

 药物的发现

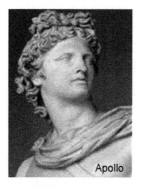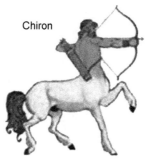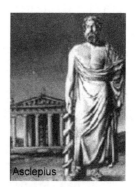

图 2-7　阿波罗(Apollo)、凯隆(Chiron)和阿斯克雷庇亚(Asclepius)

古希腊早期的医药与神灵结合在一起，人们对疾病的防治手段还十分有限。与其他古代文明不同的是，古希腊的宗教是具有诗意的神话，从不侵犯公众的自由。

2. 荷马时代的药物水平

公元前12世纪—公元前8世纪是古希腊从氏族公社制向奴隶制社会过渡的时期，史称"英雄时代"，又称"荷马时代"。史诗是古代文明中一种主要的文明形式。盲人诗人荷马(Homer)根据民间口头传说编成了脍炙人口《荷马史诗》，这是西方文学史上最早的正式的书面文学作品。在这部歌颂英雄人物的史诗中，通过大量的、超现实的神话，我们可以了解古希腊的药物知识水平。史诗在描写战争场面的同时，描述了古希腊的毒药、药草、药膏和镇静剂，例如：把一种致命的毒药涂在箭上制成毒箭；把箭毒稀释后小量服用，开始状如大病，卧床昏睡，但不致命，逐渐加大剂量，可以增加对箭毒的耐受能力；用药草、药膏处理伤口；敷油膏镇痛；用葛根粉末止血；伤者服用一种兴奋饮料可以起到镇静的作用；急于归乡的将士喝一种药酒后便解除了忧愤，忘却了烦恼，等等。

3. 庙堂医疗和药学专职人员 Rhizotomoi

随着古希腊奴隶制的发展和宗教的不断巩固，神职人员开始在庙堂进行有偿医疗活动。但总的来说，古希腊的庙堂医疗并未在社会上获得主导地位，占有主导地位的是民间医疗。公元前6世纪古希腊出现了医生和药学专职人员Rhizotomoi。医生组织——"阿斯克雷庇亚特"通过家传或师徒方式传授医疗知识和技能，逐渐呈专业化的趋势。Rhizotomoi 收集药根，晾干，捣碎后调制药剂。Rhizotomoi 在中国、美国和日本分别译为"切根人""药用植物学家""草药采集家"。Rhizotomoi 词源于希腊语 rizoma(草药的根)，这也反映出根茎药物在当时治疗中应用的普遍程度。

Rhizotomoi 在希腊药学或在整个药学史上的突出地位是毋庸置疑的。他们中涌现了不少优秀的代表,狄奥克勒斯(Diocles)被认为是希腊药物治疗的权威;克拉泰夫阿斯(Crateuas)被称为最早的生药学家,他的经典著作里留下了最早的草药图画。

4. 群星璀璨中的希波克拉底

公元前 5 世纪,古希腊政治开明、学术研究自由。在群星璀璨的医药学领域,被后世尊称为"西方医学之父"希波克拉底(Hippocrates)是古希腊医药的代表人物(见图 2-8)。希波克拉底主张将医学从哲学中独立出来,他认为医药的目的是治愈患者,必须摆脱哲学家虚妄的思辨,同时他主张医药学要从庙堂医疗中解放出来。希波克拉底使古希腊医学有了崭新的面貌,他的贡献奠定了整个西方医学的基础。

希波克拉底认为机体的生命决定于四种体液(血液、黏液、黄胆汁和黑胆汁),这四种液体是由四种元素(火、空气、水和土)不同配合而成的。每一种体液又与一定的"气质"相适应,每一个人的"气质"决定于人体内占优势的那种体液。多血质的人血液占优势,黏液质的人黏液占优势,胆汁质的人黄胆汁占优势,忧郁质的人黑胆汁占优势。4 种体液平衡,则身体健康;失调,则多病。

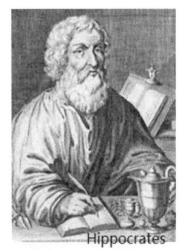

图 2-8 "西方医学之父"
希波克拉底

因此,希波克拉底主张医生不应该损害病理变化的自然过程,而是采用一切方法激起身体的"自然能力",帮助患者自然痊愈,并在适当时候进行治疗。

希波克拉底以饮食疗法,如大麦煎汤、糖、蜜水、牛奶、葡萄酒等作为疾病治疗的首选方法,而把药物治疗作为一种辅助手段。他主张补其不足、减其多余的"相反疗法",常常使用泻剂、发汗剂、催吐剂、灌肠剂和利尿剂。《希波克拉底文集》记述了约 400 种药物,例如:泻下用黑藜芦、蓖麻油、驴奶、瓜煎液,催吐用白藜芦、薄荷、牛膝、毒胡萝卜根,利尿用梅、葱汁、芹菜、洋芫荽,麻醉用莨菪、罂粟,收敛用橡树皮,皮肤病用铅、铜、砷,熏剂用硫黄、柏油、明矾,等等。希波克拉底应用的药物以植物药居多,有些至今仍是有效使用的药物。希波克拉底应用的剂型也是多方面的,有热敷剂、泥罨剂、含漱剂、栓剂、丸剂、软膏、油膏、蜡剂、洗剂、吸入剂等。

希波克拉底还把荷马时期的 Pharmakon(原指有治愈疾病或毒害作用的植物所具有的魔力)演变为有泻下、发汗、催吐、利尿作用的药物,使 Pharmakon 有了"药物"的含义。

5. 亚历山大利亚时期的医药

在公元前 4 世纪以后,古希腊出现政治、经济等方面的危机,医药也逐渐衰落,一反唯物主义色彩进入唯心主义。在此时期,亚历山大东征亚细亚、波斯、埃及等地,使希腊文明与古老东方文明发生了大规模的冲撞与交融,自然科学飞跃发展,开启了历史上的希腊化时代,古希腊科学文化的中心由雅典转向希腊化的亚历山大利亚。

亚历山大利亚城建立了规模宏大的博物馆和图书馆,云集了包括阿基米德、欧几里在内的许多著名科学家。医药再次得到发展,设立了医学校,最为重要的是从动物得到的解剖知识为认识人体的结构和功能开辟了新的途径,为西方医学理论奠定了不可估量的基础。亚历山大利亚时期出现了原始的药房。希腊单词 Pantopoli 就是指专门加工制备药物的地方。自然科学家西奥夫拉斯塔斯(Theophrastus)的植物学著作中记述了很多药物和它们的应用。

公元 1 世纪,随着亚历山大帝国政治、经济和文化的衰落,古希腊医药的发展逐渐停滞,医药中心开始向罗马帝国转移。

四、古罗马的药物

公元前 6 世纪以前,古罗马氏族社会的医药几乎完全以巫术为基础。到公元前 510 年左右,古罗马建国之初的医药仍带有浓厚的宗教色彩,人们认为疾病是神对人的惩罚,患者只有向众神求助,同时也存在采用一些动植物和矿物的民间医疗。公元前 30 年,随着一系列扩张活动,罗马将整个希腊置于它的统治之下,建立了囊括整个地中海和不列颠在内的帝国,继承了希腊文明,并和古希腊文明共同构成了地中海文明。在医药方面,古罗马在全盘继承古希腊成果的基础上有所发展,成为西方医药发展史的又一个顶峰。

1. 药物知识论著

古罗马吸纳了先进的希腊医药文化后,有了较快的进步和长足的发展,医药成就突出。公元 1—2 世纪古罗马涌现出一批医药学家。古罗马历史上的第一个药物学家迪奥斯考莱兹(Dioscoriaes)把当时全部的药物学知识加以汇集整理,编撰了西方第一部药学专著《药物学》(见图 2-9)。该书描述了包括植物、动物、矿物在内的 600 余种药物,不少药物配有插图;论述了药物的采集贮藏、真假鉴别;记叙了药物的调制方法,如用脂肪和氧化铝来制备硬膏和软膏;并对药物进行了系统归类。《药物学》第一卷是草药、药膏和油剂;第二卷是来自动物的食品,如牛奶、蜂蜜等;第三、第四卷记载植物和植物根茎;第五卷记叙酒类以及从矿物中提取的药品,如醋酸铅、氧化铜、氢氧化钙等。《药物学》不但记载了其他书中不曾提到过的药物,而且其中的 100 余种至今仍然是重要的药物,如绵马、鸦片、麦角和桂皮等。该书影响西方医药学近 1 500 年,迪奥斯考莱兹被誉为西方古代药物学的先驱。

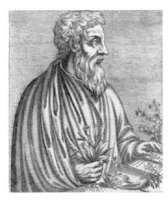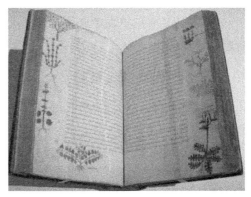

图 2-9　迪奥斯考莱兹及其西方第一部药学专著《药物学》

2. **药剂师的出现**

古罗马开始出现根据医生处方调配药物的药剂师(medicamnetarius)。早期的药剂师用陶制或石制的研钵、木杵、手推碾、手推磨等调配药物,制备煎剂、粉剂、浸膏、丸剂、锭剂、硬膏、药栓、泻剂、发汗剂、利尿剂、吐剂、擦剂、洗眼剂、灌肠剂、敷剂、硬膏剂、泥罨剂、坐药等多种剂型。

3. **"盖伦制剂"**

盖伦(Galen)是与古希腊"医学之父"希波克拉底交相辉映的古罗马最著名的医药学家。他的思想对医药学发展有很大影响,他的成就使古罗马的医药迈入黄金时期。盖伦使用猿猴解剖以推测人体的结构,开创了解剖学的先河,被称为"解剖学之王""实验生理学的先驱",其解剖著作影响西方达 1 000

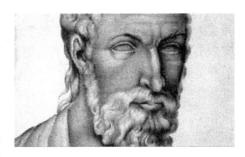

图 2-10　盖伦

年。盖伦他还继承并发展了希波克拉底的学术思想,对疾病的诊断和治疗有许多独到之处。

盖伦的药学知识相当丰富,他的医学著作不仅记载了 540 种植物药、180 种动物药和 100 种矿物药,还记述了许多药用植物处方的制备方法。相传他给奥里略皇帝开的一个药方包含了 150 种药物。盖伦用过的药物很多,他有自己专用的药房,配制各种丸剂、散剂、膏剂、煎剂等,储备待用。盖伦还把数种草药混合使用成为复方。盖伦著作中有 300 种配方及其制备方法对后世影响很大,应用达 500 年之久,被欧洲各国誉为药剂学之父。直到现在,西方把用物理方法制取的浸膏等制剂称为盖伦制剂(Galenical pharmacy)。

当然盖伦医学论述中的目的论混杂着唯心主义思想并带有一定的宗教色彩,以致后来他的某些思想和学说被宗教所利用而发展成为教条,对医药学的发展起过阻碍作用。

五、中世纪的药学(5—15 世纪)

由于内部腐败和外敌入侵,罗马帝国江河日下,公元 476 年终于崩溃,欧洲进入封建社会,开始了长达千年之久的中世纪(The middle ages,公元 5—15 世纪)。罗马天主教廷和教皇成为欧洲的精神领袖,经院哲学(Scholasticism)又称"繁琐哲学"占统治地位。野蛮、愚昧的教会神权统治扼杀了人们追求真理和探索知识的进步思想,不少科学家和医生被当作异端派。整个欧洲是个没有科学、没有医学的"黑暗"世界。

1. "寺院医学"

中世纪的统治者认为一切智慧都在《圣经》里,一切学问都归教会神父们所有。医药也充满了宗教神学的色彩,处于衰落和黑暗的时期。教会宣传:疾病是上帝对作恶的人的惩罚,人人都应该忍受疾病,宁可肉体上遭受磨难,甚至去死,也不可玷污灵魂;世俗医学是无法医治疾病的,唯有基督才是至高无上的医师,唯有祷告才是最好的办法;看病、购买或服用任何种类的药物制剂都是违背教义的。患者为了获得医治,必须求助于牧师。在基督教博爱精神的指导下,牧师们采用有手摸、涂圣油和祈祷等方法替患者治疗,并利用患者心理进行传教,形成了所谓的"寺院医学"。为了提高治疗效果,有些教堂和修道院也经常种植草药,并设有制剂或药物提取的实验室,这对欧洲天然植物药传统的延续和发展是有一定促进作用的。但总体而言"寺院医学"把医药和宗教、祈祷和忏悔联系在一起,把治愈与"神圣的奇迹"联系在一起,严重阻碍了医药的发展。

2. 医院和药房的建立

教会为了治疗患者的需要,在教堂、修道院附近的旅店或避难所设立了医务所或诊所,这就是最初的医院。13 世纪,收容患者和贫民的机构分离,罗马建立了第一个正式医院圣灵医院(Hospital of the Holy Chost)。中世纪鼠疫、麻风等瘟疫的大流行促使人们寻求防治瘟疫的措施,一方面建立了公共卫生制度和海关制度,另一方面出现了隔离医院。

伴随着正式医院的发展,出现了药房。药学开始从医学中分离出来,在一些中心城市发展为一种独立的职业和标准。13 世纪末,意大利设立公共药房后成立了行会,制定药师协会章程。由于中世纪晚期的医药受阿拉伯医药的影响,药

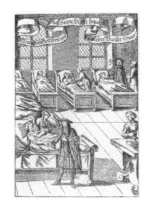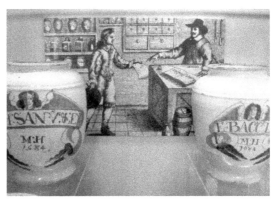

图 2-11　13 世纪的医院和药房

房也是仿照阿拉伯的形式,药架上摆放装有药品的罐子和瓶子(见图 2-11)。医生和名流也常相聚于药房,药房几乎成了科学、文化和政治活动的场所。

3. 医药教育的兴起

随着中世纪城市的普遍兴起和发展,十字军东征带来的国际贸易和文化交流的日益频繁,促进了欧洲科学和文化的发展。“寺院医学”因僧侣们整日忙于为患者治病和外科治疗的出血与宗教教义相违背而开始转移,而且原有的僧院学校和大主教学校已不能满足社会发展的需要,因此产生了教会延伸的医学校。一些知识分子感到在教会学校讨论问题受到约束,于是自己兴办医药学校,出现了中世纪的大学。

当时比较著名的意大利萨勒诺(Salerno)大学、波伦亚(Pologna)大学、巴丢阿(Padua)大学、法国的蒙披利(Montpellier)大学、巴黎(Paris)大学等以希波克拉底、盖伦和阿维森纳(Avicenna)的著作为教材,主要讲授医学理论、临床和药物。但是,当时医药教育死记权威著作上的教条而轻视实践,固步自封,医学上的进步很小。

阿拉伯世界的医圣阿维森纳是世界医史上与希波克拉底、盖伦齐名的医圣之一。他所著的《医典》是医学中的百科全书,在很长一段时间内是医学的必读指南书。阿维森纳认为“医学是这样一门科学,它告诉人们关于机体的健康状况,从而使人们在拥有健康的时候珍惜健康,并且帮助人们在失去健康的时候恢复健康。”他很重视药物治疗,《医典》内有很大的篇幅讨论药物治疗问题。《医典》不但收载了希腊、印度和中国的药物,还增添了几百种新药品。特别是用汞的蒸汽吸入和用汞涂搽治疗梅毒,以及用一些金属化合物作为内服和外用药物。

1498 年,由佛罗伦萨学院出版的《佛罗伦萨处方集》(*Florence Formulation*)

被视为欧洲的第一部法定药典。其后,不少城市纷纷编订具有法律约束性的
药典。

六、近代药学(16—19世纪)

1. 16世纪的药学

中世纪后期,随着手工业和商品经济的发展,资本主义在欧洲封建制度内部
逐渐萌芽,新兴资产阶级在复兴希腊罗马古典文化的名义下发起了弘扬资产阶
级思想和文化的运动。文艺复兴运动首先在意大利兴起,接着像春风慢慢吹遍
整个欧洲。文艺复兴运动实际上是新兴资产阶级在精神上的创新,带来了科学
与艺术的革命,揭开了近代欧洲历史的序幕。

文艺复兴的人文主义精神核心是以人为中心而不是以神为中心,反对愚昧
迷信的神学思想,因此16世纪的医药界产生了一场怀疑教条、反对权威的革命。
首先,解剖尸体不再是禁锢之地,建立了人体解剖学。比利时医生安德烈·维萨
里(Andreas Vesalius)冲破了旧权威们臆测的人体结构理论,通过直接观察人
体,以大量、丰富的解剖实践资料,对人体结构进行了精确的描述,完成了巨著
《人体构造》,纠正了盖伦关于人体的种种错误,使解剖学步入了正轨。《人体构
造》和哥白尼的《天体运行论》被誉为划时代的著作;其次,意大利医学家弗拉卡
斯托罗论述关于传染病的新见解,认为传染病是由一种人类器官感觉不到的微
小“粒子”造成的;第三,陆续出版了许多草药集,如 *Bancke's Herbal*、*Treveris's
Herbal*、*Brunfel's Herbal* 等,公认的欧洲第一部药典《纽伦堡药典》刊行。

在药物使用上出现了药用植物的外形决定其治疗作用的药物治疗象征说,
如以人骨、人血和人体脂肪作为药物以治病养生。硫黄、铁、砷、硫酸铜、汞等一
些化学品被用作药物。此外,鸦片配剂、酒制浸膏得到应用。

总之,16世纪欧洲医药摆脱了古代权威的束缚,开始独立发展,这既表明一
门古老的学科在新的水平上复活,又标志着医药新征途的开始。

2. 17世纪的药学

17世纪虽然优秀的医生不多,大部分临床医生是些江湖医生,仍有迷信、符
咒等一些肤浅的治疗方法,但是,当时一些科学家为了交流经验、研究和讨论科
学问题,自发创办了科学社团。科学社团是个活跃的科学团体,除了交流讨论
外,科学家在一起进行各种各样的实验。

随着实验科学的兴起,出现了许多科学仪器。显微镜的发明和利用,扩大了
人们的视野,把人们对机体组织结构的了解带到一个新的认识水平。哈维
(William Harvey)发现血液循环是医药科学最突出的成就,自此生理学成为一
门独立的科学,同时一些旧的医学理论被新理论打破。约翰·雅各布(Johann

Jakob Wepfer)首次用动物实验研究药物的药理、毒理作用,被誉为"药理学之父"。

随着药物品种和处方的增多以及医生用药的复杂化,药品标准化问题成为药品管理中一项重要工作。《奥格斯堡药典》《科隆药典》《布鲁塞尔药典》《阿姆斯特丹药典》《伦敦药典》《瑞士药典》《万国药典》相继颁布,《皇家药典语盖伦制剂》《药物词典》相继出版。至1666年《纽伦堡药典》已修订了5次。

海外运输的发达使一些药用植物从阿拉伯和南美洲传入欧洲。例如,南美洲秘鲁的印第安人治疗疟疾的草药是金鸡纳树皮的提取物。金鸡纳树皮因治愈了西班牙驻秘鲁总督夫人的疟疾被传入西班牙,后传遍欧洲各地。

3. 18世纪的药学

18世纪在对正常器官生理解剖的基础上,建立了病理解剖学。意大利病理解剖学家莫尔加尼(Morgagni)的不朽著作《论疾病的位置和原因》描述了在疾病影响下器官的变化,并且据此对疾病原因进行科学的推测。莫尔加尼把"病灶"和临床症状联系起来的思想对以后的整个医学领域影响甚大。

18世纪医药史上的一件大事是牛痘接种法的发明。16世纪中国已用人痘接种来预防天花。18世纪初,这种方法经土耳其传到英国。英国的乡村医生爱德华·詹纳(Edward Jenner)受人痘接种和挤牛奶女工出牛痘而不会传染上天花的启发,成功实现了种牛痘预防天花,为人类最终消灭天花做出了贡献。不过总的说来,人们对当时最猖獗的感染性疾病还是束手无策。

18世纪的医院和药房数量增多,设施设备有所改进,但防治疾病的有效方法还很缺乏。当时流行的放血疗法对肺炎和结核患者一次可以放掉一二百毫升的血,给病患带来了更大的危害。使用的药物大都来自民间,而且大都是对症治疗,如吗啡镇痛、毛地黄缓解心力衰竭等。

18世纪晚期,一些欧洲国家的药学行业会开办药学教育,1725年普鲁士已规定药剂师必须通过高等学校考试的制度,使药学成为一种科学专业课程。18世纪内科医生的药箱如图2-12所示。

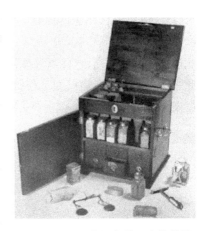

图2-12　18世纪内科医生的药箱

七、现代药物(19—21世纪)

1. 19世纪的药学

19世纪是资本主义的成熟时期,生产力的提高、经济的发展推动了自然科学的进步。医药从依赖经验的推理和形而上学的思辨转变为应用物理、化学的理论和实验方法对疾病进行客观、细致地观察和研究。细胞病理学和细菌学的建立,使疾病的原因得到进一步阐明。

19世纪医药学上重大的进展之一就是细菌学的建立。过去也曾有不少人推测疾病是一种看不见的致病因子造成的,它可通过各种途径在人群中传播,但直到细菌学诞生才明确找出致病因子。德国细菌学家科赫(Robert Koch)利用固体培养基分离培养细菌,再将细菌纯培养物注射于实验动物可出现同一病症,最后再从实验动物分离出细菌的纯培养物,这样就明确肯定了该细菌的致病作用。继科赫发现霍乱弧菌、结核杆菌及炭疽杆菌后,白喉杆菌、鼠疫杆菌、伤寒杆菌、痢疾杆菌、麻风杆菌等致病菌都被分离。同时,法国科学家巴斯德通过研究鸡霍乱、牛羊炭疽病及狂犬病等用减弱毒力的微生物疫苗防治疾病,德国的埃米尔·冯·贝林(Emil von Behring)和日本的北里柴三郎(Kitasato Shibasaburo)成功地应用白喉抗毒素治疗白喉,由此开创了免疫疗法的新纪元。

19世纪以前的药物都是与中药相仿的传统药物,为本草阶段或药物学阶段。由于化学的进步,一些植物药的有效成分先后被提取成功(见图2-13),并实现药物的人工合成,形成了西药的特点。例如:1806年德国从鸦片中提取出吗啡(morphinum),用狗做实验证明有镇痛作用,这是现代药学的第1个里程碑;1817年从吐根中提取吐根碱(emetinum);1818年法国从马钱子中提取士的宁(strychinum),并通过青蛙实验确定其作用部位是脊髓;1819年法国两位化学家佩雷蒂尔和卡文顿从金鸡纳树皮中提取出奎宁(quininum),并敦促医生们对此进行治疗性研究,这标志着纯化合物作为药物应用于临床的一个新起点,因为在此之前提取的化合物仅为实验研究,而非治疗目的。第2年,为了满足巴塞罗那爆发疟疾的治疗急需,佩雷蒂尔和卡文顿在私人药房里生产奎宁。佩雷蒂尔将

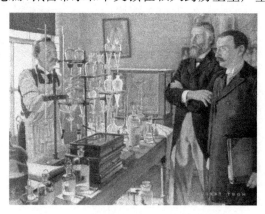

图2-13 19世纪从植物中提取有效成分

药送到巴塞罗那,并在那里开设了制药厂,这个药厂成为现代制药工业的鼻祖。后来,他们公开了从金鸡纳皮中提取奎宁的详细工艺,其他地方也相继生产了奎宁。1821年从咖啡中提取出咖啡因(caddeinum)。由此植物有效成分的研究发展起来,纯化获得很多生物碱纯品,例如从颠茄中提取阿托品(atropin),从古柯叶中提取古柯碱(cocaine),从茶叶中提取咖啡因(caffeine)。同时各种分析技术也得到一定发展,除了形态、显微特征外,化学定性和定量的方法也开始应用到药用植物鉴定工作中,丰富了研究手段。

19世纪中期有机化学已经发展得相当成熟,尿素、氯仿、苯胺等可以人工合成,人们开始从有机化合物中寻找活性物质。发现了水合氯醛的镇静作用和乙醚麻醉作用。1859年水杨酸盐类解热镇痛药合成成功,19世纪末阿司匹林作为解热镇痛药上市,标志着人们已开创了用化学方法改变天然化合物的化学结构,使之成为理想药物的历史阶段,其后各种药物的合成精制不断得到发展。人们开始研究药物的性质、功能和作用机制,并以动物实验为手段,产生了实验药理学,以证实植物有效成分和化学药物的药效、毒性。

法国医师Pravas发明注射器后,发现了注射给药的速效和高效;1843年William Brockedon发明压片机,开始了机器压片的历史;1847年Murdock发明了硬胶囊制剂;1886年Limousin发明了安瓿瓶。药物剂型在散剂、膏剂、丸剂、酒剂、浸膏剂和溶液剂的基础上,发展出了新的剂型:片剂、胶囊剂和注射剂。随着科学和工业技术的蓬勃发展,制药机械的发明使药剂生产的机械化、自动化得到了迅猛发展。

外科手术中疼痛和感染两大难关相继突破。首先是一氧化二氮、乙醚、氯仿相继被用作全身麻醉药,外科手术能够在无痛情况下施行,这是外科学得以发展的前提。19世纪末又合成了局部麻醉药普鲁卡因,克服了全身麻醉药操作繁杂、不良反应多的不足。第二是消毒剂和无菌法的应用。英国外科医生利斯特认为手术伤口的感染是由微生物所引起。1865年他用石炭酸消毒手术室、手术台和伤口,用浸泡石炭酸的纱布隔绝可能入侵的微生物,结果他所进行复杂骨折手术获得成功,未出现感染。1886年贝格曼采用热压消毒器进行外科手术器械消毒,标志着外科手术真正进入了无菌时代。

英国在19世纪提出了监管毒药零售供应的法规和药剂师注册的规定。1859年,对药典出版作了法律的规定。1859年公布了"药品、食品法规",明确规定对药物掺假进行惩罚。

2. 20世纪的药学

20世纪药学的各学科不断发展、交叉渗透,逐渐发展成为具有基础知识、基本理论和大量实验手段的重要学科。药学研究方法发生了深刻的变化,从简单向复杂,从单一向复合,从粗略向精密,从个人研究向集体研究方向发展。药物的发现、发明突飞猛进、硕果累累,超过了以往任何一个时代。

20世纪的药物发展大致可以分成3个阶段。

第一个阶段是从20世纪初到30年代,继续寻找天然药物的有效成分和化学合成药物兴起的时期。最大的突破是化学疗法的创立和抗生素的发现。德国人埃尔利希合成抗梅毒药物胂凡纳明,开创了化学疗法的新概念;英国人弗莱明发现了青霉素的抗菌作用;德国人多马克发现磺胺药的抑菌作用。狂犬疫苗、白喉抗毒素、天花疫苗的研制,解决了一些感染性疾病的防治问题。神经系统药物如麻醉药、镇静药、镇痛药、解热镇痛药等重要药物已被广泛使用,硝酸甘油作为治疗心绞痛药物上市。构效关系的研究开始起步,人们从天然药物化学结构中寻找起作用的"药效基团",并对复杂的天然化合物进行结构修饰以发现新药。对于药物作用及其机理的研究也深入到细胞水平,药物的作用过程被认为是钥匙开锁的情形,药物只有和受体结合方可起效,但天然药物和合成药物往往未经过严谨的动物实验研究而以人体本身的体验作为药效依据便进入临床试用。

第二个阶段是从20世纪40年代到60年代,化学合成药物和抗生素大量涌现,以及生化药物的兴起时期。青霉素、链霉素、氯霉素、四环素、土霉素等抗生素陆续被应用,同时对生物体内的活性物质及其功能有了新的认识和了解,维生素、甲状腺素、肾上腺素、胰岛素和各种氨基酸陆续用于临床,随着皮质激素抗炎、免疫抑制等用途的广泛发现,甾体激素成为一类重要药物,性激素的发现为药物避孕开辟了道路。第一个抗肿瘤药物盐酸氮芥作为生物烷化剂用于临床,开始了肿瘤化学治疗历程,之后甲氨蝶呤应用于治疗白血病,抗肿瘤抗生素以及其他多种多样的抗肿瘤药物问世。降压药利血平的上市表明对心脑血管治疗药物引起重视。这一阶段的药物研究深入到分子水平作用机制,药物在体内的代谢过程、药物结构和功效的关系、药物的剂量和药理效应的关系不断被阐明。由于药品大量使用造成中毒事件频发,特别是震惊世界的"反应停"事件催生了许多药品法规的相继诞生,对药物提出了严格的临床试用评价要求,药物的毒理评价更为全面。

第三阶段是从20世纪70年代到20世纪末,药物品种"井喷"和基因工程药物兴起的时期。医学、化学、生物学多学科渗透交叉,从整体直达分子水平研究药物在体内的调控过程,更多选择性高、药效强的药物快速发展。一系列抗肿瘤药物、心脑血管药物、精神作用药物、神经系统药物、消化系统药物等相继问世。1982年第一个基因工程药物——重组胰岛素在美国上市,标志着基因工程药物取得实质性的发展,迎来了重组人白细胞介素、重组人干扰素、重组人促红细胞生成素、重组尿激酶等基因工程药物蓬勃发展的新局面。淋巴细胞杂交瘤和单克隆抗体技术的创立为单克隆抗体的疾病诊断和治疗开辟了广阔的前景。人们对药物剂型在体内的生物效应有了新的认识,药物的生物利用度得到重视。新辅料、新工艺和新设备的不断出现,为药物新剂型的制备、制剂质量的提高奠定了基础,药物制剂在临床上向着发挥高效、速效、延长作用时间和减少不良反应的方向发展,经皮吸收制剂、缓释制剂、肠溶制剂、黏膜给药、控释制剂和利用单克隆抗体、脂质体、微球等药物载体制备的靶向给药制剂有很大发展。

图 2-14 显示美国 FDA1993—2012 年批准上市的新药数量;19 世纪到 21 世纪初期药物史上的重要药物如表 2-2 所示。

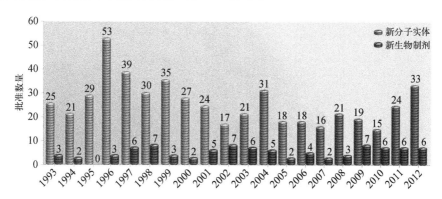

图 2-14　美国 FDA1993—2012 年批准的新药

表 2-2　19 世纪—21 世纪初期药物史上的重要药物

年	药物名称	药物种类	年	药物名称	药物种类
1806	吗啡	催眠药	1928	青霉素	抗生素
1875	水杨酸	抗炎药	1935	磺胺	抑菌药
1884	可卡因	兴奋剂,局部麻醉药	1944	链霉素	抗生素
1888	非那西丁	解热镇痛药	1945	氯喹	抗疟药
1899	阿司匹林	解热镇痛药	1952	氯丙嗪	抗精神病药
1903	巴比妥类	镇静药	1956	甲苯磺丁脲	口服抗糖尿病药
1909	胂凡纳明	抗梅毒药	1960	氯氮䓬	抗焦虑药
1921	普鲁卡因	局部麻醉药	1962	维拉帕米	抗心律失常药
1922	胰岛素	抗糖尿病药	1963	普萘洛尔	抗高血压药(β 受体阻断剂)
1928	雌酮	性激素药			

年	药物名称	药 物 种 类	年	药物名称	药 物 种 类
1964	呋塞米	利尿药	1995	多佐胺	抗青光眼药(碳酸酐酶抑制剂)
1971	左旋多巴	抗震颤麻痹药			
1975	硝苯地平	降血压药	1996	美洛昔康	抗炎镇痛药(环氧化酶2抑制剂)
1976	西咪替丁	抗溃疡药(H_2受体阻断剂)			
			1996	奈韦拉平	抗HIV病毒药(HIV逆转录酶抑制剂)
1981	卡托普利	降血压药(ACE抑制剂)			
1981	雷尼替丁	抗溃疡药(H_2受体阻断剂)	1996	茚地那韦	抗HIV病毒药(HIV蛋白酶抑制剂)
1983	环孢霉素A	免疫抑制剂	1996	阿托伐他汀	降血脂药(HMG-CoA还原酶抑制剂)
1984	依那普利	降血压药(ACE抑制剂)			
1985	甲氟喹	抗疟药	1997	那非那韦	抗HIV病毒药(HIV蛋白酶抑制剂)
1986	氟西汀	抗抑郁症药(5-HT激动剂)			
			1997	非那雄胺	抗脱发剂
1987	青蒿素	抗疟药	1997	西布曲明	抗抑郁症药(uptake blocker)
1987	洛伐他汀	抗动脉粥样硬化药			
1988	奥美拉唑	溃疡病药(H/K-ATP酶抑制剂)	1998	奥利斯特	抗抑郁症药脂酶抑制剂
			1998	伟哥	抗勃起机能障碍药(PDE抑制剂)
1990	昂丹司琼	止吐药($5-HT_3$阻断剂)			
			1999	塞来考昔	抗关节炎药(COX-2抑制药)
1991	舒马普坦	镇痛药($5-HT_1$激动剂)			
			1999	安泼那韦	抗HIV病毒药(HIV蛋白酶抑制剂)
1993	利培酮	抗精神病药($D_2/5-HT_2$阻断剂)			
			1999	扎那米韦	抗流行性感冒药(神经氨酸酶抑制剂)
1994	泛西洛维	抗病毒药(DNA聚合酶抑制剂)			
			2001	璜达肝癸	抗血栓药(Xa因子抑制剂)
1995	氯沙坦	抗高血压药(血管紧张素Ⅱ受体阻滞剂)	2001	甲磺酸伊马替尼	治疗慢性髓细胞性白血病

3. 21 世纪的药学

21 世纪药物步入了一个崭新的时代。化学合成药物从随机、逐个、多步骤的液相合成发展到科学合理的计算机辅助分子设计、定向一步固相合成的组合化学阶段,大大地提高了新药研究的速度;对新药的筛选发展到高质高效的自动化高通量筛选(high throughput screening);对药物作用机理研究从整体、器官水平发展到细胞、分子水平、量子水平;药物制剂发展趋向于纳米制剂和靶向给药;药物生产工艺与生物效价相结合;药物分析从化学方法、高效液相(HPLC)、气相(GC)发展到液质联用(LC-MS)、气质联用(GC-MS)和超微量分析,以及分析检测与分子生物学活性相结合的阶段;生药学从形态学、显微水平观察发展到化学、基因水平研究;从研究陆地药物发展到研究海洋药物;天然产物的新颖化学结构加速了寻找先导化合物的趋势;新的基因工程药物、基因工程疫苗成为研究和开发的热点;规模庞大的世界制药工业已经形成;药品受法规控制越来越详细、越来越严格。

疾病的治疗方式和技术发生重大变革。细胞治疗已有数百年历史,随着免疫学、基因修饰、干细胞生物学、组织工程学等相关研究的快速发展,细胞治疗已成为近年来最为引人注目的领域之一。美国生物学家乔治·戴利认为 20 世纪是药物治疗的时代,21 世纪是细胞治疗的时代。所谓细胞治疗(cellular therapy, cell-based therapy)是指利用人自体、同种异体或异种(非人体)某些具有特定功能的细胞的特性,采用生物工程方法获取和(或)通过体外扩增、特殊培养等处理后,使这些细胞具有增强免疫、杀死病原体和肿瘤细胞,促进组织器官再生和机体康复等治疗功效,从而达到治疗疾病的目的。如图 2-15 所示细胞治疗有体细胞治疗、干细胞治疗和肿瘤细胞/颗粒抗原主动免疫治疗 3 种类型,

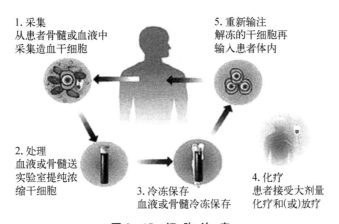

图 2-15　细　胞　治　疗

已经在肿瘤、心血管系统疾病、糖尿病、退行性疾病、自身免疫性疾病等重大疾病中有所应用。

随着后基因组时代的到来,科学家可以从大量的基因测序结果中寻找和发现新基因,深入了解基因的功能和调控网络。对疾病的病因研究发现,疾病多与其本身的基因发生变化有关,而基因的改变实质就是 DNA 的序列改变所致。基因治疗(gene therapy)是指用正确的、健康的基因序列替代患者机体细胞中引起疾病的缺陷 DNA 序列,以纠正或补偿致病基因所产生的缺陷,从而达到临床治疗的目的。基因治疗(见图 2-16)是一种全新的疾病治疗手段,尽管目前临床试验结果远低于人们的预期,但已经由最初治疗单基因遗传性疾病到在恶性肿瘤、感染性疾病、心血管疾病、自身免疫性疾病、代谢性疾病等重大疾病的治疗上取得突破。截至 2015 年 1 月,全球共批准了 2 142 项基因治疗产品进入临床试验阶段,其中进入Ⅱ/Ⅲ期临床试验的有 461 项,有 4 个基因治疗产品陆续在中国、欧盟和俄罗斯上市。基因治疗也是一把双刃剑,涉及安全性和基因设计、基因改造等道德问题。

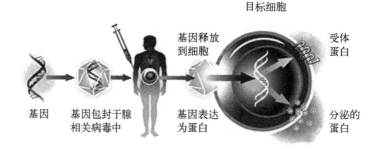

目标细胞

基因释放到细胞

受体蛋白

基因表达为蛋白

分泌的蛋白

基因

基因包封于腺相关病毒中

图 2-16 基 因 治 疗

对合适的患者使用合适的药物进行个性化治疗(见图 2-17)。美国总统科技顾问委员会对个性化治疗(personalized medicine)的定义是:根据患者对某特定疾病的易感性和对相应治疗药物的不同响应,将患者分为不同的患病亚群,然后结合患者自身特点给予相应的治疗。这种将患者分为不同治疗亚群的个体化治疗时代,意味着后"重磅炸弹药物"时代即将来临,个性化药物已经成为当今新药研发最具发展前景的热点趋势。

在基因组测序技术快速发展以及生物信息与大数据科学的交叉应用迅猛发展的基础上,2011 年美国医学界首次提出了新型医学概念与医疗模式:精准医疗(precision medicine,PM),旨在加快人类基因组学的临床转化,以推动个体化医疗的发展。所谓精准医疗是以个体化医疗为基础,通过基因组、蛋白质组等组学技术和医学前沿技术,对于大样本人群与特定疾病类型进行生物标记物的分析与鉴定、验证与应用,从而精确寻找到疾病的原因和治疗的靶点,并对一种疾病不同状态和过程进行精确分类,最终实现对于疾病和特定患者进行个体化精准治疗的目的,以提高疾病诊治与预防的效益。精准医疗利用已知的基因信息,根据患者特征"量体裁衣",制订个性化的精确预防和治疗方案,为肿瘤、遗传病和传染性疾病提供更为有效的治疗手段和方法,将成为席卷世界的医药发展新高潮。

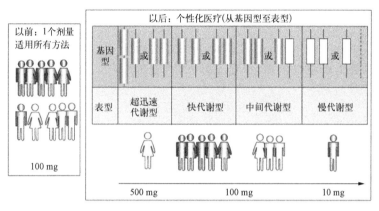

图 2 - 17　药物的个性化治疗

虽然目前只有 1/3 左右的疾病可以得到满意的药物治疗,但是有理由相信,随着越来越深入理解疾病的发生和发展深层次的机制和规律,会层出不穷涌现疾病的预防和治疗的新药和新技术,在不远的将来会攻克一些尚未从根本上解决的重大疑难疾病,为人类的身体健康、生活质量和延长寿命提供有效的保障。

--- 思考和讨论 ---

(1) 试分析在世界医药发展的过程中,宗教思想的作用和影响。

(2) 世界药物的发现是承前启后的,试分析古希腊和古罗马对现代医药的贡献。

(3) 世界药物从传统药到西药转折的历史原因是什么?

第三讲　中国药物的发展历程

> 学者必须博极医源，精勤不倦，不得道听途说，而言医道已了，深自误哉！
>
> ——孙思邈（581—681）

我国使用的药物有传统中药，以及俗称为西药的有机化学药品、无机化学药品和生物制品。中药起源于古人采食植物中所发现的具有治疗作用的植物，西药是鸦片战争后由西方传教士传入并发展起来的。中药的发展经历了漫长的历史过程，对中华民族生存与发展有着不可磨灭的贡献，并对世界药物的发展有着积极的贡献。

文字产生以后，关于药物知识和应用便逐渐记录下来，出现了医药书籍。由于书籍记载的多以植物为主，其中又以草类为多，所以这些书籍通常被称为"本草"。历代本草著作浩如烟海（见图3-1），是十分宝贵的医药文化遗产。在悠久的历史长河中，涌现了一代又一代在世界药学史上有卓越贡献的药学家。但是，历代药物的发展都有历史的局限性，且与当时的政治、经济、科学和文化的发展相关，尤其是医学的关系更为密切。

一、中药的起源

远古时代，我们的祖先不知"树艺五谷"，过着"饥即求食，饱即弃余"的生活，并始终遭受伤害或疾病危险。在采摘植物和食用动物的生产生活实践中和同疾病抗争的医疗活动中，古人经过长期体验观察，逐渐认识到有些植物、动物脏器和矿物有缓解病痛和治病效果。从被动接受到有意识利用的漫长过程中，古人对药物的认识逐渐积累、不断丰富起来，"空腹食之为食物，患者食之为药物"，"中药"自然也就产生了。

"三皇五帝"是华夏文明对祖先的尊崇与追忆，伏羲、神农、轩辕史谓"三皇"，

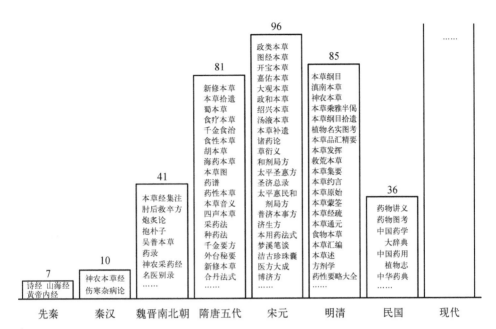

图3-1 历代本草书籍的数量

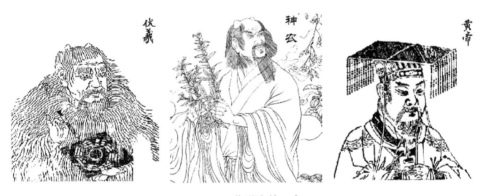

图3-2 传说中的三皇

传说中的三皇如图3-2所示。《帝王世纪》称:"伏羲……乃尝百药而制九针,以拯夭枉焉",因此千余年来被我国医界尊奉为医药学、针灸学之始祖。神农文化是"农垦时代"的药文化。《淮南子·修务训》记述"神农尝百草之滋味,水泉之甘苦,令民知所避就,当此之时,一日而遇七十毒"。《史记·三皇本记》记载"神农……始尝百草,始有医药"。

黄帝和炎帝被尊奉为华夏人文初祖,在我国民间也被尊为医药之神,古文献多有炎黄二帝创造发明医药的记载。《纲鉴易知录》记载:"民有疾,未知药石,炎帝始草木之滋,察其寒、温、平、热之性,辨其君、臣、佐、使之义,尝一口而遇七十毒,神而化之,遂作文书上以疗民疾而医道自此始矣"。《帝王世纪》说:"黄帝使岐伯尝味草木,典医疗疾,今经方、本草之书咸出焉"。

毋庸置疑,上古尝百草的传说真实写照了药物发现的艰苦历程。

┌─ **思考和讨论** ─────────────────────────┐

中国自古以来就有"药食同源"理论,即许多食物既是食物也是药物,食物和药物一样能够防治疾病。"药食同源"理论是食物疗法的基础。药膳食疗中,"食借药之力,药助食之功",两者相辅相成,突出显示了"药食同源"既具有较高的营养价值,又可防病治病、保健强身、延年益寿。请简析两例药膳食疗的特点和作用。

└──────────────────────────────────┘

二、先秦药学的形成

殷商时代信奉巫医治病,夏朝酿酒的发明诞生了汤液剂型的单味方剂,到了周代医巫分工。先秦记载药物数量有:帛书《五十二病方》247 种、《诗经》80 余种、《楚辞》40 余种、《山海经》100 余种和《黄帝内经》20 余种等。图 3-3 为早期记载药物的典籍。

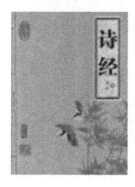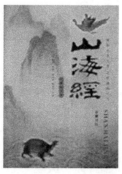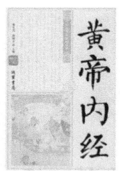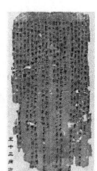

图 3-3 早期记载药物的典籍

1. 巫医治病

由于当时生产力发展水平低,殷商是一个非常崇信鬼神的朝代。"国之大事,在祀与戎",可见巫祝具有很高的地位。从"医"的繁体字"毉"也可窥见原始医疗活动与巫术有关。巫医是具有双重身份的人,既能通鬼神,又兼及医药,他们通过符咒、驱鬼、祭祀和祈祷来治病消灾。为了增强治病的疗效,有的巫医施用巫术时兼用一些草药。《山海经》记载:巫咸、巫抵、巫彭、巫阳等十巫"往来于灵山采访百药",这表明当时已积累了一定的药物知识和使用经验。巫医对医药学的发展是功过参半的,既有积极的一面也有阻碍作用。

2. 夏商酒和汤液的出现

公元前 2100 年中国社会文明发生重要转折,自原始的渔猎社会进入农耕社会,夏王朝建立。夏朝有"仪狄始酒醪"的说法,《素问》中有"上古圣人作汤液醪","邪气时至、服之万全"的论述,这是药酒治病的较早记载。"酒为百药之长",《说文解字》注释"酉,就也。八月黍成,可为酎酒。"也就是说"医源于酒"。古代的"饮酒止痛"就是指在患者饮酒后处于酩酊状态下实施手术。

医的繁体字"醫"下面是"酉",酉意即酿酒。"毉"或"醫"字,有机结合了匚、矢、殳、巫(酉),不仅涵盖了医理,还涵盖了治疗手段,从文化的视角体现了古代医药手段的多样性和对疾病的态度,可谓独具匠心。

商代药物的发展标志是伊尹汤液。当时治病用的都是单味药,由于单味药作用范围和效果有限,难以控制复杂、危重的病证。"伊尹亚圣之才,撰用神农本草以为汤液",把功能相同或相近的药物放在一起煎煮,由此诞生了中药复方,即方剂,因此古有"伊尹制汤液而始有方剂"一说。汤液的疗效优于单味药,也有人认为汤剂是制药化学的创始。

思考和讨论

酒剂是中药传统的药剂形式之一。酒剂是将药物用白酒或黄酒以一定的方法处理后,使药物有效成分溶于酒中,滤去药渣制成,具有活血通络、易于发散和助长药效的特性,能够增加药物祛风通络和补益作用,可作内服和外用。请介绍一种常用酒剂及功效。

3. 西周的医巫分业

3 000 年前的西周医巫分业,对疾病的治疗逐渐摆脱巫术迷信的羁绊,建立了世界上最早的医事体系,西周有医师(众医之长)、食医、疾医(内科医生)和疡医(外科医生),对药物进行了初步的分类,并用朴素的辩证法应用药物。疾医"凡疗病,以五毒攻之,以五气养之,以五药疗之,以五味节之"(《周礼·天官》),疡医则"凡药,以酸养骨,以辛养筋,以咸养脉,以苦养气,以甘养肉,以滑养窍"。说明当时在药物治疗方面有了新的进展,有养病的五谷、疗病的五药、药性剧烈的五毒,以五气、五味来推论药物作用。

　　4. 帛书记载的《五十二病方》

　　马王堆汉墓出土的春秋战国时期帛书《五十二病方》是我国现今发现最早的一部医方专著。书中记载 280 多个医方治疗内、外、妇、儿、五官等科的 52 种疾病。《五十二病方》是古人经验用药的积累,所记载的方剂大多是由两味以上药物组成的复方。《五十二病方》的组方虽然简单,但表明中药由单味药应用向多味药配伍过渡,孕育着辨证施治的雏形。

　　5.《诗经》和《山海经》中的药物

　　西周及春秋时期的文学作品《诗经》反映了当时人民生活和社会风貌,是早期记载药物的珍贵史料,许多动植物大多为后世常见的药物,如蘩(白蒿)、蓷(益母草)、薇、苤苢、荇(xíng)、葛(根)、蒌(蒿)、白茅、蒹(水草)葭(苇嫩芽)、芍药、果蠃(栝 guā 楼)、芩(黄芩)、虻(贝母)、漆(泽漆)、苍耳、木瓜、苓(茯苓)、梅(乌梅)、梧桐、蒌(远志)、桃、桑、瓜、枣、葵、莞(白芷)等。《诗经》虽然对动植物的生长环境、采摘季节、产地等进行了描述,例如"春日迟迟,采蘩(白蒿)祁祁""中谷有蓷(tuī,益母草),暵(hàn)其乾矣""七月蟋蟀,八月断壶""陟彼南山,言其采薇""采采苤苢(fúyǐ,车前草),薄言采之",但是对所记载的 100 多种药物的作用记述甚少。

　　《山海经》是春秋战国时期的一部史地类古书,是以记载我国早期名山大川及地理、物产为主的文化典籍,其中有关药物的记载比《诗经》还要丰富,是最早记载药物功用的书籍,对后世本草的总结和发展有着深远影响,被称为我国本草的开先河之作。《山海经》收载的药物共计 132 种,其中植物药 55 种、动物药 69 种、矿物药和其他药 4 种,不仅列出名称、产地、性状,还明确指出治疗疾病的效果,如"櫰木之实,食之使人多力,枥木之实,食之不忘"。药物的种类有补药、种子药、避孕药、预防药、美容药、毒药、解毒药、杀虫药、醒神药、治牲畜药等,在药物的使用方法上已经多样化,内服有"服"与"食",外用有佩带、坐卧、洗浴、涂抹等。《山海经》不是药学专著,却记载了这么多的药物,而且论述了药物的功效,开始用药预防疾病,虽然其局限性多为一药治一病,但表明我国春秋战国时期的药物知识已发展到相当的水平。

┌─ **思考和讨论** ─────────────────────────────┐

　　《诗经》是中国第一部诗歌总集,主要汇集了商周之际到春秋中叶的诗歌305首。《诗经》描述的是王室诸侯庆典、祭祀、宴请、婚嫁、民间农事、人民生活的痛苦及对幸福生活的渴望,其中也涉及了不少药物,包括了丰富的医药知识。请与同学分享《诗经》中的药材和功效。

└──────────────────────────────────────┘

　　6. 药物理论的形成——《黄帝内经》

　　《黄帝内经》是我国现存最早的一部医学经典著作,是战国至西汉时期一些医家假托轩辕黄帝之名对秦汉以前医学成就的全面总结。《黄帝内经》的天人合一整体观念是中医药发展的基石:人体是一个有机的整体,人与天地自然是统一的,人的心身是统一的,人与社会是统一的。它通过黄帝、岐伯、雷公对话问答的形式阐述病理、药理、预防和治疗,所记载的13首不同功效的方剂,以"××病以××药治之"的体例书写,剂型有汤剂、膏剂、酒剂、丸剂、丹剂、熨剂、敷剂等,并提及"君臣佐使"和"七方"即大、小、缓、急、奇、偶、复的组方原则。《黄帝内经》用阴阳五行相生相克作为药理的理论基础,用阴阳五行来分析药物的性味,而且对药物的种类、性质、采收、炮制、治疗、用量、疗效等方面进行了系统总结,建立了较为完整的理论基础,在我国药物史上具有阶段性的伟大意义。

┌─ **思考和讨论** ─────────────────────────────┐

　　古人认为人有三宝"精、气、神",保养"精、气、神"乃生命健康之根本。何谓"精、气、神"? 中药如何保养"精、气、神"? 中药四气五味、升降浮沉的含义是什么?

└──────────────────────────────────────┘

三、秦汉药学的总结

　　秦统一后,嬴政下令焚烧诗书,"所不去者,医药、卜筮、种树之书",因而医药书籍幸以保存。西汉以后封建经济得到恢复和发展,历朝广泛收集散存的医药书籍,而且召集"通方术本草者"到京师考试,从中选拔优秀者,收集、校阅和整理了大量医书,《神农本草经》是当时药学成就的集中体现。秦汉时期药物应用的数量增多,疗效记载明确,从单味药发展到组方应用,逐渐形成了方剂,疗效有了提高。

1. 第一部药物学专著——《神农本草经》

《神农本草经》(见图3-4)是我国现存最早的药物学专著,是秦汉时期(公元前221—公元220年)众多医家托名于神农搜集、总结了中国古代丰

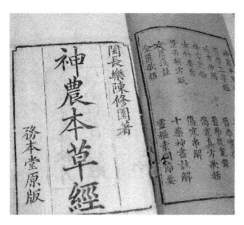

富药学资料和实践经验而成书的。书的序录记载:药有酸咸甘苦辛五味,寒热温凉四气,及有毒无毒,阴干暴干,采造时月,生、熟,土地所出,真伪陈新,并各有法,它对药物的性能、产地、采集时间、方法以及辨别药物真伪等已有了一些原则性的概括。《神农本草经》将药物分为草木谷石虫,收载的365种药物中植物药252种、动物药67种、矿物药46种,还记述了药物的性质、主

图3-4 第一部药学专著《神农本草经》

治、用药原则和服药方法,以及产地、药用部分、加工炮制、配方剂型。根据药效性质将药物分上、中、下三品。"上药一百二十种为君,主养命;中药一百二十种为臣,主养性;下药一百二十种为佐使,主治病;用药须合君臣佐使。"人参、石斛、茯苓等"主养命以应天,无毒,多服久服不伤人,欲益气延年轻身神仙者,本上品";玄参、百合、石膏等"主养性以应人,有毒,无毒,斟酌其宜,欲治病补虚羸者,主中品";雄黄、巴豆、桃核仁等"以应地,多毒,不可久服,欲除寒热邪气,破积聚除痼疾者,本下品"。

《神农本草经》概述了君臣佐使、七情和合的中药学理论,"药有君臣佐使,以相宣摄。合和宜一君、二臣、三佐、五使,又可一君、三臣、九佐使也","药有单行者,有相须者,有相使者,有相畏者,有相恶者,有相反者,有相杀者。凡此七情,和合视之。当用相须相使者,勿用相恶相反者"。

《神农本草经》记述的药物疗效和主治,如麻黄平喘、常山截疟、黄连止痢、瓜蒂催吐、黄芩清热、雷丸杀虫、大黄泻下、海藻疗瘿、猪苓利尿等大多疗效确切,已被日后的临床观察和科学实验所证明。

《神农本草经》总结了东汉末年以前的药物实践经验和知识,提高了药物学的理论高度,著作中贯穿着朴素的唯物主义思想。该著作标志着中药学的初步确立,在中药发展史起着重要的奠基作用,历代本草医药典籍都是以该书所载药物为基础的。

思考和讨论

　　"君臣佐使"在中药方剂中的作用是:"君"药是治疗主证,起主要作用的药物,按照需要,可用一味或几味;"臣"药是协助主药起治疗作用的药物;"佐"药是协助主药治疗兼证或抑制主药的毒性和峻烈的性味,或是反佐的药物;"使"药是引导各药直达疾病所在或有调和各药的作用。例如:麻黄汤中麻黄是君药,桂枝是臣药,杏仁是佐药,甘草是使药。请分析这四味药的作用。

　　2. 辨证施治的《伤寒杂病论》

　　《伤寒杂病论》是"医圣"张仲景"勤求古训、博采众方"研读《素问》《难经》等医学典籍(见图3-5),并结合自己的临床经验撰著的医学巨著,它以六经论伤寒,以脏腑论杂病,正式确立了包括理、法、方、药在内的辨证施治原则,使中医学的理论基础与临床实践紧密地结合起来,成为我国临证医学迅速发展的重要标志。书中收载药方269首,使用药物达214种,基本概括了临床各科的常用方剂,被誉为"方书之祖",许多方剂至今仍被当代各版药典收载。该书对药剂学发展有较大贡献,记述了汤剂、丸剂、散剂、酒剂、洗剂、浴剂、熏剂、滴耳剂、灌鼻剂、软膏剂、灌肠剂、肛门栓剂、阴道栓剂等众多药物剂型,记载了药物炮炙及煎服法,增加了再煎浓缩、加蜜矫味等制剂工艺。该书堪称医药发展史上医药结合的光辉典范,使中医方剂学得到了空前的提高与发展。

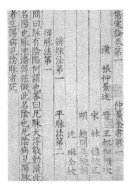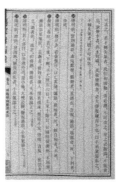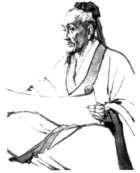

图3-5　张仲景及其医著

四、魏晋南北朝药学的贡献

　　魏晋南北朝时期经济、文化和科技有一定发展,药物学以搜集整理为重心,陶弘景的《本草经集注》和《名医别录》总结魏晋以前的本草学,是中药学承前启后的著作。《炮炙论》为我国第一部专论中药炮制的著作,关于生药的鉴别和炮炙加工对后世的药物炮制方法有很大的影响。炼丹和长期服用石性药方的"服石"之风盛行,葛洪的《抱朴子》继承前人和当时的炼丹经验,扩大了矿物药的应用范围,奠定了制药化学的基础。

1. 陶弘景的不朽之作《名医别录》和《本草经集注》

陶弘景博览群书,隐居茅山 40 余年致力于道家养生之法和炼丹术、医药等,并著书立说加以总结。他整理东汉以后张仲景、华佗等名医的临床应用药物以及民间效方,编撰《名医别录》。《名医别录》成为继《神农本草经》之后有着重要本草学术价值的著作。

当时《神农本草经》虽已成书,但限于条件多为手抄,加上连年战乱,已残缺不全。陶弘景对《神农本草经》作了认真考证,承担起整理注释的重大责任,并与《名医别录》的药物合并,提出自己的独特见解,编撰《本草经集注》,如图 3-6 所示。《本草经集注》收载药物 730 种,根据自然属性将药物分为玉石、草木、虫兽、果、菜、米食、有名未用七类。该书不仅对药物的产地、采收、形态、鉴别和疗效等做了详细的论述,还关注到药物产地和制作方法与药效的关系,而且对合药、分剂、汤酒、膏药、丸药和散药的制作提出了规程(法则)。

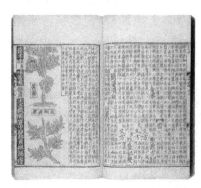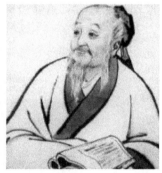

图 3-6　陶弘景及其《本草经集注》

2. 方剂和中药炮制的总结

北齐著名世医徐之才对本草经验和方剂研究较深,他根据药物效用把常见病、多发病的用药总结归纳为宣剂、通剂、补剂、泻剂、轻剂、重剂、滑剂、涩剂、燥剂、湿剂,以直接指导临床治疗,所著的方剂分类《十剂》为后世医家所乐于采用。他总结了古代药剂学的精华编撰《药对》,详细记载了多种药物炮炙处理方法,并在对症用药和诸病通用药方面有较详细的阐述。

南北朝雷敩(xiào)的《炮炙论》收载 300 种药物的生药鉴别、药用部分、药材性状以及与易混淆品种的区别要点,以辨别真伪优劣,详细记述了中药加工中净选、粉碎、干燥、水火制、加辅料制的具体方法。该书系统总结了 7 世纪以前的中药修治、加工等经验,对以后的药物炮制有很大的影响,为后代的中药加工炮制确立了操作规范,至今对实际工作仍有指导作用。

3. 炼丹术和药物化学的先驱葛洪

中国炼丹术源自古代神话传说中的长生不老观念。秦至西汉时期,由于最高统治者的支持,夺天地造化之功的"金丹术"大力发展起来,一是想把低贱的金属如铜、铁等转化为贵重金属金、银等;二是修炼长生不老的丹药。到了东汉,方士们的神仙思想发展成为道教,炼丹的风气便深入民间。

东晋著名炼丹家、道家葛洪在长期的炼丹过程中(见图 3-7),熟悉了许多无机物质的组成和一些化学反应,成为古代历史上有名的化学家。在《抱朴子·内篇》和《抱朴子·外篇》里,葛洪把炼丹术加以系统化、理论化,还在实践中发现了多种有医疗价值的化合物或矿物药,为制药化学的发展奠定了基础。至今中医外科普遍使用的"升丹""降丹"正是葛洪在炼丹中得来的药物。

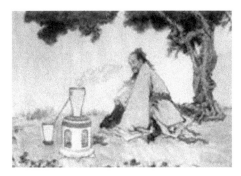

图 3-7　葛洪炼丹

炼金术的目的虽然荒诞无稽,但通过无数次的试验建立了一些化学基本原则,发现了许多对人类有用的物质和医疗用的化合物,还设计并改进了很多实验操作方法,如蒸馏、升华、结晶、过滤等。这些都大大丰富了药物制剂的方法,并促进了药学事业的发展。葛洪的炼丹术传到西欧后,成为化学制药发展的基石。英国著名学者李·约瑟博士在《中国科学技术史》一书中说:"公元 4 世纪早期,道家中产生了最伟大的博物家和炼丹术士抱朴子"。并由此认为,"整个医学化学源于中国"。

葛洪也是一名医药名家,对医药研究精深,在采集民间单方、验方的基础上,编著成《肘后救卒方》。书中所述之药,几乎全是易得之药,可廉价购买之药。乡间穷人遇到急病,可按方治病。

五、隋唐五代药学的演进

隋唐时期医药教育和医事制度较前朝有了显著的进步,在国家机构中设置尚药局、太医署,有主药师、药童、药园师、药园生等职,建立了专门培养药学人才的机构——药园。为了保障本草的供应开始栽培药用植物,并设立药厂对药材进行"刮削捣筛"制成各种汤、丸、酒、散、膏、丹。医药著作和方书又一次大量涌现,种类繁多,各有特色。中外经济文化的相互交流,使印度、波斯、中亚、西域、越南、朝鲜、日本等国外药物传入中国,丰富了中药的内容。

唐代更是我国医药蓬勃发展的重要时期,《千金方》等集唐以前之大成,又付之于新的内容。《新修本草》的问世不仅是我国第一部药典,而且是世界上第一部药典,比《纽伦堡药典》还早883年。

1. 国家颁行的第一部药典《新修本草》

唐公元657年,朝廷组织苏敬等23人在陶弘景《本草经集注》所收载730种药物的基础上,增补新药物114种,集体编撰了《新修本草》(见图3-8)。这是中

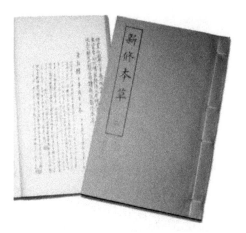

图3-8 第一部药典《新修本草》

国最早由国家颁行的一部带有药典性质的本草权威著作,影响长达300年左右,直到宋代《开宝本草》问世以后,才逐渐被取代。《新修本草》不但继承了前人的长处,而且纠正历代延续下来的错误,还收集了大量的民间习惯用方和药物,新增了来自印度、波斯、西戎、南洋等地外来药。该书分玉、石、草、木、人、兽、禽、虫、鱼、果、米谷、菜、有名未用等11部21卷,附图经(药物的文字说明)7卷、药图(药物的图谱)25卷,出现了图文鉴定的方法,为后世图文兼备的本草打下了基础。

2. 药王孙思邈的《备急千金要方》和《千金翼方》

孙思邈是唐代杰出的医药学家,对临证各科、药物、食疗、养生等均有研究,如图3-9所示。孙思邈在《大医精诚》中提倡高尚医德情操,认为"人命至重,有

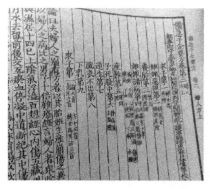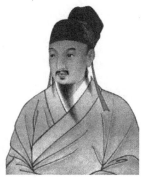

图3-9 药王孙思邈及其医著

贵千金,一方济之,德逾于此",并将两部医学著作《备急千金要方》(千金要方,千金方)和《千金翼方》均冠以"千金"两字。孙思邈重视综合治疗,讲究辨证用药。他注意用药的实际效果,反对滥用贵重药品,并认为不同地域的患者应根据各自的特点用药。为保证药物疗效,他提倡医生应自己采种和炮灸药物,并贮藏和保管好药物。他重视道地药材,还善于运用外来药物。由于他的高尚医德和在药学方面的卓越贡献被后人尊称为"药王"。

孙思邈的《千金要方》是我国最早的医药百科全书,从基础理论到临床各科,理、法、方、药齐备,对生理、病理、诊治、药物、内科、外科、妇科、儿科、针灸、按摩做了全面的研究和总结,收集了大量的《伤寒杂病论》以后诸家的经验方剂和民间流传的偏方和验方,对后世影响很大,有极高的学术价值,确实是价值千金的中医瑰宝。该书共 30 卷,第一卷总论包括医德、本草、制药等,其余各卷则以临床各科辨证施治为主。合方计 5 300 首,至今中医常用方剂中有不少就是该书的原方或由原方演变而来。

思考和讨论

佛教是孙思邈重要的思想来源之一,并反映在《千金要方》中。例如,孙思邈对佛教《大集经》"天下所有,无非是药"颇为赞赏,在其《千金翼方》中著有"有天竺大医者(qí)婆云:天下物类,皆是灵药。万物之中,无一物而非药者,斯乃大医也。"在这种"万物是药"思想的影响下,他大量吸收民间或外来药物,使《千金要方》所载药物比唐代官修《新修本草》多 680 种,丰富和扩大了药物的品种。《备急千金要方》的"万病丸散"收载药方 13 首,其中"耆婆万病丸"竟能"治七种癖块、五种癫病、十种疰忤、七种飞尸、十二种蛊毒、五种黄病、十二时疟疾、十种水病、八种大风、十二种广君巾痹"等。这类万病丸的配伍组成原则与中医固有理论不同。《千金方》中吸纳了随佛教传入的域外药方,如阿魏雷丸散方、甘参消石酒方、大白膏方、大黑膏方、浸酒法、浸汤方、矾石酿酒方、盐曲方、补酒方、内酿法方、阿伽陀丸、服菖蒲方、耆婆汤等,丰富了我国方剂学内容。

道教的影响更为突出,《备急千金要方》的"食治""养性序""道林养性""居处法""按摩法""调气法""服食法""房中补益"等,以及《千金翼方》的"养性""辟谷""退居""补益"等都有大量的道教养生学的内容。此外还有道教炼丹、占卜、符等内容。

请浅析传统中医药中的哲学、宗教元素。

六、宋元药学的突破

宋代社会经济和科学技术得到迅速发展,医药水平和管理进一步提高,医药流派纷呈。宋朝政府对历代医药典籍进行了空前规模的整理刊行,并由国家主持编撰了《证类本草》《太平圣惠方》《太平惠民合剂局方》《开宝本草》《嘉祐本草》《大观本草》《政和本草》《绍兴本草》等大型药籍。唐慎微的《证类本草》(见图3-10)在明朝《本草纲目》刊行以前一直被作为研究本草学的范本,《太平圣惠方》作为标准医方颁发全国各地。药物应用数量和临床作用都有一些新的突破,建立了药物归经学说。由于交通发达和海外贸易的扩大,中国的医书和技术不断传至国外,同时也输入了沿海诸国的药物和医药经验,丰富了药物学的内容。

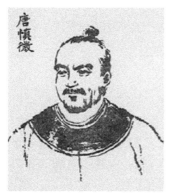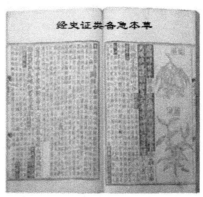

图 3 - 10　唐慎微及其《经史证类备急本草》

宋元时期医药教育有了发展,并加强了医药管理,国家设立专职药政机构,尚药局、惠民局、熟药局、剂药局和太平惠民局等的设立是创历史先河之举,在当时全世界也是史无前例的。

1. 官修《证类本草》

北宋后期(公元1100年左右)唐慎微将《嘉祐本草》和《开宝本草》合二为一,再加入从民间以及500余种诸家本草书籍中收集的资料,编撰成了《经史证类备急本草》(证类本草)。该书集宋以前药物学之大成,广收博引,图文并茂,是宋朝最有权威性的官修本草学著作,全书31卷,收载药物1746种。《证类本草》的一大特点是在药物分类上有了改进,按照药物的性质、形态将药分成玉石、草、木、兽、禽、虫鱼、果、米谷、菜及经外有名未用草木类等共11类。把植物和其药效紧密联系起来,揭开了本草的新篇章,在本草史上有承前启后的重要地位。

2. 开设国家药局

宋元时期强化了医药管理,药政管理机构完备、制度严密。尚药局专职掌管药政事务,"掌药局,掌和剂诊候之事",御药院负责保管国内外进献的珍贵药品。各级官员对药材的收购和检验、成药的制作和出售进行监督管理。1076 年开设了中国第一所以制作和出售中成药为主的官办药局"太医局熟药所"（成药所）"掌修合良药"。1103 年熟药所增至 7 所,其中 5 所仍称"熟药所",2 所改称"修合药所"。1114 年后前者更名为"医药惠民局",后者改称为"医药和剂局"。南宋时设立了"太平惠民局",并在全国设立"惠民药局"。官办药局的设立促进了医方的标准化和普及应用。图 3－11 所示的是"太平惠民和剂局方"。

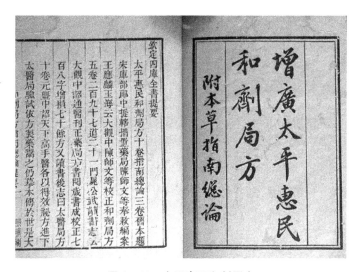

图 3－11　太平惠民和剂局方

七、明清药学的成就

明清时期的社会生产力得到发展,在医药方面取得了不少重要成就。中药学传统理论经过长期实践检验和积淀臻于完善和成熟,已形成完备的体系,其疗效在当时条件下是卓著的,与世界各国医药状况相比还略胜一筹。严格的医药制度和选拔培养人才方式使药学人才集聚,药学著作的内容之多、性能功效的研究之深超过了以往历代本草学著述。本草学和医药学发展到了一个崭新的高度,《本草纲目》成为影响深远的医药学巨著,人痘接种预防天花更是中国乃至世界医药史上光辉的一页。

明代前铺后药坊的私人药铺开业,到清代私人药房遍及全国各地,有的传承至今成为百年老字号药店。1906 年清政府在北京开办公立医院,用中、西药治病,同年建立中国最早的高等药学教育机构陆军医学堂药科。1907 年中华药学会成立,1909 年中国学者发表最早的药学论文。

1. 药物学巨著《本草纲目》

明代的本草著作甚多,其中对药学贡献最大的首推李时珍历经 30 年撰著的《本草纲目》(1593 年刊行)。李时珍除了参阅经史、百家著作和历代本草 800 余种,吸收前人经验外,还向药农、樵夫、猎人、渔民等请教,并亲自上山采药,对某些药物进行栽培、试服,通过深入研究对本草学进行全面总结。《本草纲目》是集 16 世纪以前中药学之大成,共 52 卷约 200 万字,收录药物 1 892 种、附方 11 000 余条。这部巨著提出了当时最先进的药物分级分类法,以水、火、土、金石、草、谷、菜、果、木、器服、虫、鳞、介、禽、兽、人等为纲,纲下设目。每味药"标名为纲,列事为目",名称统一,结构严谨,成为自然分类的先驱,意义已超出药物学本身;对药物从名称由来、产地、品种、形态、炮制、性味、功效、主治等各方面都进行了详细的论述;纠正了以往本草著作中的错误;补充了方药学的基本理论。该著作将本草学推向了一个全新的高峰,为后世留下了宝贵的史料,不仅对我国中药学产生深远影响,而且被译成多国文字,畅销世界各地,成为世界性的重要药学文献之一。李·约瑟博士盛赞李时珍为"药物学界之王子"。李时珍及《本草纲目》如图 3-12 所示。

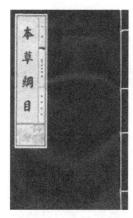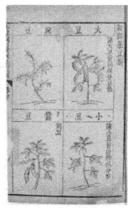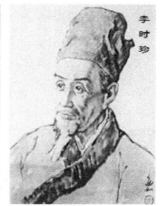

图 3-12　李时珍及其《本草纲目》

2. 《本草纲目拾遗》

清代杰出的药物学家赵学敏在敬佩《本草纲目》内容丰富的同时,认为《本草纲目》并非完美无缺,他总结了 16 世纪后期到 18 世纪前期近 200 年间我国药物学发展的新成就,收录了《本草纲目》未载或已载而需要加以补充的药物编著成《本草纲目拾遗》,该书对《本草纲目》遗漏或叙述不详之处加以补充,不妥之处加以修正,还增加了新发现的验证药物和烟草、鸦片烟、西洋参、东洋参、金鸡纳等外来药物。更可贵的是,该书叙述了生物的遗传变异,并应用于药物培育过程。

《本草纲目拾遗》反映了作者比较开明的医药思想,有很高的科学价值,是继《本草纲目》之后又一部重要的药物学专著。

3. 种类繁多的方剂学

由于清代药物学家对方剂学研究的重视,方剂著作种类繁多,与本草学互为促进,相互补充,成为药学的重要内容和组成部分。徐大椿的《伤寒类方》把治疗伤寒的方剂分为 12 类,包括桂枝汤类、麻黄汤类、葛根汤类、柴胡汤类、栀子汤类、承气汤类、泻心汤类、白虎汤类、五苓汤类、四逆汤类、理中汤类、杂法方类,可以看出清代的方剂学达到相当完善的水平。

4. 人痘接种术的发明

自天花在我国流行肆虐以来,我国人民在同天花的斗争过程中,探索出了预防天花的方法。古代典籍记述最早的种痘是宋真宗(公元 11 世纪)时峨眉山"神医"种痘。清代史料《庭训格言》《痘科金镜赋集解》《金宗金鉴》《痘疹定论》《种痘心法》等对人痘接种术有了详细的介绍,接种人痘控制天花逐渐在全国普及和推广(见图 3-13)。

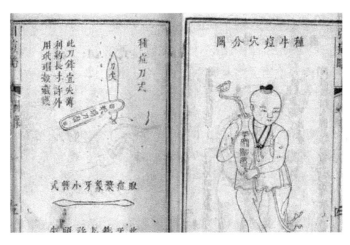

图 3-13　古代种痘图

我国的人痘接种术还流传到朝鲜、日本、土耳其、英国等地,成为人工免疫法的先驱,对世界医药产生了深远的影响。

5. 老字号药店

我国早在先秦时期已有医药商业活动,以后历代民间医药逐渐有所发展,至明清时期特别是清代中药业日益发达。中药店往往前面是药房,药房中有坐诊大夫,后面是加工坊。"北有同仁堂、东有胡庆余堂、南有陈李济",老字号药店以这三家最为名声显赫。北京同仁堂以"御药"而具备皇家气质,杭州胡庆余堂因

"红顶商人"胡雪岩而得以光大门楣,广州陈李济因地靠南洋而声名远播,此外还有武汉叶开泰、武汉马应龙、苏州雷允上、广州潘高寿等等。

北京同仁堂创立于康熙八年(1669年),同仁堂开设后获得宫廷信任,雍正年间规定:太医院御药房用药由同仁堂代制。该店经营饮片配方及成药,除根据家传秘方及民间验方外,尚有清宫御方。其选料十分认真,据传每年祁州药市开市时都先让同仁堂挑拣,然后才敞开买卖。同仁堂严格遵守祖训"炮制虽繁必不敢省人工,品味虽贵必不敢减物力",因此产品质量一贯优良,如安宫牛黄丸、牛黄清心丸、大活络丹、虎骨酒、乌鸡白凤丸等,均远近闻名、誉满中外。

胡庆余堂创办于清同治十三年(1874年)。胡庆余堂继承南宋太平惠民和剂局方,广纳名医传统良方,精心调制庆余丸、散、膏、丹,"胡氏辟瘟丹""诸葛行军散""八宝红灵丹"等治时疫药品,疗效显著。胡庆余堂"凡百贸易均着不得欺字,药业关系性命,尤为万不可欺。余存心济世,誓不以劣品弋取厚利,惟愿诸君心余之心,采办务真,修制务精,不致欺予以欺世人,是则造福冥冥。谓诸君之善为余谋也可,谓诸君之善自以为谋亦可。""戒欺""真不二价"成为药业座右铭。

陈李济由陈体全、李升佐创建于明朝万历年间(1600年),清朝末年同治皇帝御赐"杏和堂"。陈李济陈李各取一字,同时蕴含"同舟共济"与"存心济世"之愿。陈李济在国内首创蜡壳药丸制作工艺,还以独特的陈皮储藏方法闻名于世,更有"百年陈皮胜黄金"。陈李济制作的丸药,取材纯正地道,制作精细严谨,患者用后疗效显著。

老字号中药店几百年的悠久历史,药香四溢,口碑相传,具有传统文化的艺术魅力。传统老字号药店的店名和店训是中医药文化的组成部分,富有人文气息的店名、言简意赅而寓意深远的店训是中华医药传统文化的浓缩。

6. 西药的输入

我国的中药很早就通过丝绸之路传至波斯等地,然后影响到欧洲。阿拉伯人在征服西班牙时,将我国的炼丹术传入欧洲。到了明代,航海业的发展进一步促进了中外药学的交流。伴随欧洲资本主义的发展,作为殖民主义重要组成部分的文化侵略过程中,带来了西方的医药学。

公元1580年一些传教士陆续来到中国,在江西、南京等地活动,他们一方面出于殖民主义的需要,学习中国语言,熟悉和掌握我国各方面的知识和情况,另一方面在中国翻译西方医学著作、创办医学杂志、建立医院诊所、开设药厂、使用西药,传播西医药知识。

鸦片战争以后,中药发展处于停滞状态,药学著作不仅卷数少,而且水平低,内容简单,此时西药大量侵入并逐渐成长起来。1779年英国外科医生叶斯赖等到澳门、广州行医。1803 年英国东印度公司船医皮尔逊把牛痘接种带到中国。1827 年英国传教医郭雷枢在澳门设立诊所。1834 年美国传教医士伯驾在广州创立"博济医院"，首次在中国用乙醚麻醉施行手术。到 1905 年国内的教会医院有 166 所、诊所 24 处。《西药略释》《化学初阶》《西药大成》《万国药方》等西药学著作陆续被翻译并开始流传，西药在我国的影响逐渐扩大。为了扩大西医药的影响，医药传教士招收中国学徒，以师带徒的形式传授西医药知识。《辛丑条约》签订后，教会医药教育迅速发展，1900—1915 年间建立了 23 所教会医学院校，36 所护士学校、药学校和助产学校等，"培养"了一些西医药人才。

思考和讨论

　　16 世纪 80 年代，意大利籍的传教士利玛窦来到中国，揭开了自欧洲文艺复兴以来西方传教士来华传教活动的序幕。西医传教士和普通传教士不同的是承担着"宗教"与"医学"两种职能。试分析西医传教活动对我国近代医药的影响。

八、民国时期的药学发展

　　辛亥革命结束了中国 2 000 多年的帝制，封建思想的禁锢被冲破，西方思想文化逐渐传播，建立了近代药学教育和研究，1913 年开办公立医药专门学校浙江医专药科，1924 年在北京协和医院工作的陈克恢发表麻黄素重要论文，引起国际医药界的关注。1912 年上海成立第一家民族制药厂中华制药公司。西药业得到明显发展，但中医药是普通民众的主要医疗手段。

　　1. 近代药学教育和研究的建立

　　民国《大学令》的颁布标志着近代教育体系的建立，从此我国药学列入正式教育系统，先后兴办了不少公立、私立医学校，有国立上海医学院药学专修科、省立浙江医药专科学校。私立中法大学附设上海药学专修科等 30 余所，为中国培养了一批医药人才，但教材内容多引自外国，药学专著甚少，而且质量不高。

　　随着近代教育和科学的发展，政府设立"中央研究院""北平研究院"等学术机构，医学院校设立研究院所，此外来华的外籍医学者和其他人士也在中国建立了一些医学研究机构，医药方面的专门研究逐渐开展起来。

　　2. 废存中医药之争

　　民国初叶，崇洋心理与日俱增，卫生行政机关由西医掌握，对中医药学术极为轻视。"五四"运动中知识界批判封建文化、推崇科学思想，一些未通晓中国文化者甚至提倡"全盘西化"的主张，以"不科学"加罪于中医药。北洋政府期间中医药被排斥在教育体系之外，1925年中医药界谋求将中医药纳入教育体制的诉求受西医界抵制而流产。1929年国民政府第一届中央卫生委员会会议通过了余岩（余云岫）等人提出的"废止旧医以及扫除医药卫生之障碍案"，另拟"请明令废止旧医学校案"呈教育部，要求在全国禁止中医中药开业，禁止中医办医院、办学校，取缔中医书刊。这就是历史上著名的"废止中医案"。此案一出举国哗然，也促使中医药界觉醒而开始抗争。中医药界将废止中医上升到"摧残国粹学术"的高度，提出"提倡中医，以防文化侵略；提倡中药，以防经济侵略"。全国中医药团体代表大会组织了声势浩大的反废止请愿运动（见图3-14），于右任、林森、陈果夫、焦易堂等国民党政要也主张保存中医，于是国民政府文官处批示：撤销一切禁锢中医法令。然而不久，国民党政府又颁布了限制中医的命令，通令将中医院改为医室，并禁止中医使用西法西药，从而引起了中医药界更大的愤怒。第二次抗争风潮中，全国医药团体总联合会在上海召开临时代表大会，并派代表到南京请愿。在中医药界及社会各界的努力下，通令撤销，政府成立了"中央国医馆"。1936年颁布《中医条例》，国民政府卫生署内设"中医委员会"。20世纪30年代，一些中医药团体与个人不顾当局的阻挠，相继兴办中医学校，力争中医学校加入教育系统，如广东省中医药专科学校、上海国医学院、中国医学院、私立福州中医专门学校、福州中医学社、广东中医院等，1940年近代中医教育史上第一所官办的中医药学校北平中药讲习所正式开办。

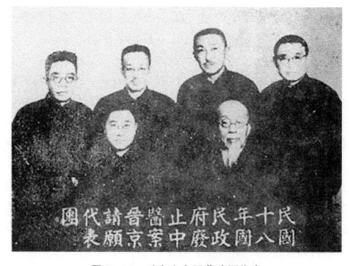

图3-14　反废止中医药请愿代表

思考和讨论

民国时期在西方医药潮流的冲击下,中医的发展依然是《内经》思想指导下的理论阐发和经验积累,它既无法抵御显示出多种优势的西洋医学的传入,又不能同化这种域外新学的理论和技术成果,只有眼睁睁地任其在中国的土地上稳稳扎根、开花、结果。没有多久,中国自身的西医队伍渐渐壮大起来,传统的医药队伍产生了分化,出现了各种思想和主张。一些民族虚无主义思想严重的人对传统文化一概加以鄙视,主张消灭中医药学;一些保守主义思想者拒绝接受一切新生事物,用中医理论批驳西医学,认为中、西人脏腑不同,西医学不适合中国;一些思想比较开放的中西汇通派认为两者研究的客观对象都是人体的健康和疾病,所以两种医学是应该也是能够相通的,必须吸收西方医学的长处,摒弃中医学术的短处。请辨析中医药和西医药的特点。

九、蓬勃发展的中华人民共和国药学

1921 年中国共产党成立后,革命根据地和解放区的医学工作者在极其艰苦的条件下,就地取材利用中草药,创办医院,建立药厂生产药品,开展医药教育和研究,为人民解放事业做出了重要贡献。1949 年中华人民共和国成立后,中华民族的历史揭开了新的一页,我国的医药发展进入了一个崭新的时代,药学取得了突飞猛进的进步,药物研究和医药生产从仿制为主走向创新为主、由制造大国走向创新强国。

我国药品监管体系完善,国家对药品研发、生产、营销、使用的各个环节进行了严格的监督和管理。制药工业飞速发展,已成为原料药和医药中间体全球最大的生产国。2015 版药典收载药物品种总数达 5 608 个,其中中药 2 598 个(药材和饮片、植物油脂和提取物、成方制剂和单味制剂)、化学药 2 603 种(化学药品、抗生素、生化药品、放射性药品等)、生物制品 137 种(预防类生物制品、治疗类生物制品、体内诊断类、体外诊断类)。以基因工程药物为核心的生物制药工业成为新药开发的重要方向,新型生物技术药物与疫苗和治疗性抗体已步入自主创新开发的新阶段。对药品质量分析从静态到动态、从体外到体内、从品质到生物活性、从单一技术到联用技术,保证了其安全、有效、稳定、可控,药品标准在整体上基本达到或接近国际先进水平。

中药在系统理论、资源保护、药材鉴定、炮制原理与技术、有效成分、药理功效、剂型改革、质量评价和控制等方面取得了瞩目的进展,中成药生产已走向现代化。中药产品种类、数量、生产工艺有了很大提高,中药剂型从传统的膏、丹、丸、散到滴丸、片剂、膜剂、注射剂等 40 多种剂型,向着控释、缓释、靶向等现代制剂发展。对中药资源进行了前所未有的调查和研究,开展珍稀濒危野生药材的保护、人工繁育和替代品研究,建设中药材种植规范化、规模化生产基地,在中药鉴别分析方法、质量标准方面取得重大进步,中药安全性和质量可控性得到提高,逐步阐明中药及其复方的功效物质基础即化学成分,为中药标准化和现代化奠定科学基础。

第四讲　大自然的瑰宝：天然药物

> 如果没有健康，智慧就不能表现出来，文化无从施展，力量不能战斗，
> 财富变成了废物，知识也无法利用。
>
> ——赫拉克利特（*Heraclitus*，约公元前 530 年—公元前 470 年）

自从有人类历史以来，天然产物一直是人类防病治病的主要来源，迄今临床应用的药物 1/3 以上直接或间接来源于天然产物。天然药物是指动物、植物和矿物等自然界中存在的有药理活性的天然产物，其中植物药在天然药物中占主导地位。世界上第一个天然药物是 1804 年德国科学家史特纳（F. Serturner）从鸦片中提取得到的吗啡，并用猫进行实验证明有镇痛作用，这是近代药学的重要事件，标志着植物药从本草阶段或药物学阶段进入到单体化合物的天然药物阶段。

天然药物的建立和发展与现代科技的进步是密切相关的。18 世纪意大利生理学家丰塔纳（F.Fontana）通过动物实验得出结论：天然药物都有其活性成分，并选择性作用于机体某个部位而引起典型反应。镇痛药吗啡发现以后，植物来源的天然药物如同雨后春笋般涌现出来，鸦片中的止咳药可待因、金鸡纳树皮中的抗疟药奎宁、黄花蒿中的抗疟药青蒿素、颠茄中的抗休克药阿托品、颠茄或曼陀罗中的麻醉镇痛止咳和平喘药东莨菪碱、麻黄中的平喘药麻黄碱、洋地黄中的强心药洋地黄苷、萝芙木中的高血压药利血平、鱼腥草中治疗慢性支气管炎和其他上呼吸道感染的鱼腥草素、黄连中治疗痢疾和肠炎的黄连素，以及抗肿瘤药长春新碱、紫杉醇和喜树碱等在临床上发挥了重要的治疗作用。

植物是天然药物得天独厚的资源宝库，全世界有近 250 000 种植物，其中检测过某种生物活性的植物不到 10%，从植物中发现天然药物的开发潜力仍然巨大，在未来相当长的时间内仍是产生新药的主要途径之一，从中不仅能找到结构新颖、作用独特的生物活性物质，而且可以作为新药开发的物质基础先导化合物，对其结构进行修饰和优化，在抗癌、抗感染、抗疟、神经系统疾病、心血管疾病

和免疫系统疾病领域具有广阔的应用前景。

一、抗疟药：奎宁和青蒿素

1. 疟疾是一种什么病

疟疾是世界上虫媒传染病中发病率和死亡率最高的疾病之一，常发生在地球上那些最贫穷和最偏僻的地方。据古代埃及、希腊和我国的文献记载，公元前2000年起疟疾就在人类传播。中国的古典医书《黄帝内经》描述了疟疾发热、寒颤、出汗退热等相关症状。公元前4世纪疟疾造成希腊城邦人口的大量减少，古希腊名医希波克拉底记录了这种疾病的主要症状。疟疾也是历史上造成非战斗性减员和削弱军队战斗力的主要因素。罗马帝国灭亡的原因之一就是士兵死于疟疾者超过阵亡者。越南战争期间，美国、越南和中国军队因疟疾而导致大量减员，侵越美军在越战期间的疾病发生率和非战斗性受伤中疟疾患者就占了总数的一半。目前全球仍有90多个国家和地区流行疟疾，30多亿的人口遭受着疟疾威胁，每年约有2亿疟疾病例发生，60多万人死于疟疾感染，其中约90%的死亡病例发生在非洲，年龄小于5岁的儿童占死亡人数的78%。世界卫生组织将疟疾列为全球亟须控制的公共卫生问题，是联合国千年发展目标中重点防控的3种传染病（疟疾、艾滋病和结核病）之一。

疟原虫是疟疾的病原体，有着复杂的生活史，在生命周期的几个阶段形态迥异、生理状态完全不同。疟疾感染患者主要出现潜伏期、发冷期、发热期和出汗期4个时期。疟原虫通过疟蚊叮咬，经血液进入人体肝细胞，并进行分裂繁殖，在耗尽了肝细胞的养分后，再次进入血液破坏红细胞（见图4-1），患者出现间歇性发冷、发热、出汗症状，故俗称"打摆子"。在发冷期，骤感畏寒，从四肢末端开始迅速至背部、全身发冷、发抖，牙齿打战，全身肌肉关节酸痛。寒战自然停止后进入发热期，体温迅速上升可达40℃以上。在出汗期全身大汗淋漓，2~3小时体温降低至约35.5℃。这些症状周期性规律发作，长期多次发作后可引起贫血和脾肿大，重症疟疾患者还会引起脑、肝、肾等脏器损害，甚至死亡。

由于蚊子对环境有很强的适应力，几乎对所有的杀虫药均可产生耐药性，以及疟原虫特别是恶性疟原虫对抗疟药极易产生耐药性，所以疟疾这种疾病一直在不断地演化，要想彻底根除疟疾并非易事，时至今日疟疾还难以被完全消灭。

2. 人体对疟原虫的免疫应答

人体对疟原虫有一定的免疫反应。天然免疫系统可以发现病原体和受感染的细胞并加以杀死。人体还可以产生抗体来对抗疟原虫和受感染细胞，因此人体对疟原虫感染是有一定抵抗力的，然而免疫力低下或免疫功能不全的患者被疟原虫感染后易发作甚至死亡。这是因为疟原虫具有一套非常复杂的遗传系

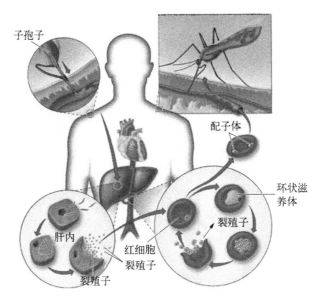

图 4 - 1 疟原虫的生活史

统,在宿主的免疫反应压力下,疟原虫可以通过基因重组的方式迅速改变它们及所寄生细胞的表面抗原,从而使得疟原虫在血液内不容易被根除。许多患者在病理特征减轻后进入寄生虫血症阶段,此时免疫系统很难完全消灭疟原虫,病情进入慢性期。

3. 人类抗疟史上的诺贝尔奖

在诺贝尔奖历史上,一系列抗疟成就的完成者获得了科学界的最高认可。1902 年,英国科学家罗斯(Ronald Ross)证明了疟原虫是由蚊子传入人体的,有关疟疾感染的真正病因才被真正搞清楚,为研究该病并寻找防治办法奠定了基础。1907 年,法国寄生虫学家拉韦朗(Charles Laveran)发现并阐明血液中的疟原虫在疾病发生中的作用。1948 年,瑞士化学家穆勒(Paul Hermann Müller)发现并合成了高效有机杀虫剂 DDT。DDT 被广泛用作灭蚊剂,有效地阻止疟疾肆虐,直至 20 世纪 60 年代由于 DDT 造成严重的环境污染被禁止使用。2015 年,中国科学家屠呦呦发现的青蒿素有效降低了疟疾患者的死亡率。抗疟史上的诺贝尔奖获得者如图 4 - 2 所示。

4. 南美洲印第安人的"希望之树"

金鸡纳树原产于南美洲的厄瓜多尔,据说有一位印第安人患了很重的疟疾,寒热交作,口干舌燥,便在一个小池塘边喝了许多水,但顿时感觉病情好了许多,后来竟退烧而痊愈了。印第安人就有了用池塘边的金鸡纳树皮泡水来治疗疟疾,并作为秘方在南美印第安人中传用。

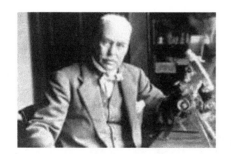

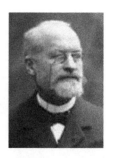

罗纳德·罗斯
(Ronald Ross)

查尔斯·拉韦朗
(Charles Laveran)

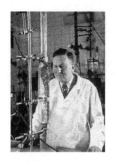

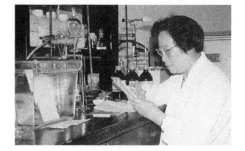

保罗·穆勒
(Paul Hermann Müller)

屠呦呦

图 4 - 2　抗疟史上的诺贝尔奖获得者

　　约四百多年前欧洲殖民者侵略美洲时,很多欧洲人不适应当地的气候条件,染上了严重的疟疾而死亡。当时,西班牙驻秘鲁总督的夫人安娜·辛可(Ana Chinchón)也不幸染上了疟疾。有一位印第安酋长向传教士胡安·洛佩斯透露了这种树皮的功效。洛佩斯用这种树皮治好了一位西班牙殖民官员和总督夫人的疟疾。1639 年西班牙传教士将金鸡纳树皮治疗疟疾的办法带到了西班牙,成为当时欧洲著名的解热药。1742 年瑞典科学家林奈(Carl Linnaeus)研究了这种树,并把这种秘鲁树皮以总督夫人的名字命名为辛可那(Cinchona,中文译为"金鸡纳")。

　　5. 来自金鸡纳树皮的奎宁

　　金鸡纳树皮虽然治好了许多疟疾患者,但一直不清楚其有效成分是什么。1817 年法国药剂师佩雷蒂尔(P. J. Pelletier)和卡文顿(J. B. Caventou)从金鸡纳树皮中提出奎宁和辛可宁,并尝试对疟疾的活性,结果奎宁的活性是辛可宁的 5 倍,于是奎宁被世界各国用作治疗疟疾的特效药物(见图 4 - 3)。"奎宁"之名来自印第安土著语 kinin,意为"树皮",英语将印第安土著语之音衍译为 Quinine,我国则以粤语之音译为奎宁。19 世纪末奎宁由欧洲传入我国,被称为金鸡纳霜,在当时是非常珍稀的药物。

金鸡纳树的树皮、根和茎中含有 25 种以上的生物碱,尤以树皮中生物碱的含量最高,干树皮中含有 7%～10% 的生物碱,其中 70% 是奎宁。天然奎宁的来源有限,仅存在于南美和东南亚等地区的茜草科金鸡纳属和铜色树属的植物中,远远不能满足治病所需。1944 年美国化学家通过立体选择性反应宣告全合成奎宁问世,此后许多有机合成化学家在奎宁全合成方面付出了种种努力,然而 70 多年过去了,奎宁的全合成工艺复杂、成本太高,并不能应用于工业化生产,目前奎宁的主要来源是从植物中提取或是半合成。

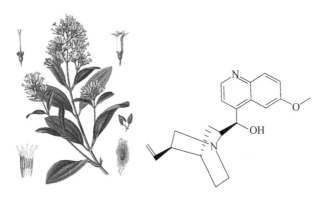

图 4-3　金鸡纳树和奎宁

奎宁作为第一代抗疟特效药,拯救了很多疟疾患者的生命。它能与疟原虫的 DNA 结合形成复合物,抑制 DNA 的复制和 RNA 的转录,从而抑制原虫的蛋白合成。另外,奎宁能降低疟原虫氧耗量,抑制疟原虫内的磷酸化酶而干扰其糖代谢。

奎宁在很长时间内被认为是治疗疟疾的首选药物,但是它对恶性疟疾的配体无直接作用,故不能中断传播。奎宁在治疗剂量下有着呕吐、腹部疼痛、腹泻、眩晕等不良反应,药物过量会引起胃肠道反应、眼毒性、中枢神经系统紊乱、心肌毒性、视觉紊乱甚至死亡。奎宁敏感患者在小剂量下也会发生金鸡纳中毒。

6. 战争和疟原虫的耐药性促使研制抗疟新药

20 世纪初绝大多数奎宁来源于印度尼西亚种植的金鸡纳树。第一次世界大战期间,德国由于奎宁的供应被切断被迫开始研制奎宁的替代物。1934 年德国拜耳制药公司的汉斯·安德柴克博士研制出一个结构简化但抗疟药效依然很好的奎宁替代物——氯喹。第二次世界大战期间,由于印度尼西亚的植物被日本人控制,加之得不到德国生产的氯喹,在北非和南太平洋岛屿上作战的美国兵力受到疟疾的沉重打击,美国政府极为紧张。这时,他们从被俘获的印尼士兵身上搜到白色药片,美国科学家因此合成出氯喹。氯喹在 20 世纪 40 年代起曾得到广泛应用和推广,是当时抗疟的首选药物,在临床应用上曾一度抑制了猖獗的疟疾,减少了全球大量的疟疾发病率和死亡率。

氯喹虽有明显的不良反应,但有效地降低了疟疾病死率。氯喹主要用于治疗疟疾急性发作,控制疟疾症状,但它不能阻止复发,也不能阻断疟疾传播。随着氯喹的使用疟原虫对氯喹产生了抗药性,同时由于蚊子对环境有很强的适应能力,对杀蚊剂 DDT 产生了抗药性,况且 DDT 在环境中难以降解带来了严重的污染,DDT 逐渐被停止使用,疟蚊再次猖獗。20 世纪 60 年代初科学家们重整旗鼓,开始寻找对付这种疾病的新药,在这股新浪潮中青蒿素脱颖而出。

7. 青蒿素研究的背景

1961 年 5 月越南战争爆发,交战中的美越两军深受疟疾之害,严重地影响了部队战斗力,是否拥有抗疟特效药成为决定战争胜负的关键。美国投入巨额资金,筛选出 30 多万种化合物,然而所有这些研究并未取得重大突破,没有给疟疾患者带来新的药物。北越政府缺乏相应的研究机构和科研条件,只能求助于中国。

1967 年在毛泽东主席和周恩来总理的指示下,一个旨在援外备战的紧急军事项目启动了,项目以启动日期 5 月 23 日定为"523 任务"。这是一个集中全国科技力量联合研发抗疟新药的大项目,1967 年参加的单位达 50 多家,在项目开展的过程中,因研究的需要,不时有单位增加进来。1969 年卫生部中医研究院(现改名为中国中医科学院)接受抗疟疾药研究任务,组建了以屠呦呦为组长的抗疟药科研组。

8. 发现黄花蒿中的青蒿素

"523 项目"筛选了 4 万多种抗疟的化合物和中草药,但却没有一个满意的药物。屠呦呦科研组开始系统整理历代医籍,并结合民间验方与名医献方,历经 3 个月从 2 000 多个中草药方中整理出 640 多种方药为主的《抗疟单验方集》,一年生菊科植物黄花蒿是其中的一个草药。黄花蒿在中国已有两千多年的应用历史,具清虚热、除骨蒸、解暑热、截疟、退黄之功效,最早入药见于马王堆三号汉墓(公元前 168 年)出土的帛书《五十二病方》用于治疗痔疮。《神农本草经》以草蒿为别名,列为下品。为什么从黄花蒿中提取的是青蒿素呢?屠呦呦在《青蒿及青蒿素类药物》一书提到日本植物学家在编订草本植物英文名称时将青蒿的名称给了另一种植物,而将黄花蒿的名称给了青蒿。

屠呦呦科研组在 1969 年 5 月至 1970 年 8 月期间以鼠疟动物为模型对 200 多种方药(包括胡椒、辣椒、锑制剂、黄花蒿)进行筛选,但是结果并不令人满意,实验一度陷入僵局。在第一轮药物筛选实验中黄花蒿提取物的抗疟效率只有

68％，并没有引起大家的重视。但是屠呦呦没有放弃，她遍查典籍、多方分析，直到有一天，东晋葛洪《肘后备急方·治寒热诸疟方》中的几句话引起了她的注意："青蒿一握，以水二升渍，绞取汁，尽服之"。原来青蒿的青蒿汁和中药常用的煎熬法不同，是绞汁而非煎服。屠呦呦意识到温度可能是提取的关键。1971 年 10月，研究团队首次采用沸点较低的乙醚在 60℃进行提取，第 191 号样品获得了成功。实验结果验证了科研设想，制备出的黄花蒿提取物具有明显的抗疟效果，对鼠疟原虫的抑制率为 100％。1972 年 3 月 8 日屠呦呦在全国疟疾防治药物专业会议上报告了黄花蒿的中性提取物实验结果。这份报告材料写道："95％乙醇提取物的效价也不好……后来从本草及民间'绞汁'服用得到启发，使我们考虑到有效成分可能在亲脂部分，于是改用乙醚提取。这样动物的效价才有了显著提高。"

全国"523"办公室立即要求中医研究院验证青蒿粗提物的临床疗效，同时加紧分离有效成分。在临床观察疗效前，首先要对健康志愿者进行安全性实验。屠呦呦不惜以身试药，试服青蒿粗提物，没有发生明显的人体不良反应。1972年屠呦呦等赴海南岛进行初期临床试验，用青蒿粗提物治疗了 20 例疟疾患者，发现该提取物能使患者退烧，大幅度杀灭疟原虫至转阴，疗效优于氯喹。在北京302 医院的 9 例患者中也观察到了青蒿提取物良好的疗效。全国"523"办公室要求进一步纯化出有效的单体成分，并扩大临床验证。此时中医研究院增派了科研人员，屠呦呦仍任组长。1972 年 11 月终于得到 3 种晶体，鼠疟实验证明其中的"结晶Ⅱ"即后来的青蒿素是唯一有效的抗疟单体物质。1973 年 3 月以周维善为代表的上海有机所与中国中医科学院科研人员共同开展了青蒿素结构鉴定的工作，确定了该化合物的结构。"523 项目"将黄花蒿中提取的化合物命名为青蒿素（见图 4-4）。1977 年 3 月"蒿素结构研究协作组"的论文《一种新型的倍半萜内酯——青蒿素》发表于《科学通报》。

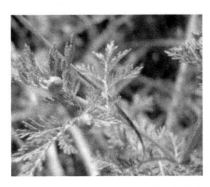
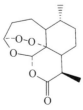

图 4-4　黄花蒿和青蒿素

药 物 的 发 现

从 1967 年开始立项到 1980 年结束,"523"项目经历了 13 年的艰苦奋战。我国数百名科学家坚持不懈从生药、中药提取物、方剂、奎宁类衍生物、新合成化合物、针灸等六个大方向寻求突破口,最终青蒿素脱颖而出。青蒿素是全球抗疟药物发展史上继奎宁、氯喹等之后的又一重要里程碑,是继承发扬中国传统科学资源而取得的一项重大科研成果。青蒿素类药物的面世是全国多部门、多学科尽心协作和相互配合的重大成果,而屠呦呦在发现青蒿素的过程中起到了关键性的作用。她是第一个把黄花蒿带入"523 项目"的人,是第一个提取出 100%抑制率青蒿素的人,也是第一个做临床试验证明青蒿素在人体内具有抗疟活性的人。1985—1992 年屠呦呦等又开发出疗效比青蒿素活性高 10 倍、毒性小和使用剂量更小的双氢青蒿素,以后我国蒿甲醚、复方蒿甲醚等多个青蒿素类抗疟药先后诞生,至此我国利用青蒿素抗击疟疾达到了新的高度。

9. 青蒿素是治疗致死型恶性疟疾的首选药物

青蒿素是我国自主发现的一种具有独特结构类型的新型抗疟药,它的化学结构很不稳定也非常特殊,是一个过氧基团的倍半萜内酯类化合物,这样的基本构架是以往化合物中没有的。

青蒿素通过 3 种机制起到抗疟作用。一是,青蒿素结构中的过氧桥这一基团在体内活化后产生自由基,继而氧化性自由基与疟原虫蛋白络合形成共价键,使蛋白失去功能导致疟原虫死亡;二是,干扰疟原虫表膜-线粒体功能,阻断宿主红细胞为其提供营养,从而达到抗疟的目的;三是,抑制恶性疟原虫肌浆网/内质网钙 ATP 酶,使疟原虫胞质内钙离子浓度升高,引起细胞凋亡,从而发挥抗疟作用。

青蒿素是目前世界公认的抗疟特效药,可以口服、可以肌肉注射或静脉注射,甚至可以制成栓剂,应用简便快捷,与其他抗疟药物相比具有药效强、见效快、不良反应小的优点。2001 年世界卫生组织把青蒿素作为治疗致死型恶性疟疾的首选药物,向恶性疟疾流行的所有国家推荐以青蒿素为基础的联合疗法。据统计 6.63 亿人口因采用有效的防治措施而避免了罹患疟疾,其中 22%是受益于青蒿素复方疗法的使用,青蒿素联合疗法挽救了 80 个国家 100 多万人的生命。屠呦呦教授领导的团队将一种古老的中医疗法转化为最强有力的抗疟疾药,把现代技术与传统中医师们留下的遗产相结合,将其中最宝贵的内容带入21 世纪,这是中国对世界做出重大贡献的又一实例。

10. 倍感振奋和自豪的诺贝尔奖

青蒿素是传统中医药送给世界人民的礼物。斯坦福大学的露西·夏皮罗教授在讲述青霉素发现的意义时说:"在人类的药物史上,我们如此庆祝一项能缓解数亿人疼痛和压力、并挽救上百个国家数百万人生命的发现的机会并不常有"。2011 年屠呦呦"因为发现青蒿素——一种用于治疗疟疾的药物，挽救了全球特别是发展中国家的数百万人的生命"而获得世界级大奖拉斯克奖临床医学奖。2015 年 10 月 5 日瑞典卡罗琳医学院宣布，中国药物学家屠呦呦因"发现了针对疟疾的新疗法——青蒿素"而获得 2015 年诺贝尔生理学或医学奖。屠呦呦教授感言："青蒿素研究获奖是当年研究团队集体攻关的成绩，是中国科学家集体的荣誉，也标志中医研究科学得到国际科学界的高度关注，是一种认可，这是中国的骄傲，也是中国科学家的骄傲"。

诺贝尔奖颁给受传统医学启发而创造出新药的研究者屠呦呦，她展现了中国科学家的学术精神和创新能力，证明了中医药具有巨大开发潜力和广阔发展前景。李克强总理在 2016 年政府工作报告中说："科技领域一批创新成果达到国际先进水平，第三代核电技术取得重大进展，国产 C919 大型客机总装下线，屠呦呦获得诺贝尔生理学和医学奖，对我国发展取得的成就，全国各族人民倍感振奋和自豪"。这是一种特殊的褒奖、一种鲜明的态度、一种激励和鞭策。

11. 青蒿素发现中的科研精神

从青蒿素的发现可以看出，科学研究需要有明确的目的，屠呦呦等科研人员有着相当明确的科研目的，就是找到新型的有效抗疟药物。细致地观察、缜密地思考所带来的创新在科学研究上是极其重要的。正是因为屠呦呦不拘泥于常规的提取方法，通过观察重新设计了实验过程，大胆创新地使用沸点低的有效溶剂，才为后续青蒿素的药效研究奠定了基础。共同的价值追求和浓郁的合作氛围是科研协同攻关的精神所在。早期的药物发现大多与科学家的个人实践有关，现代的新药开发是一个很复杂的过程，融合了多种学科的交叉渗透，常常是在一个或几个带头人组织下许多科学家既分工又合作地共同面对同一个课题，在带头人的背后有着许多不知名的辛勤工作者。抗疟药青蒿素的研发包括筛选中药单方和复方、辨识具有抗疟作用的青蒿种类及其部位和生长期、选择适当方法提取有效成分、用有效成分进行抗疟实验、提纯化合物、确定化合物的分子式和结构、论证临床应用的可行性、选择适当剂型和给药时间及用量，确定其不良反应，等等。这些工作都是不可或缺的，需要不同学科领域、不同专业特长和不同科研思维科学家的通力合作。当年参与"523 项目"的各个研究单位互相交流，不分彼此，互通有无，正是这样的协同合作为青蒿素的发现创造了良好的学术氛围。科研需要持之以恒的不懈追求和不求回报的奉献精神。药物的研发都会经历失败和考验，屠呦呦不懈的努力和坚持才能成就历史定格的第 191 号样品，屠呦呦第一个以身试药不只是一种勇敢，更体现的是科学家的责任和担当。

二、平喘药：麻黄碱

1. 味麻色黄的草质茎—麻黄

麻黄科植物草麻黄、木贼麻黄和中麻黄是重要的药用植物,适宜在沙质性土壤中生长,在山坡、平原、干燥荒地、河床及草原等处常可看到大面积的麻黄生长。秋季收割绿色的草质茎,晒干,即可药用,其味麻色黄,故名麻黄。麻黄是传统中药,性温、味辛、微苦,有发汗散寒、宣肺平喘、利水消肿的作用。《神农本草经》将其列为中品,可"发表出汗……止咳逆上气",《伤寒论》中的麻黄汤用以治疗伤寒,《备急千金要方》的引气汤治疗肺劳实、气喘鼻胀,《本草纲目》的麻黄方剂能改善循环、发汗、止咳和退热。

2. 麻黄中的有效成分及功效的初探

19世纪后期科学家注意到麻黄的治疗潜力。1885年日本的山梨氏(G. Yamanashi)最先从麻黄中提取有效成分,两年后日本学者长井长义分离得到麻黄碱结晶(ephedrine),宾夕法尼亚大学的密勒(K. Muria)的实验表明麻黄碱口服有效,具有类似阿托品的作用。几年后另两名日本学者报道了麻黄碱有类似肾上腺素的作用,具有散瞳的用途。发现麻黄碱功效的历史使命落在了美籍华人科学家陈克恢教授的身上。

3. 名留史册的陈克恢和他的麻黄碱

陈克恢1898年生于上海,1918年赴美威斯康星大学攻读化学,1920年毕业获学士学位。陈克恢受其中医舅父的影响,早年对中药研究很感兴趣。上大学期间他的导师克莱默(Edward Kremers)为满足他研究中药的愿望,从中国进口三百磅肉桂叶和二百磅肉桂枝,指导他用蒸馏的办法提取肉桂油。此时他感到还需要较多的生理学、生物化学和药理学知识,因此又进入该校医学院学了两年医学课程,于1922年获得哲学博士(Ph. D)学位。1923年年轻的陈克恢(K. K. Chen)从美国回国任北京协和医学院药理系助教。

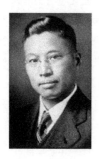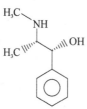

陈克恢继续研究中药,他从舅父推荐的中药中选择麻黄开始了著名的麻黄碱研究。在系主任施密特(Carl F. Schmidt)的支持下,陈克恢用在克莱默实验室学到的研究方法,在短短几周内用几种溶剂从麻黄中分离出一种生物碱结晶(见图4-5)。陈克恢和施密特在狗身上研究该物质的药理作用,他们发现这个物质可使狗颈动脉压长时间升高、心肌收缩力增强、血管收缩、支气管舒

图4-5 陈克恢和他发现的麻黄碱

张,也可使离体子宫加速收缩,对中枢神经有兴奋作用,还可引起瞳孔散大。这些作用都和肾上腺素作用相同,所不同的是口服有效,而且作用时间长、毒性较低。陈克恢查阅文献后惊奇地发现日本学者已于1887年从麻黄中分离到这个被称为麻黄碱的物质,确认其能扩大瞳孔,但其他药理作用未知。1924年陈克恢在最有权威的药理杂志发表了研究成果,宣布麻黄碱具有拟交感神经的作用。1926年他在美国医学年会上宣读了麻黄碱的研究成果,引起了国际学界的轰动。各国学者亦纷纷对麻黄和麻黄碱进行研究,年发表的论文最多时竟达百篇以上,形成国际上研究中药的一次热潮。1930年陈克恢和施密特教授合著的《麻黄碱及其有关化合物》在美国出版,引证文献600余篇,成为研究麻黄碱的权威著作。随后,美国、加拿大、欧洲进行了麻黄碱的临床研究,不久麻黄碱被世界公认为是一个治疗支气管哮喘的重要药物。

1925年陈克恢回到威斯康星大学医学院完成了第三年的医学课程,后转学到霍普金斯大学医学院,1927年获医学博士学位。在霍普金斯大学医学院药理系工作两年后,美国最大医药公司之一的礼来公司聘其为第一任研发部主任,并为他陈克恢提供了充足的研究经费和世界一流的设备。陈克恢分析了世界各地的植物麻黄,发现只有中国和东南亚地区麻黄含左旋麻黄碱。从此,礼来药厂每年从中国进口大量麻黄用于麻黄碱的生产,以适应临床需要。这种状况持续了19年,直到第二次世界大战期间,两位德国化学家将苯甲醛与甲基胺缩合合成了左旋麻黄碱为止。由于这样合成的产品和天然产品完全相同,且价格低廉,此后不再从麻黄中提取,从而停止麻黄草的进口。

陈克恢以渊博的学识赢得了公司同事和其他药理学家的尊重,他发表研究论文和综述共达350余篇。陈克恢教授研究领域广泛、深入,对新药开发做出了重大贡献,成为20世纪国际药理学界的一代宗师,当选过第一届“中央研究院”院士(1948年)、美国药理与实验治疗学会主席(1951年)、美国实验生物学会联合会主席(1952年)、国际药理联合会名誉主席(1972年)。陈克恢谦虚热情、平易近人,在工作中强调协作。他很关心青年科学家的成长,在评审科研基金申请会上对年轻人总是关怀照顾。他曾说服美国礼来药厂每年提供2 000美元作为青年科学奖,褒奖在药理与实验治疗基础研究方面做出贡献而不满39岁的年轻人,这是美国药理与实验治疗学会颁发的第一个学术奖金。

4. 麻黄碱和伪麻黄碱

麻黄中的主要成分除了麻黄碱还有伪麻黄碱。伪麻黄碱的分子量和麻黄碱一样,但从结构上看是一对差向异构体(见图4-6),它们的药效作用不尽相同。

目前哮喘的发病机制不完全清楚。多数人认为是变态反应、呼吸道慢性炎症等免疫和非免疫性刺激后,引起组织细胞炎性介质释放,导致血管通透性增

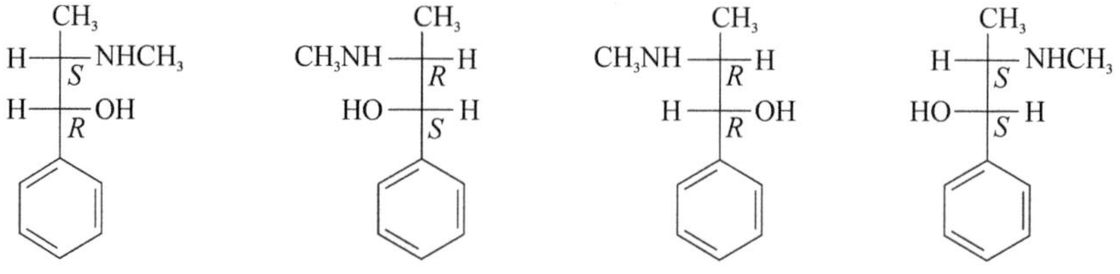

图 4-6　麻黄碱和伪麻黄碱的结构

加、气道分泌物增多、黏膜水肿等炎症反应,炎症物质产生的活性氧自由基等使支气管上皮细胞损伤脱落,感觉神经末梢暴露,从而对某些化学物质、空气等刺激的敏感性增高,同时伴有平滑肌痉挛、气道狭窄、阻力增高等。麻黄碱作为平喘药一般用于控制哮喘的急性发作,通过放松支气管的平滑肌,加宽肺空气通道使呼吸轻松。

麻黄碱的作用机制复杂,对机体多个系统、器官、组织均有作用,在增加心率、收缩全身性血管、升高血压、兴奋中枢和扩张支气管平滑肌等方面的作用较伪麻黄碱强,而伪麻黄碱的特点是选择性地收缩上呼吸道血管,对全身性的血管影响小,其他方面作用也均较麻黄碱弱,因此伪麻黄碱用于抗感冒药具有收缩上呼吸道毛细血管的作用,消除鼻咽部黏膜充血,从而能减轻鼻塞症状。

麻黄碱和伪麻黄碱都具有兴奋中枢神经的作用,曾经被一些运动员用作提高身体机能,国际奥委会把之列入违禁药物,《1988 年联合国禁止非法贩运麻醉药品和精神药物公约》中麻黄碱和伪麻黄碱同样位列其中。

三、植物中的抗癌药

1. 红豆杉中的紫杉醇

红豆杉又名紫杉,是第四纪冰川遗留下来的古老树种,已有 250 万年的历史,被世界公认为濒临灭绝的天然珍稀植物。太平洋紫杉(短叶红豆杉)的树皮很早就被生活在美国西北部的一些部落用作消毒剂、堕胎药以及治疗皮肤癌,但这些并未引起科学家的注意。如今红豆杉在药用植物中之所以赫赫有名,是因为在红豆杉中发现抗癌药物紫杉醇,如图 4-7 所示。

紫杉醇的发现和开发可以说是集体智慧的结晶。早在 1856 年 H. Lucas 就从紫杉的叶中提取到粉末状碱性部分称为 taxine。限于当时的科技水平,并不知道"taxine"其实是混合物。1958 年美国国家癌症研究所(NCI)为了寻找安全有效的抗肿瘤新药发起一项历时 20 余年的筛选 3.5 万多种植物提取物的计划。在计划实施的过程中,美国科学家沃尔(M. E. Wall)和瓦尼(M. C. Wani)于

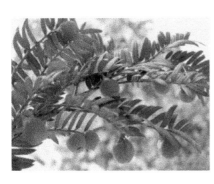

图 4 - 7 红豆杉和紫杉醇

1963 年将太平洋红豆杉的树皮磨成粉，用乙醇萃取其中的有效成分，发现乙醇提取物对离体培养的肿瘤细胞，包括 L1210 和 P28 白血病、Walker256 肉瘤及 B16 黑色素瘤细胞都具有很强的抑制作用。沃尔是一个非常执着的科学家，便开始了更深入的研究，从粗提物中分离出抗癌的活性成分，但由于该成分在树皮中的含量极低，干树皮中只有 0.014%，分离获得纯品非常困难，而且该物质的分子结构复杂，直到 1971 年才与杜克大学的化学教授姆克法尔（Andre T. McPhail）通过 x-射线分析确定了该活性成分的化学结构——一种四环二萜化合物，并把它命名为紫杉醇（taxol）。1971 年沃尔等人详尽而毫无保留地发表了有关紫杉醇的研究报告。

2. 在临床试验中确证紫杉醇的安全和有效

由于紫杉醇不容易溶解、难于获得，以及当初实验中发现有些植物提取物的抗癌效果和它相似甚至更优，在 1979 年以前医药界对它的热情一直不高。真正的转机来自爱因斯坦医学院的霍维茨（Susan Howitz）教授发现了紫杉醇全新的抗肿瘤作用机理，重新唤起了人们对紫杉醇的兴趣。1984 年美国国立癌症研究所根据各方面的研究成果对 30 个患者进行了紫杉醇的 I 期临床研究试验，结果是相对比较安全的。1987 年美国国立癌症研究所开始了 II 期临床试验，并通过添加乙醚和聚氧乙烯醚蓖麻油解决紫杉醇的水不溶性，紫杉醇在这次临床试验中显示了对卵巢癌的有效性。1991 年美国国立癌症研究所授权大型制药公司百时美施贵宝（BMS）开展临床 III 期试验。1993 美国食品药品管理局（FDA）批准美国百事美施贵宝公司以商品名泰素（Paclitaxel）上市紫杉醇，应用于治疗顽固性卵巢癌。taxol 的使用说明书还曾刊登于美国《癌症》（Cancer）杂志，创下了当年销售 2 亿美元的惊人业绩。1994 年 FDA 批准紫杉醇用于治疗乳腺癌，后又用于治疗非小细胞肺癌和卡波斯肉瘤。

紫杉醇现已在 60 多个国家获临床批准,是用作针对卵巢癌、乳腺癌、肺癌、食管癌、黑色素瘤和头颈部癌的广谱的抗癌药物。紫杉醇自上市至今已畅销国际医药市场,累计销售额超数百亿美元,创造了化疗药物的新纪录。美国国立肿瘤研究所所长 Broder 博士将紫杉醇誉为近几十年所发现的最主要的抗癌药物。

3. 从长春碱说起的植物来源抗癌药

为何紫杉醇能成为天然植物来源的抗癌药中的热门话题?这还得从玫瑰红色的长春花植物说起。

长春花是夹竹桃科植物。早在 1653 年的《草药大全》就记载长春花可用以止血、止痛和清洗伤口,嗣后,Peckolt 进一步应用长春花治疗坏血病。21 世纪初,在南非等地出现了长春花的抗糖尿病制剂。20 世纪 50 年代美国礼来制药的科学家斯沃博达(Gordon H. Svoboda)坚持植物中仍蕴含着挽救生命的巨大潜力,他从马达加斯加长春花植物提取获得了不同生物碱。1958 年他分离出一种在动物体内表现出明显抗癌作用的环氧长春碱。与此同时美国西安大略大学的诺布尔(R. L. Noble)和比尔(C. T. Beer)也从长春花中提取到一种长春花碱(见图 4-8),1962 年又从中发现长春新碱。他们最初设想把长春花碱和长春新碱用于糖尿病的治疗研究,可是在实验中发现注射这两种生物碱后的兔子白细胞数量急剧渐少,而癌症的一个特征就是白细胞不正常地快速增生,于是他们将长春碱和长春新碱给移植了肿瘤的小鼠注射,结果小鼠体内的肿瘤变小了,而且长春新碱的抗癌活性比长春花碱高出好几倍。礼来公司了解到西安大略大学已经从长春花中获得了具有更强抗癌作用的长春花碱结晶体,于是联手西安大略大学的团队共同开发长春花碱和长春新碱。1964 年美国礼来公司推出了针对何杰金病、晚期睾丸癌和晚期乳腺癌等淋巴癌的抗肿瘤药物长春花碱,以及针对急性少儿白血病的抗癌药长春新碱。

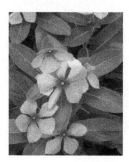

图 4-8 长春花植物和长春花碱的结构

70 年代起长春花碱、长春新碱和去甲长春花碱被广泛应用于临床,其抗肿瘤作用机理主要是与肿瘤细胞的微管蛋白结合,抑制其活性,使得细胞的有丝分裂被终止,从而起到抗肿瘤活性。长春碱类抗肿瘤药物最大的副作用是神经毒性或骨髓毒性。

4. 库普钱和植物抗肿瘤物质

库普钱(S. M. Kupchan)生于 1922 年,1941 年毕业于美国纽约学院,1942年获得博士学位。1945 年在哥伦比亚大学任研究员,随后相继在哈佛大学、斯坦福大学、威斯康星大学和弗吉尼亚大学任职。1937 年美国成立国立癌症研究所(NCI)促进和协调有关抗肿瘤成分的研究,系统地进行植物提取物的筛选。库普钱在 1959 年开始从事植物抗肿瘤成分的研究,在 NCI 和美国癌症学会的支持下,每年对数千种植物的提取样品进行动物试验筛选抗肿瘤的活性成分,以后逐渐转向并集中于抗肿瘤成分的分离及阐明新成分的结构,进而搞清它们的作用机制来推动新肿瘤化疗的合成。植物天然产物的经典的研究方法是以化合物结构类型为主导,选择容易分离纯化的结晶化合物进行化学研究及生物效应的测定。库普钱的研究方法则是以生物活性为先导,进行有效成分的分离方法,并建立了体外筛选方法,使有可能发现并分离经典方法容易遗漏的微量有效成分。

库普钱花费 20 年的时间和精力紧紧围绕植物活性成分的研究,他研究过的植物超过 500 种,从中分得有效成分逾 150 种,总共发表论文 288 篇,其中抗肿瘤植物占 74%,抗肿瘤新成分达 40 余种。他从埃塞俄比亚的美登木植物中发现美登木素生物碱,其抗癌活性比长春花碱要强 10 倍,此外还发现了其他几种植物来源的抗肿瘤物质鸦胆子丁、喜树碱、唐松草碱、雷藤素、粉防己碱、鬼臼毒素类衍生物、高三尖杉酯碱等。库普钱工作扎实有毅力,这些植物来源的抗癌药极具治疗价值,但他自己却不幸在 1976 年因肺癌逝世。

5. 作用机制独特的紫杉醇

从植物中探索抗癌新药已是科学家们热衷的研究方向。紫杉醇作为迄今为止抗癌活性最强的植物来源的天然化合物引起广泛的重视,是因为其抗癌机制与众不同、非常独特。紫杉醇与传统的抗癌药长春新碱相反,它对正常细胞无影响,但在肿瘤细胞的有丝分裂过程中,可以诱导和促进微管蛋白聚合,抑制细胞骨架微管的解聚,从而抑制了纺锤体的形成,因此染色体不能向两极移动来完成有丝分裂,细胞分裂完全被抑制。

6. 解决植物资源的限制和市场需求的矛盾

作为炙手可热的抗癌药物,紫杉醇需求巨大,但目前有限的药物来源不仅使其价格昂贵,也限制了临床治疗的广泛应用。红豆杉在世界范围内数量很少、生长周期长,属于世界珍稀品种。世界对抗癌药紫杉醇的大量需求,导致了红豆杉盲目不当的人工扦插繁殖和砍伐,造成十分有限的野生资源的巨大破坏和浪费。各国科学家积极从多学科、多角度开展紫杉醇生产工艺的改进。

首先,原料来源从最初的野生资源到人工种植,从组织培养幼苗再发展到植物细胞培养。细胞培养生产紫杉醇一度被视为较理想的方法,BMS 公司已在德国采用这种方法进行生产,但目前仍受困于产量低、稳定性差等难题,同时培养的细胞尚需采用植物提取紫杉醇方法相同的工艺进行分离纯化,两项叠加的成本对其在价格上的市场竞争力有一定影响,目前市场主要原料仍以人工种植为主。

其次,百时美施贵宝公司在充分保证泰素产品质量的前提下,1994 年成功地从观赏性植物英国紫杉中萃取到紫杉醇的紫杉烷二萜骨架,再人工半合成生产紫杉醇。这种半合成生产方法获得了美国 FDA 的批准,虽然 3 吨的英国紫杉只获得 1 千克的紫杉烷二萜骨架,但从此太平洋紫杉树不再被破坏性采集,泰素的持续生产供应也得到了保障。相比而言,半合成紫杉醇则是当下最具商业应用价值的技术。

第三,结构复杂的紫杉醇分子全合成引起了国内外许多有机化学家的兴趣,先后共有 30 多个研究组开展紫杉醇的全合成工作,经过 20 多年的努力成功地全合成了紫杉醇,然而因为合成步骤冗长烦琐、产率过低,不可能实现工业化生产,但这仍是天然产物在有机合成史上的丰碑。

第四,通过对天平洋红豆杉树皮的内生真菌筛选,或将紫杉醇生物合成中关键酶基因的克隆体外表达,利用生物工程的方法实现在培养基里“无限制地”生产紫杉醇,尚无实用价值。

四、银杏及银杏内酯

1. “活化石”银杏

银杏也叫白果树为多年生落叶乔木,主要生长在气候条件比较优越的亚热带季风区,生长极慢,寿命极长,从栽种到结果要 20 多年,40 年后才能大量结果,“公种而孙得食”故别名“公孙树”。诗人歌德在《银杏》曾这样描述:这样叶子的树从东方,移植在我的花园里,叶子的奥义让人品尝,它给知情者以启示。因此欧洲把银杏树也叫“歌德树”。银杏是现存种子植物中最古老的孑遗植物,在地球上已存在约 2 亿年,有“活化石”之称。

2. 银杏的药用价值

银杏果(白果)在我国作为药用至今已有 700 多年的历史,最早记载于《日用本草》(1276—1368 年),其后多种本草均有叙述,《本草纲目》曾记载银杏叶可“敛肺气、平喘咳、止带浊”。《中华人民共和国药典》所示银杏果的功效是敛肺定喘、止带缩尿，用于痰多喘咳、带下白浊、遗尿尿频。

1966 年德国医药科学家首先发现了银杏叶中含有通血脉和降低胆固醇的药用成分（见图 4-9），银杏叶的开发利用引起了人们的极大兴趣。目前银杏叶制剂在德国、法国和中国已被批准为药物。世界上久负盛名的植物药制药厂德国 Schwabe 制药业公司通过 27 道提取工序生产银杏叶提取物，保证了产品的高度安全性，在欧洲获得了永久性专利，出品的银杏叶提取物 Tebonine 作为防治心脑血管系统及外周血管循环障碍疾病的药物有片剂、针剂、口服液、长效缓释片等剂型。美国、日本等发达国家的银杏叶制剂则作为保健品走向市场。美国的银杏叶制剂开发相对比欧洲晚得多，直到 20 世纪 80 年代银杏叶制剂的优点逐渐被美国广大民众认识。因为银杏对心血管病疗效显著，在美国保健品市场上银杏叶作为改善脑循环功能、防治老年痴呆症的重要植物制剂。

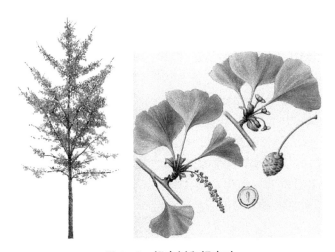

图 4-9 银杏树和银杏叶

银杏叶在中国直到 20 世纪 80 年代初经中国科学院上海药物研究所科研人员的全力攻关，国内才首次从银杏叶中提取出药用原料，1993 年国内第一个银杏叶制剂"天保宁"推上市场。

3. 银杏叶中的有效成分

银杏叶中发挥独特药理活性的有效成分主要是黄酮类化合物、银杏萜内酯和白果内酯，它们是制订银杏叶提取物和制剂质量标准的重要依据，而银杏酸具有致敏原作用，应加以控制。国外很多学者认为，银杏独特的治疗作用是多种不同类型生物活性物质共同作用的结果，这似乎和中药复方治疗疾病的思路是一致的。

银杏黄酮类化合物能清除过氧自由基、抑制脂质过氧化，对冠状血管及其他血管有扩张的作用,故对心血管疾病的治疗有一定的作用。

1967年美国哥伦比亚大学的中西香尔(Koji Nakanishi)教授和他的研究小组首次报道了从银杏叶提取物中发现具有特殊结构的二萜内酯类化合物。银杏萜内酯是一种结构非常复杂的特有化合物,包括银杏内酯A、银杏内酯B、银杏内酯C、银杏内酯J、银杏内酯M和白果内酯等6种化合物。银杏萜内酯是强血小板活化因子(简称PAF)拮抗剂,PAF是一种生理作用十分广泛的内源性物质,PAF拮抗剂具有一定程度的抗炎和神经保护作用,能防止老年痴呆症。

白果内酯是目前最受关注的化学成分。白果内酯具有促进神经生长以及防止脑、脊髓神经脱髓鞘的作用,它在神经营养、神经保护作用方面比银杏内酯强。白果内酯还可防止脑细胞线粒体氧化应激引起的功能改变,这种抗氧化应激对改善老年记忆功能、防止老年痴呆的发生和发展起到十分有益的作用。

老年痴呆症是因大脑器质性病变而发生的一种慢性精神活动障碍,包括阿尔茨海默症和血管性痴呆症以及两者的混合型痴呆症。目前,这种退行性疾病的原因尚不完全清除,可能是由于β-淀粉样蛋白在大脑中积聚,神经纤维缠结和神经元丢失,从而使脑神经细胞凋亡、神经递质合成异常后,引起大脑萎缩的缘故。如果患者长期痴呆,损伤后的大脑不可能得到逆转。目前对老年痴呆症的治疗尚无根本的方法,治疗难度不亚于治疗癌症和艾滋病,只能做到早期预防和防止进一步恶化,银杏制剂的出现给这些患者带来新的希望。

大自然是最好的天然产物合成体系,自然界的生物在其漫长的进化过程中合成了许许多多结构独特的化合物,其结构的复杂性、多样性、新颖性远远超出人们的想象,这为药物筛选提供了高容量的化合物库。21世纪世界科学技术的发展为天然药物创造了前所未有的机遇,天然药物必将为人类的健康做出更大的贡献。

思考和讨论

(1)屠呦呦在发表诺贝尔奖时感言:青蒿素获奖是中国科学家集体的荣誉。可以说青蒿素的研究成果得益于集体攻关。屠呦呦获奖后社会上就有这样的声音:青蒿素是团队研究的结晶,为何将奖项授予她一人?确实任何一项科研创造都离不开团队精神,但只有充分肯定个人作用,尊重个体,群体的价值才会有积极的呈现。诺贝尔医学奖授予屠呦呦是对其个人在青蒿素研究中发挥的关键作用的肯定和奖励。但这种争议折射出了中西方评奖文化的冲突,即我们更重视集体主义,而西方往往更突出个体,关注在重大的科技成果中,谁第一个提出思想或者方法路径。你认为在团队攻关中,如何发挥个人的积极作用?

（2）青蒿素是利用现代科学技术挖掘传统医学研究成功的一个例子。美国《财富》杂志在题为"2015 年诺贝尔奖对传统中医药的意义"的文章中称,青蒿素是"传统处方下的现代药物",屠呦呦在青蒿素上的开创性研究,源泉是 4 世纪东晋时期的医书《肘后备急方》和遍布中国大陆的野生黄花蒿。你认为青蒿素之成功是归功于现代医学还是传统中医药? 中药的现代化之路在哪里?

第五讲 化学发展推动的药物：化学合成药物

一、合成药物的化学基础

1. 炼丹和物质之间的变化

公元前3世纪受神话传说中长生不老观念的影响，中国出现了炼丹活动。秦至西汉时期，由于最高统治者对长生不老的追求，夺天地造化之功的炼丹术大力发展起来。东汉炼丹的风气深入民间，魏伯阳所著《周易参同契》是现存的世界上最早关于炼丹术的理论著作。到了唐朝炼丹活动更是登峰造极，达到全盛时期。

所谓炼丹就是将铅砂、硫黄、水银等天然矿物作为原料放入炉鼎中加热烧炼成贵重的金银即丹药（也称仙丹）。炼丹在古代属于探索药物的范畴，其理论依据是"假求外物以自坚固""服金者寿如金，服玉者寿如玉"。唐朝以前著名的医学家葛洪、陶弘景、孙思邈都同时是炼丹家。葛洪的医学著作《抱朴子内篇》中，有"金丹""黄白"两卷专门记述和总结如何炼制金丹仙药。陶弘景一生中进行了长达20年的炼丹试验，写出了《合丹法式》和《集金丹黄白要方》等多部炼丹专著。孙思邈的《千金要方》中也包含了不少炼丹法。由于这些名医在历史上声望极高，所以许多人对丹药深信不疑。但几乎历代热衷于炼丹的皇帝都死于"长生不老丹"，炼丹术逐渐没落。

炼丹是荒谬的，但在炼丹过程中却意外地发现了一些物质化学变化的规律，在一定条件下采用人工方法可以进行物质之间的相互转变，这是"化学的原始形式"。公元 9 世纪至公元 10 世纪我国炼丹术传入阿拉伯，阿拉伯人的炼丹术在理论基础和实验方法上有了极其关键的进步，并于 12 世纪传入欧洲。文艺复兴时期欧洲的炼丹术与当时化学哲学家们掀起的新科学运动紧密相连，具有科学革命的新特征，奠定了近代化学的基础。

2. 有机物质是可以合成的

18 世纪至 19 世纪初许多化学家认为，实验室里只能合成无机物，不能合成有机物质，特别是不能从无机物质合成有机物质，有机物质只能由生物体产生。1824 年，德国化学家维勒（Friedrich Wöhler）首先从无机物氰水解制得了有机物草酸，1828 年他用加热的方法又使无机物氰酸铵转化为动物代谢产物尿素，这是有机物质合成的一个重大突破。此后由于合成方法的改进和发展，越来越多的有机化合物不断地在实验室中合成出来。

3. 煤焦油中的重要物质：苯酚和苯胺

18 世纪的欧洲以机器为特点的大工业迅速发展，18 世纪末发明了煤气，19世纪煤气首先照亮了英国夜间的街道，继而推广到欧美其他地区，然而煤气的生产和使用过程中会产生没有价值的副产物黑色黏稠状煤焦油。1834 年德国化学家龙格（Friedlieb Runge）在煤焦油中发现了其中酸性的可溶于石灰水的石炭酸，1842 年这个物质被正式命名为苯酚。1843 年霍夫曼（Wilhelm von Holfmann）蒸馏煤焦油得到苯胺（见图 5-1）。人们还从煤焦油中分离出萘、蒽、甲苯等物质，当时谁也没想到这些源源不断发现的化合物提供了潜在的药品原料。

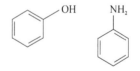

图 5-1　苯酚和苯胺的结构

二、从消毒剂苯酚衍生的抗炎药

1. 苯酚作为外科手术的消毒剂

1844 年法国医生 Henri-Louis Bayard 把煤焦油和黏土的混合物消毒粪便作为肥料。英国化学家 Frederick Calvert 从法国学习和工作后回到曼彻斯特，第一个用钙盐和苯酚混合制成用于阴沟除臭以及马厩、谷仓的消毒剂。

那个年代的外科手术因感染所致患者的死亡率达到 40%～60%。英国外科医生李斯特（Joseph Lister）深切关心外科手术后致命的高发感染率，他仔细研读了巴斯德的有关著作，但是巴斯德的加热杀菌法是不适合使用在人身上的。在此期间他从报纸读到"卡莱尔市使用石炭酸对污水进行除臭"的新闻，1865 年他在手术中第一次使用石炭酸浸泡的敷料成功地防止了感染。在手术室喷洒石炭酸和手术敷料用石炭酸浸泡使他主管病房的手术后死亡率从

40％下降到 15％。李斯特外科消毒法的发明彻底地改变了外科手术,拯救了许多人的生命。苯酚至今仍被作为标准来衡量消毒剂或杀菌剂杀菌能力的强弱。

2. 从苯酚合成柳酸

石炭酸(苯酚)是否能作为体内的消毒剂呢? 英国皇家医院曾给胸部疾病的患者服用酚磺酸,希望它在体内会缓慢分解释放少量的苯酚作为体内抗化脓剂。但无论是苯酚还是酚磺酸对人体的组织细胞有毒害作用,人们开始寻找苯酚的替代物。那个时代从柳树皮来源的柳酸(salicylic acid,水杨酸)是常用的体内抗化脓药物和退热药。德国化学家科尔柏(Hermann Kolbe)认为柳酸加热后会分解成二氧化碳和苯酚,二氧化碳释放后的苯酚有抗化脓作用。1853 年科尔柏用二氧化碳和苯酚在钠存在的条件下加压制成了柳酸,使柳酸能在工业规模下生产,因此柳酸能被大众所用。

3. 把柳酸的羟基屏蔽起来

然而许多患者抱怨柳酸难吃,以及对胃有刺激作用。波兰化学家兼医生Marcel;Nencki 在 1883 年试图改善柳酸和苯酚作为体内抗化脓药,他把柳酸和苯酚合成了水杨酸苯酯(phenyl salicylat)。水杨酸苯酯口服后,在胃内高度不溶,而是在小肠溶解然后再分解。此药成为柳酸的替代品用作解热剂和抗风湿药。

德国拜耳公司的化学家艾兴格林(Arthur Eichengrun)针对柳酸的胃刺激作用,开始制备柳酸的酯化合物,希望化合物的酯结构能屏蔽柳酸中的羟基,从而保护胃,而一旦到达碱性环境的肠道就能分解并释放活性药物。化学部的霍夫曼(Felix Hoffmann)接受任务后,成功制备乙酰水杨酸即阿司匹林,如图 5-2所示。1899 年阿司匹林上市成为畅销药物。

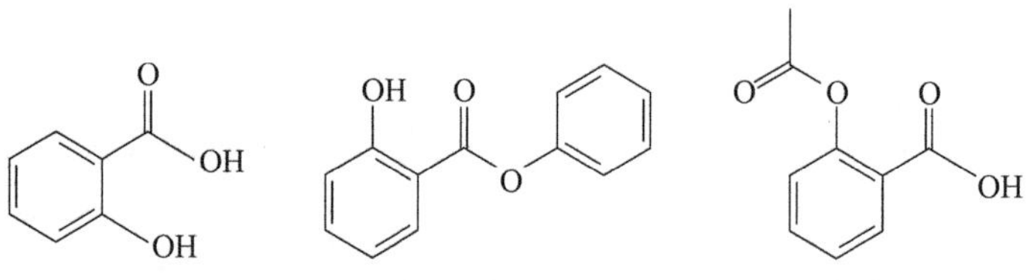

柳酸　　　　　　　　水杨酸苯酯　　　　　　　乙酰水杨酸

图 5-2　柳酸羟基的酯化

4. 柳酸结构中的羟基被氨基取代以后

科学家们注意到化学结构和活性之间的关系。柳酸中的酚羟基被氨基取代成为邻氨基苯甲酸是没有活性的,但邻氨基苯甲酸上的氨基用苯环保护后生成的灭甲酸具有抗炎作用。在此基础上,科学家合成了氟灭酸、氟芬那酸、双氯芬酸、双氟水杨酸等抗炎药（见图 5-3），其中双氟水杨酸比阿司匹林镇痛消炎作用强且维持时间长，胃肠道刺激小。

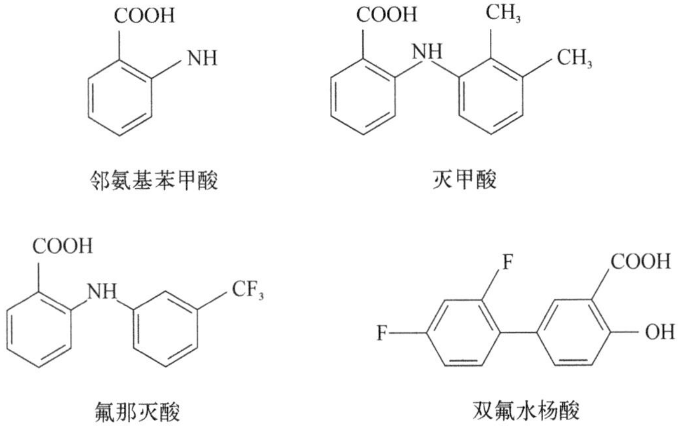

邻氨基苯甲酸　　　　　　灭甲酸

氟那灭酸　　　　　　双氟水杨酸

图 5-3　邻氨基苯甲酸的氨基被保护衍生的抗炎药

三、从人工合成染料到合成药物

1. 染料的意外人工合成

19 世纪人们对用化学方法合成药物有了基本的认识。1856 年霍夫曼的学生珀金（William Perkin）抱着很大的雄心试图通过氧化苯胺的衍生物丙烯甲苯胺合成奎宁，如图 5-4 所示。

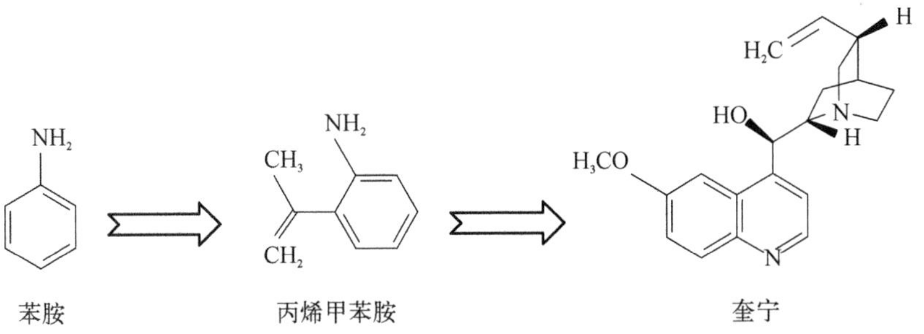

苯胺　　　　　　丙烯甲苯胺　　　　　　奎宁

图 5-4　珀金合成奎宁的想法

珀金将苯胺作为原料，加入重铬酸钾使其氧化，结果产生了略有闪光的深色沉淀物。该物质用酒精洗涤后呈亮丽的紫红色，使织物呈紫色，这是第一个人工合成的染料，珀金称之为苯胺紫。19 世纪纺织工业快速发展，天然染料来源有限、价格昂贵、难以保存、色彩鲜艳度差、染色牢度低是染料工业困扰的问题。珀金意识到苯胺紫的商业价值，1858 年他在英国创办了第一家苯胺紫工厂，但苯胺紫并未在保守的英国印染行得到认可,而法国对苯胺紫却情有独钟,并很快占领了染料市场,苯胺紫一下子爆发出来,珀金也因此成为举世公认的染料权威。这一出乎意料的偶然发现,竟使珀金开创了工业合成染料的时代。此后珀金又研制出了大不列颠紫罗蓝色、帕金绿色,霍夫曼发现了品红、苯胺蓝、霍夫曼紫等,人们又陆续合成了俾斯麦棕、翡翠绿、奎宁蓝等苯胺类染料。染料不久便风行世界,到 1879 年德国有 Hoechst、BASF、Bayer 等 17 家染料工厂,染料工业在德国迅速发展空前繁荣。

2. 化学合成的药物

德国染料工厂最辉煌的成就之一是药物合成,它们和医生、药理学家紧密合作开展药物研究和生产。Hoechst 公司 1909 年与细菌学家埃尔利希合作,成功开发了用于治疗梅毒的红色染料洒尔佛散。1926 年埃尔利希和古特曼(Paul Guttmann)首次发现染料次甲蓝有一定的抗疟活性,如果次甲蓝分子中的一个碱基被长链的碱性基团取代,则其活性明显增加,确定了碱性侧链在抗疟作用上的意义。为了寻找更理想的抗疟药,1925 年德国研究者将类似的碱性氨基侧链接到喹啉环的 8 - 位氨基上,显示了相当高的抗疟活性,第一个抗疟药扑疟喹啉的问世,开辟了化学药物治疗疟疾的新纪元。1932 年,德国染料工业垄断集团法本化学工业公司的科学家多马克发现红色染料百浪多息的杀菌作用,揭开了人工合成抗菌药物的序幕。

有机合成工业的发展为药物的化学合成奠定了物质基础,科学家在化合物的结构分析和化学合成中逐步建立了药物合成的基本理论和研究方法,并根据医疗目的和需要主动进行有机化学药物的合成和制备。

一些重要药物合成的年代如表 5-1 所示。

表 5-1 一些重要药物合成的年代

年代	药 物	年代	药 物	年代	药 物
1869	水合氯醛	1904	肾上腺素	1931	丁卡因
1875	水杨酸	1908	巴比妥	1932	海索比妥
1885	安替匹林	1910	胂凡那明	1933	维生素 C
1888	非那西丁	1912	苯巴比妥	1936	磺胺
1897	氨基比林	1921	普鲁卡因	1938	己烯雌酚
1898	苯佐卡因	1923	米帕林	1945	氯喹,甲硫氧嘧啶
1899	阿司匹林	1924	舒拉明钠,硝酸甘油	1947	对乙酰氨基酚
1901	阿托品	1927	帕马奎	1950	胡萝卜素

续 表

年代	药　　物	年代	药　　物	年代	药　　物
1951	阿胞糖苷	1975	硝苯地平	1998	西地那非
1952	吗啡	1979	顺铂，氯硝西泮	2001	格列维克
1957	氟尿嘧啶	1980	吡喹酮	2002	羟丁酸钠
1960	6-氨基青霉烷酸	1981	卡托普利	2003	贝洛替康
1964	甲基多巴，布洛芬，胰岛素	1982	阿维A酯	2004	曲司氯铵
		1983	青蒿素	2005	多尼培南
1967	可乐定，乙胺丁醇	1984	他莫昔酚	2006	伏立诺他
1969	格列本脲	1985	氧氟沙星	2007	伊沙匹隆
1970	甲氧苄啶	1988	西沙必利	2008	四苯喹嗪
1972	利巴韦林	1989	米非司酮	2009	右兰索拉唑
1974年起	半合成头孢菌素	1993	阿仑膦酸钠		
1974	恩氟烷，齐多夫定	1996	雷洛昔酚		

四、药物合成大师——伍德沃德

　　美国有机化学家伍德沃德（Robert Burns Woodward）是"现代有机合成之父"、药物合成的大师，在有机化学合成、结构分析、理论说明等多个领域都有独到的见解和杰出的贡献。伍德沃德大学期间在美国麻省理工学院素有"神童"之

称，大学3年以出色的成绩获得学士学位，1年后获得博士学位，后任哈佛大学化学教授。伍德沃德教授教学严谨，而且对学生有很强的吸引力，培养了包括诺贝尔奖获得者在内的许多化学界知名人士。

　　伍德沃德（见图5-5）在有机合成方面取得罕见的成果，他以极其精巧的技术，合成了各种极难合成的复杂有机化合物达24种以上。1944年伍德沃德成功地以7-羟基异喹啉为原料经过还原、重氮化、缩合等十六个步骤合成奎宁，成为现代有机合成化学的里程碑，证实了化学界30余年无法定论的奎宁的立体结构。1948年他测定了番木鳖碱（士的宁）的化学结构，纠正了前人的错误，并在1954年完成

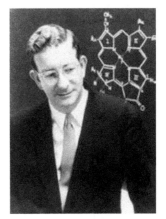

图5-5　伍德沃德（Robert Burns Woodward）

了它的全合成,这一工作曾引起轰动。以后他又陆续完成了许多结构复杂的生物碱,如利血平、麦角新碱、玫瑰树碱、钩吻碱、秋水仙碱等,他的这些工作不仅为大量生产合成这些药物创造了条件,而且科学地证实了这些药物的准确结构,为深入了解药物的构效关系、寻找新的同类药物提供了依据。

1957 年伍德沃德合成了胆甾醇、皮质酮、羊毛甾醇,他创造的"伍德沃德有机反应"为大量合成甾体激素提供了基础。在抗生素的研究中,他测定并确定了金霉素、土霉素等复杂有机物的化学结构,完成了四环素母核、棒曲霉素和头孢霉素 C 的合成,他合成的化合物还有叶绿素、河豚毒素等。伍德沃德还探索了核酸与蛋白质的合成问题、发现了以他的名字命名的伍德沃德反应和伍德沃德有机试剂。在药物合成中,他创造了不少新的有机化学合成的方法和理论。伍德沃德在工作中表现了很高的技巧和水平,他的合成设计策略巧妙、操作简便、目的明确,对药物化学、立体结构、功能基等理论运用自如。他的这些工作代表了当时世界药物有机合成的最高水平。

1965 年伍德沃德因在有机合成方面的杰出贡献获得诺贝尔化学奖后,继续向着更艰巨复杂的化学合成方向前进,他组织了 14 个国家的 110 位化学家,协同攻关,探索结构极为复杂的维生素 B_{12} 的人工合成问题。伍德沃德设计了一个拼接式合成方案,即先合成维生素 B_{12} 的各个局部,然后再把它们对接起来。这种方法后来成了合成所有有机大分子普遍采用的方法。伍德沃德经过近千个复杂的有机合成实验,历时 11 年于 1976 年才完成了维生素 B_{12} 的全合成,这是他一生事业的巅峰。

五、合成甾体激素药物

1. 什么是甾体激素药物

甾体是广泛存在于自然界中的一类天然化学成分,它们分子结构的共同点

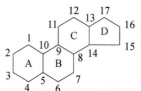

图 5-6 甾体化合物的骨架

就是含有甾烷结构(见图 5-6)。人体分泌的激素一类是蛋白质类激素,另一类就是甾体激素,例如肾上腺皮质激素,雄性激素睾酮、雄酮和雄二酮,雌性激素雌酮、雌二醇和黄体酮。

甾体药物是临床上一类重要的药物,对机体起着非常重要的调节作用,具有很强的抗感染、抗过敏、抗病毒和抗休克的药理作用,能改善蛋白质代谢、恢复和增强体力以及利尿降压,广泛用于治疗风湿性关节炎、支气管哮喘、湿疹等皮肤病、过敏性休克、前列腺炎、爱迪森氏等内分泌疾病,也可用于避孕、安胎、减轻女性更年期症状、手术麻醉等方面,以及预防冠心病、艾滋病、减肥等。

　　甾体药物的发现和成功合成被誉为 20 世纪医药工业取得的两个重大进展之一（另一个是抗生素的发现和应用）。目前，全世界生产的甾体药物品种已达 300 多种，其中最主要的为甾体激素药物，主要包括性激素药物和肾上腺皮质激素药物两大类。

　　2. 性激素类甾体药物

　　早期的甾体激素类药物是来自动物器官的匀浆提取物。德国化学家布特南特（Adolf Butenandt）是性激素研究的先驱之一。1929 年他从孕妇的尿液中分离到雌性激素雌酮和雌三醇，迈出研究性激素化学性质的关键一步。1931 年他又从 15 吨男性尿液中提取到 15 mg"结晶型雄性激素"，发现其为一种甾体结构物质，正式将其命名为睾酮。睾酮是维持男性生理机能最重要的激素，不仅可以强化肌肉、提高性欲、增强体力，而且对身体健康其他方面也有积极作用。1934 年瑞士科学家卢齐契加（Leopold Ruzicka）人工合成了一种完全具有睾酮性质的类似化合物，两位科学家因此共同分享了 1939 年诺贝尔化学奖（见图 5 - 7）。

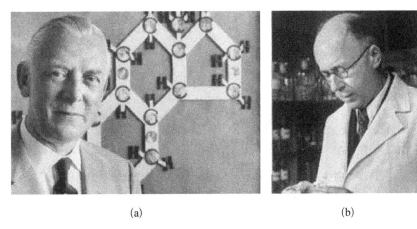

(a)　　　　　　　　　　　　　　　(b)

图 5 - 7　布特南特（Adolf Butenandt）(a)　卢齐契加（Leopold Ruzicka）(b)

　　1938 年德国从天然雌激素雌二醇合成出炔雌醇和炔雌醇甲酯，并于 1940 年首次用于痛经治疗时的排卵抑制，但是这些雌激素并不能完全成功地抑制排卵。当科学家发现卵巢黄体分泌的孕酮可以抑制排卵时，便尝试开发有效抑制排卵的口服孕酮，1944 年研制出 19 - 去甲基孕酮（一种结构类似孕酮但在 C19 位置缺乏甲基的活性化合物），同时，科学家从墨西哥天然薯蓣的一种植物中分离雌孕激素并对其结构进行改进。1951 年男性激素炔诺酮成为当今口服避孕药原型，1956 年 Pinus 首先利用 19 - 去甲雄甾烷衍生物异炔诺酮作为口服避孕药。1962 年口服避孕药在美国市场以 10 mg 炔诺酮和 150 μg 炔雌醇甲酯的配方上市。甾体激素药物使人类生育控制达到了新水平，成为 20 世纪计划生育领域的重要里程碑。

3. 治疗风湿性关节炎的糖皮质激素类药物

早在 16 世纪意大利解剖学家发现肾上腺,但人们并不知道肾上腺有什么功能。19 世纪英国医生 Thomas Addison 首次描述了一种病症,主要表现为贫血、乏力、虚弱和皮肤色素显著沉着,人们称之为爱迪森氏病。肾上腺受损的患者往往会出现爱迪森氏病的病症。

后来借助于显微镜才知道肾上腺分为皮质和髓质,从形态上看应该是一种内分泌腺。肾上腺皮质分泌什么物质? 其结构和生物效应是什么? 答案的获得要归功于 1950 年的诺贝尔奖获得者美国科学家肯德尔(Edward Calvin Kendall)、亨奇(Philip Hench)和瑞士科学家赖希施泰因(Tadeus Reichstein)(见图 5 - 8)。

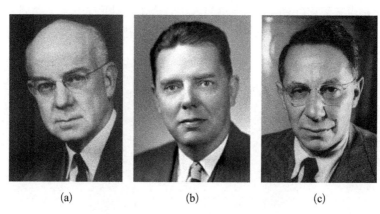

(a)　　　　　　　　(b)　　　　　　　　(c)

图 5 - 8　肯德尔(Edward Calvin Kendall)(a)　　亨奇(Philip Hench)(b)
赖希施泰因(Tadeus Reichstein)(c)

肯德尔在哥伦比亚大学获得学士、硕士和博士学位。在美国帕克戴维公司和纽约圣路加医院工作期间分离出甲状腺激素,1914 年后为明尼苏达大学教授,任生化系主任、生化部部长。1934 年肯德尔从肾上腺皮质成功地分离出 20 多种物质,其中有 4 种甾体化合物 A、B、E、F。化合物 E 是肯德尔和赖希施泰因一起分离鉴定的,它就是赫赫有名的肾上腺皮质激素,即可的松。

第二次世界大战期间传说德国人从屠宰场收购肾上腺以制造皮质激素,帮助士兵缓解"战争疲劳症"引起的情绪压抑。尽管这是谣言,却促使美国政府竭力发展皮质激素的合成。1944 年美国化学家萨雷特从牛的胆汁中提取了可的松。默克制药公司看到了可的松的无限商机,1944 年根据肯德尔的方法,默克制药公司大量生产出化合物 A,1945 年又成功地将化合物 A 转变成 E。当时可的松的合成方法包含了 50 个以上的复杂反应步骤。

风湿性关节炎是一种结缔组织炎症，患者除了关节疼痛、肿胀外，还会出现严重的畸形，痛苦不言而喻，反复发作还会累及心脏。毕业于匹兹堡大学的亨奇医生（Philip S. Hench）在梅奥诊所的风湿科致力于钻研风湿性关节炎，然而治疗效果总是难以尽如人意。他在工作过程中观察到：患有肝脏疾病而出现黄疸的患者，他们的类风湿关节炎症状常常会有所减轻；妇女怀孕后风湿性关节炎的症状也会减轻。黄疸患者的血液含有更高浓度的胆汁酸，孕妇的血液含有更高浓度的雌孕激素等性激素。胆汁酸和性激素有什么联系吗？亨奇分析认为：从化学结构上看，两者都是类固醇。由此，亨奇产生了一个想法：胆汁酸和性激素都是甾体类物质，黄疸和妊娠之所以能够缓解风湿关节炎的病情，很有可能就是升高了甾体类物质的浓度所致。如果给予外源的甾体类物质，是不是就能治疗风湿关节炎呢？1948年亨奇和肯德尔决定把可的松试用于风湿病患者，结果疗效非常显著。科学家赖希施泰因在瑞士同时开展了肾上腺皮质激素的研究，取得了瞩目的成绩。可的松抗炎作用的发现改变了整个医学治疗的面貌，标志着一个新的药物治疗时代的开始。

20世纪50年代在异体肾脏、心脏或皮肤的移植手术中，发现了可的松有助于减轻机体免疫系统排异反应。通过逐步扩大试验范围，证实了可的松有极广泛的、效果非常明显的临床用途：治疗肾上腺皮质功能紊乱，自身免疫性疾病如肾病型慢性肾炎、系统性红斑狼疮、类风湿性关节炎，变态反应性疾病如支气管哮喘、药物性皮炎、感染性疾病、休克、器官移植的排异反应，眼科及皮肤等疾病。虽然可的松可以减轻病症，但不能阻止疾病的发展和根治疾病，而且如果患者长期服用药物，会产生皮质激素增多症，其症状是满月脸、多血质外貌、向心性肥胖、痤疮、紫纹、高血压、继发性糖尿病和骨质疏松等。所以在临床应用中应严格掌握治疗的适应证，在剂量、疗程和给药途径上制订合理治疗方案，剂量应严格加以控制。

几十年来，科学家在甾环上引进可能的各种基团，并从中找到了活性强、不良反应小、令人相当满意的药物。目前临床应用的糖皮质激素类药物有氢化可的松、泼尼松、泼尼松龙、甲泼尼龙、曲安西龙、地塞米松、倍他米松、布地奈德、曲安奈德等。

4. 解决甾体药物合成的原料问题

20世纪30年代以前甾体激素主要提取于动物脏器及分泌物，在15 000 L尿中只能分离出15 mg雄甾酮，从5万头猪的卵巢中才能提取出20 mg的孕酮。工业生产并推广临床应用须考虑实际成本，化学合成才是解决大量用药的唯一途径。

植物和动物体内也有大量的甾体化合物存在，其化学结构的基本骨架与甾体激素相似,如羊毛脂中的胆甾醇、胆汁酸中的胆酸、大豆中的豆甾醇、百合科和薯蓣科植物中的皂苷元等。1935 年瑞士化学家卢齐契加从胆甾醇合成了第一个甾体激素睾酮,几年后他又合成了甲基睾丸素。1939 年美国化学家马克尔(Russel Marker)从植物洋菝葜中提取出皂苷元,并用简单的工艺步骤将其转化为孕酮,再将其转化为睾酮和雌酮。1943 年马克尔发现墨西哥的薯蓣科植物块根富含皂苷元,这是合成可的松和其他激素类药物的理想原料,引起了化学界的广泛关注。通过对近万种植物的化学筛选,发现甾体皂苷元主要集中在单子叶植物薯蓣科、龙舌兰科、百合科、延龄草科等。这种利用现成的、复杂的、基本骨架皂苷元再经简单的化学合成,制备所需药物的方法叫作半合成法。随着甾体化学和有机合成的发展,20 世纪 50 年代甾体的全合成也取得进展,科学家相继发明了用苯酚、醌等最简单的有机化合物合成结构复杂的甾体骨架。到 20 世纪 70 年代甾体药物的全合成实现了工业化,这对植物资源缺乏的国家来说不乏为一条制药途径。

当时在皮质激素类药物可的松的合成中,由于原料胆酸资源少、得率低、价格贵,每公斤药物达 20 万美元,无法满足临床治疗的需要。能否用植物皂苷元为原料来大量合成呢? 皮质激素类药物与其他甾体激素在化学结构上略有不同,前者的甾体骨架 C-11 位上多一个氧原子。化学家尝试了许多方法想解决这一问题,然而经典的化学合成转化方法并未奏效。

1952 年美国普强药厂的生物化学家彼得森(D. H. Peterson)和微生物学家默里(H. C. Murray)发现少根根霉能使孕酮的 11 碳位羟基化,生成 11α-羟基孕酮,然后又用黑根霉可转化成可的松(见图 5-9),并获高达 95% 的得率,大大降低了成本。

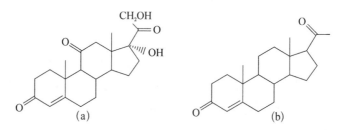

图 5-9 可的松(a)和孕酮(b)在骨架结构上的区别

六、人工合成胰岛素

1. 胰岛素和诺贝尔奖

胰岛素是由人体胰脏内的胰岛 β 细胞分泌的一种蛋白质激素。现代社会由于糖尿病患者的急剧增加,胰岛素成为制药行业最受关注的药物之一,用于治疗

自身胰岛 β 细胞功能受损的 1 型糖尿病患者，以及和口服降糖药联合治疗 2 型糖尿病患者。曾被认为是不治之症的千百万糖尿病患者因胰岛素而被拯救，这归功于生物、化学、药学等专业领域包括诺贝尔奖获得者在内的科学家，他们是 1923 年因发现胰岛素并用于治疗糖尿病而获得诺贝尔奖的加拿大科学家班廷（Frederick Grant Banting）和麦克莱德（John James Rickard Macleod），1958 年因确定胰岛素的分子结构而获诺贝尔奖的英国生物化学家桑格（Frederick Sanger），如图 5-10 所示。

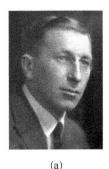 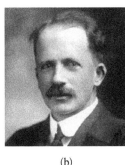 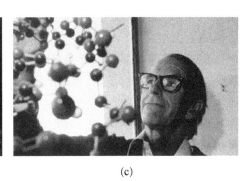

(a)　　　　　　　(b)　　　　　　　　　　　　(c)

图 5-10　班廷（Frederick Grant Banting）(a)　麦克劳德（John James Rickard Macleod）(b)　桑格（Frederick Sanger）(c)

2. 人工合成牛胰岛素

1953 年桑格关于牛胰岛素的氨基酸一级结构发表。牛胰岛素由 51 个氨基酸残基组成，分 A 和 B 两条链，A 链有 21 个氨基酸残基，B 链有 30 个氨基酸残基，A、B 两条链之间通过两个二硫键联结在一起，A 链另有一个链内二硫键。牛胰岛素的一级结构（见图 5-11）一经公布，世界各地的有机化学家之间便展开了试图通过全合成的方法来合成胰岛素的竞争，1955—1965 年间全世界共有 10 个研究小组开展胰岛素的人工合成研究。1958 年，中国与美国、德国的科学家几乎同时在彼此隔绝的状态下独立提出了"胰岛素人工合成"的课题，中国的

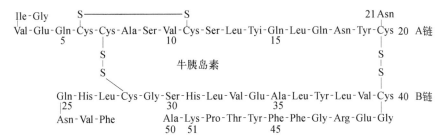

图 5-11　牛胰岛素的一级结构

科研团队是中国科学院生物化学研究所、中国科学院有机化学研究所和北京大学化学系，美国提出这一课题的是匹兹堡大学医学院生物化学系的副教授卡佐尼亚斯，德国提出这一课题的是联邦德国羊毛研究所的查恩教授。这在 20 世纪 50 年代一度被看作是遥不可及的事情，世界权威杂志《自然》发表文章称"人工合成胰岛素还不是近期所能做到的"。

人工合成胰岛素是难度很高的一个项目，胰岛素分子不但化学结构复杂，而且还具有蛋白质分子的特定构象。因此，人工合成胰岛素不仅要完成肽链的合成，而且还要求使合成的肽链能够折叠成与天然胰岛素同样的构象，并具有生物活性分子。

我国这一重大基础科研项目一经提出，立即得到国家领导的重视，科研团队成立了蛋白质人工合成组、蛋白质结构功能组和酶组，开始探索用化学方法合成胰岛素。经过周密研究，科学家确立了合成牛胰岛素的方案。首先，拆、合天然胰岛素两条链。1959 年这一难题被突破，重新合成的胰岛素同原来天然的胰岛素结晶形状和活力都相同。至此，胰岛素的合成研究取得了初步的进展。在此后的几年里，虽进行了"大兵团作战"，但并未取得实质性突破。1964 年人工合成 B 链与天然 A 链重组构建胰岛素获得成功。1965 年，完成了胰岛素 A 链的化学合成。1965 年 9 月 17 日人工合成的 A 链与人工合成的 B 链进行重组取得成功。经过严格鉴定，人工合成牛胰岛素的结构、生物活力、物理化学性质、结晶形状都和天然的牛胰岛素完全一样。

这一重要科学研究成果首先以简报形式发表在 1965 年 11 月的《中国科学》杂志上，1966 年 4 月全文发表。几乎在同时，美国匹茨堡大学副教授凯特索安尼斯(P. B. Katsoyannis)和他的同事们于 1964 年报道了合成了胰岛素，德国亚琛工业大学的察恩(H. Zahn)教授同样完成了微弱活性的胰岛素的合成。但从实验室合成到批量生产还需要经过时间和高额投入的漫长道路。

我国人工合成的牛胰岛素是世界上第一次用人工方法合成的蛋白质，这一重大基础研究成果是在多肽化学研究薄弱、专门人才缺乏、仪器设备落后、科研经费困难、各种氨基酸和特种试剂国内不能生产等不利情况下，同科学发达的美国、德国有关实验室在历经 7 年的激烈竞争中取得的，是科研人员共同合作的结晶，前后正式参与此项工作的研究单位就有 8 个，科研人员约有 800 人。（见图 5-12）。1966 年人工合成胰岛素工作发表后在国际上引起极大轰动，表明我国在多肽和蛋白质合成方面的研究工作进入了世界先进行列（见图 5-13）。人工合成牛胰岛素获 1982 年中国自然科学一等奖，遗憾的是人工合成胰岛素的科学家曾与诺贝尔奖"擦肩而过"。

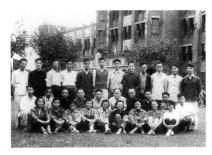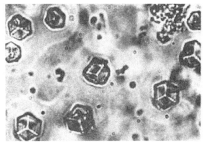

图 5-12 全合成胰岛素研究组成立之初的人员和人工合成胰岛素的结晶

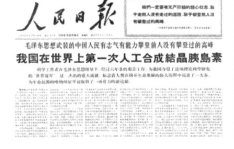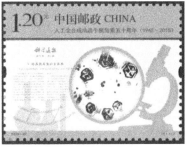

图 5-13 1966 年 12 月 24 日《人民日报》的报道和 2015 年人工
全合成结晶牛胰岛素五十周年的纪念邮票

七、手性药物

1. 药物结构和药理作用的关系

早期的药物应用都与人们的主观感觉有关，以人体本身的体验作为药效的依据，在实验药理学尚未发展的前提下，药物以这种方式兴起是容易理解的。随着现代化学理论和现代分子生物学理论的建立，人们认识到药物的治疗作用是因为一个药物小分子（配体）和另一个较大的分子受体（酶）相结合产生，小分子进入酶的特殊空穴（活性位点）与酶结合而干扰酶的催化作用，影响代谢使疾病得到治疗。药物的作用主要与药物分子的化学结构有关。药物通过自身结构的特异性，影响机体受体的功能而产生药效。构型合适的药物能够和受体快速紧密结合，发挥合理的药效，而化学构型不合适的药物使药物的疗效大打折扣。在一般情况下结构类似的药物能与同一种受体结合产生相应的激动作用或拮抗作用，这就是药物的构效关系。所谓构效关系是指药物的化学结构，包括基本骨架、立体构型、活性基团、侧链长短与药理作用之间的特定关系。

2. 手性药物异构体的药理活性和毒性往往是有差异的

手性是自然界的普遍特征，生命活动中蛋白质、多糖、核酸和酶等一些重要的生物大分子几乎全是手性的,小分子化合物由于组成原子的三维排列引起的结构不对称性也是手性。在手性药物中,沿着由手性中心与最小基团组成的直线方向观察,与手性中心连接的基团由大到小若按顺时针排列的为 R 构型,逆时针则为 S 构型。手性药物分子的特点就是存在着互为实物和镜像关系两个立体异构体。这对互成镜像的药物具有"对映关系",互称为"对映体"。对映体就好比人的左手和右手,相似而不相同,不能叠合(图 5 - 14)。互为对映

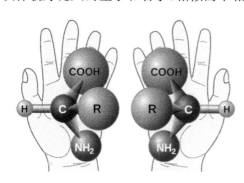

图 5 - 14 一对对映体手性分子

体的一对手性药物具有基本相同的物理、化学性质,但有一种性质是彼此不同的,那就是它们具有相反的光学活性,其中一个能使平面偏振光按顺时针方向旋转称为右旋体,记作(+)或 D;反之则称为左旋体,记作(-)或 L。当等量的一对对映体混合在一起时,则不再引起平面偏振光的旋转,无旋光性,为外消旋体,记作(±)或 DL。

1992 年美国 FDA 规定,新的手性药物上市之前必须分别对左旋体和右旋体进行药效和毒性试验,否则不允许上市。2006 年 1 月,我国 SFDA 也出台了相应的政策法规。据报道目前有 60 多种单个对映体的药物,相信在不久的将来会有更多的单个对映体作为上市药物使用。

为什么药品监管这么重视手性药物? 手性药物在疾病治疗中有差别吗? 这是因为"一把钥匙开一把锁"。由于生物体内的受体都是手性的,它们对药物具有精确的手性识别能力,只有匹配手性药物才能发挥药效,不匹配的手性药物就不能产生预期药效。如果药物是含两种对映体的消旋物,其中一个对映体往往能很好地与手性大分子契合而发挥预期的药理作用,另一个对映体则往往不能很好地契合而成为无效对映体,或与其他大分子契合而产生不同的药理作用和具有毒副作用。

目前临床上常用的 1 850 多种药物中有 1 045 多种是手性药物,在人体内的生理活性、代谢过程、代谢速率以及不良反应等方面有着差异。第一类的手性药物只有一种对映体有活性,而另一种无显著的药理作用,如氯霉素消旋体中(R,R)-氯霉素有活性,而对映体(S,S)-氯霉素则无活性;(S)-布洛芬是高效的非甾体解热镇痛药,而(R)-构型布洛芬基本没有药理活性;(S)-异构体奥美拉唑是抗溃疡药,(R)-异构体则活性很低。第二类手性药物的两个对映体具有等同或相近的药理活性,不良反应也相差不大,如平喘药丙茶碱、抗组织胺药异丙嗪、抗

心律失常药氟卡尼等。第三类手性药物的两个对映体具有完全不同的生理活性,(2S,3R)-丙氧芬(右丙氧芬)是止痛剂,而(2R,3S)-丙氧芬(左丙氧芬)是镇咳药;R-苯丙胺是食欲抑制剂,而S-苯丙胺则是精神振奋剂。第四类手性药物的两个对映体中一个有活性,另一方不仅没有活性,反而有不良反应(见表5-2),如(R)-沙利度胺用于治疗孕吐,而(S)-沙利度胺具有致畸变的毒性作用;S-多巴用于治疗帕金森氏症,而R-多巴则具有严重的不良反应。第四类手性药物的对映体中一个有活性而另一个可发生拮抗作用。例如左旋黄皮酰胺有明显的促智作用,而右旋异构体无促智作用,反而起抑制作用。

表5-2　一些具有不良反应的手性药物

药　　物	有 效 异 构 体	不 良 异 构 体
多　巴	(S)-异构体,治疗帕金森症	(R)-异构体,严重不良反应
氯胺酮	(S)-异构体,麻醉剂	(R)-异构体,致幻剂
青霉素胺	(S)-异构体,治疗关节炎	(R)-异构体,突变剂
乙胺丁醇	(S,S)-异构体,治疗结核病	(R,R)-异构体,致盲
沙利度胺	(R)-异构体,治疗孕吐	(S)-异构体,致畸变

3. 手性药物的拆分和合成

单一对映体的手性药物不仅疗效好(有的手性药物疗效是原来消旋药物的几倍甚至几十倍),而且不良反应较小,具有良好的市场前景,在世界市场上每年以20%的速度增长,研究和开发手性药物是当今医药科研人员所面临的最重要的课题之一。

获得单一对映体的手性药物有手性拆分和手性合成两种方法。拆分外消旋体是获取手性药物的最常用的方法,可选择用直接重结晶法、差向异构体重结晶、动力学拆分法将混旋体拆分成左旋体和右旋体,其中只有一半是目标产物,另一半是副产物。例如α-甲基-L-多巴使用直接重结晶法;在D-苯甘氨酸的工业生产中使用右旋樟脑磺酸作拆分试剂。

手性拆分中的手性拆分试剂使用消耗量大而且价格昂贵。化学家一直在探索,是否有更经济的方法,将非手性原料直接转化为手性单旋体呢? 1965年英国化学家威尔金森(Geoffrey Wilkinson)教授(1973年诺贝尔化学奖获得者)发现了一种手性膦-金属铑的络合物能催化氢化烯烃,在极少量的手性催化剂作用下获得了单旋体,奠定了手性不对称催化重要的基础。1968年美国科学家诺尔斯(William S. Knowles)用过渡金属铑催化剂实现了手性药物L-多巴的合成,这是第一个利用不对称催化反应合成的手性药物。日本名古屋大学的野依良治

(Ryoji Noyori)教授将不对称催化氢化反应推向了高效、实用的高峰,他发明了一种手性萘膦-钌催化剂,实现了碳碳双键的不对称催化氢化反应,后来又发现手性联萘膦-钌的双胺化合物对羰键具有同样有效地反应。美国 Scripps 研究院的夏普莱斯(Barry K. Sharpless)教授 1980 年发现了过渡金属钛、手性酒石酸酯和氧化剂搭配可用于烯丙醇的不对称环氧化反应,后又发现了锇催化的不对称双羟基化反应和羟氨化反应实现了高选择性和高效的不对称氧化反应。鉴于诺尔斯、野依良治和夏普莱斯在不对称催化研究领域做出的杰出贡献,2001 年瑞典皇家科学院将诺贝尔化学奖授予这三位手性催化技术开拓者。瑞典皇家科学院指出:"这三位科学家的发现对科学研究以及新药、新材料的发展产生了极大的影响,并已在许多药物和其他生理活性物质的商业合成上得到广泛的应用"。这三位科学家获奖的意义还在于:他们的发明帮助人们在认识和改造世界中建立了信心,提供了一种有力的工具,即可以通过手性催化反应得到手性产物。

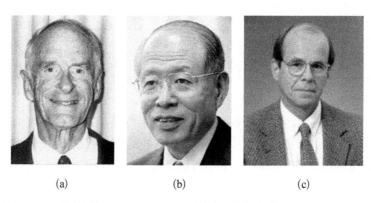

(a)　　　　　　　　(b)　　　　　　　　(c)

图 5 - 15　诺尔斯(William S. Knowles)(a)　　野依良治(Ryoji Noyori)(b)夏普莱斯(Barry K. Sharpless)(c)

不对称催化技术聚焦于使用催化量的手性试剂来合成单一手性物质,不需要从自然界来取得天然手性化合物,只需少量手性催化剂即可将大量潜手性底物转化为手性产物,具有手性增值、高对映选择性、经济、易于实现工业化的优点,是有希望和前途的合成手性药物的方法。国外已有应用不对称催化技术合成的手性药物面世,例如美国孟三都公司治疗帕金森病的 L-多巴。目前我国的手性药物不对称催化合成方法学以及手性药物分子的药理学和毒理学还处在实验室的基础研究阶段。随着这些基础学科向国际高水平方向发展,实验室技术日臻成熟,以及新工艺、新技术的应用将极大地促进手性药物的发展。

药物化学合成的方法和技术发展十分迅猛,每年都有数以千计的潜在药物被合成，但同时又向科学家提出新的严峻任务。药物化学家们一直在研究如何能够通过合理的药物设计而发现新药，尤其是在结构生物学、分子生物学、计算机科学等学科以及生物技术、合成和分离技术高度发展的今天，人们更希望通过对生物靶分子结构的了解，用计算机模拟设计、组合合成化学加快新药发现的速度，这将成为今后合成药物发展的必然趋势。

思考和讨论

（1）手性是宇宙的普遍特征，从无生命的物体到生命现象都有绝妙的不对称之美。早在一百多年前，法国著名的微生物学家和化学家巴斯德就英明地预见"宇宙是非对称的，如果把构成太阳系的全部物体置于一面跟随着它们的镜子面前，镜子中的影像不能和实体重合……生命由非对称作用所主宰。我能预见，所有生物体在其结构和外部形态上，究其本源都是宇宙非对称性的产物"。请寻找科学、艺术和生活中的手性对映体之美。

（2）药物化学是连接化学和生命科学并使其融合为一体的交叉学科，在其发展过程中化学、物理学、医学、生命科学和信息学的新知识、新理论和新技术不断充实其内容，使其成为创造药物重要源泉之一。学科交叉是"学科际"或"跨学科"研究活动，其结果导致的知识体系构成了交叉科学，学科交叉点往往是新的科学生长点、新的科学前沿。有些科学家认为学科交叉最有可能产生重大的科学突破，使科学发生革命性的变化。你如何看待层出不穷的交叉科学？

第六讲　免疫防治：从人痘开始

　　流行性传染病是威胁人类生存的重大疾病，历史上的"黑死病"、黄热病、天花、疟疾等各种瘟疫造成的重大死亡多不胜数。我国古代的人痘接种术是传染病免疫预防的萌芽和先驱，乐于接受新生事物的蒙塔古夫人身体力行在英国提倡人痘接种，英国乡村医生琴纳由挤奶女工引发的思考和尝试，德国化学家巴斯德的博学和减毒病原体应用于预防促使疫苗真正诞生了。20 世纪中叶疫苗进入了黄金发展时期，尽管疫苗在质量、储存，以及安全、效果等方面还存在着一些问题，但其对传染病的预防作用已被全球公认。随着免疫学研究的发展，20 世纪80 年代第一个抗体药物的上市，翻开了免疫治疗的新篇章，21 世纪美国宫颈癌疫苗的问世标志着疫苗可以通过诱导特异性的免疫应答治疗疾病或防止疾病恶化。

一、历时 4 个世纪消灭"天花"

1. 天花及其危害

　　天花（smallpox）是人类历史上一种极其凶险的传染病。最早的天花患者是距今 3 000 多年前的古埃及拉姆西斯五世。人们从他的木乃伊上发现了天花的疤痕。经考古学家和病理学家研究，认为这是人类历史上最早的天花病例。公元前六世纪印度也有关于天花疾病的记载。中世纪开始，由于人口聚集、卫生状况恶劣、商业活动增多、医药停滞不前，天花开始流行，并随着人类迁徙、战争和探险活动等在许多国家和城市爆发，成为 17、18 世纪世界上最具毁灭性的传染病。18 世纪欧洲死于天花的人数达一亿五千万以上；1872 年美国流行天花，仅费城就有 2 585 人死亡；俄国从 1900—1909 年的 10 年中，死于天花者竟达 50 万人。据有关资料记载，天花夺去了近 5 亿人宝贵的生命。

我国发生天花最早可以追溯到公元 1 世纪。东汉时期马援征战交趾后天花第一次从国外传入中国，因此称之为"虏疮"。魏晋时期天花又多次从国外传入，一度造成爆发流行。唐宋以来，天花的患者数逐渐增多。明代（15 世纪）以后，由于交通发达、人员往来频繁，天花开始在我国广泛流行，甚至蔓延到深宫禁闱。古医书中的"痘疮""疱疮"等都是天花的别名。晋代医学家葛洪在所著《肘后救卒方》（约 318 年）中第一次准确而详细地描述了天花症状及其流行情况，命之曰"天行斑疮"。

天花在未感染天花的人群中发病率极高。天花患者过了潜伏期后突然发烧、乏力和头痛，额部、面颊、腕、臂、躯干和下肢成批依次出现红色斑疹、丘疹、疱疹、脓疱疹，同时伴有疼痛、体温再次升高，甚至出现惊厥、昏迷。10～14 天后患者体温逐渐下降，脓痂逐渐干缩或破裂结痂，痂皮脱落后遗留下疤痕，俗称"麻斑"。天花流行时，几乎没有人能躲过它的袭击，甚至连皇族权贵也无法幸免，法国路易十四、路易十五、英女王玛丽二世、德皇约瑟一世、俄皇彼得二世等都因感染天花而丧生。天花来势凶猛，常伴有败血症、骨髓炎、脑炎等并发症，病死率一般可达 25%，有时甚至高达 40%，侥幸存活者也会留下永久性的瘢痕。天花患者的皮疹变化如图 6－1 所示。

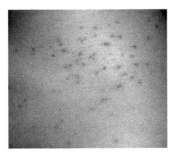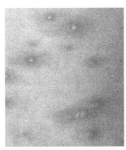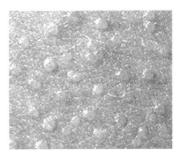

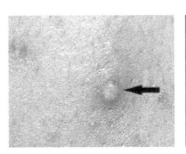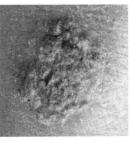

图 6－1 天花患者的皮疹变化

2."以毒攻毒"的免疫思想萌芽

天花流行带来的巨大恐惧引发了人们对超自然力量的崇拜,于是"痘神"应运而生。为了征服天花,古人开始摸索防治天花的方法。晋代《肘后救卒方》中用蜜涂抹或蜜煮升麻治疗天花的药方是中国医药史上第一次对治疗天花的论述,以后各个时期的医家对天花的治疗方药不断进行补充,方药日益丰富。唐代孙思邈的《千金方》记载的治疗方法更加丰富,王焘的《外台秘要》搜罗百家治疗方剂多达12种。

与此同时人们经过长期观察发现,患者如果在某种传染病中幸存下来,可以长期或终身不再得这种病,即使再得病也是比较轻微而不到死亡。古人得出了"以毒攻毒"的经验:在未病之前,先服用或接种有毒的致病物质,可使人体对这种疾病产生抵抗力。明代郭子章的《博集稀痘方》和李时珍的《本草纲目》都记载了用(白)水牛虱(可能是牛天花痘痂)和粉作饼或烧灰和着粥、饭服下预防天花的方法。虽然这种方法未有实际效果,但是在"以毒攻毒"理念的影响下,一种大胆的、有效的人痘接种术在古老的中国产生了。

清初朱纯嘏在《痘疹定论》记载:宋真宗时(公元11世纪)的宰相王旦,一连几个子女死于痘疮。王旦担心其老年得子王素又遭痘疮的伤害,召集医师商议防治痘疮,有人推荐了四川峨眉山的种痘"神医"。"神医"赶到汴京对王素检查一番后说:这个孩子可以种痘。王素种痘7天后出现发热症状,12天后痘结痂,种痘效果极好未再患痘疮。这是我国典籍上有关种痘的最早记载。人痘接种术在康熙年间已经相当完善并风行南北民间,清政府在皇孙贵族中也大力提倡,并推广至全国成为预防天花的普遍方法。

人痘接种术是近代医学的"免疫"萌芽,是古代中国对人类免除天花威胁的最大贡献。18世纪法国著名思想家伏尔泰在《哲学通信》中写道:我听说一百年来中国人一直有此习惯(指种痘),这是被认为全世界最聪明、最讲礼貌的一个民族做出的伟大先例和榜样。

3.人痘接种术的方法

从宋到元明时期我国的种痘著作大量涌现,1742年清政府组织编写的大型医学丛书《御纂医宗金鉴·幼科种痘心法要旨》介绍了4种种痘方法:痘衣、痘浆、旱苗和水苗,其中,以水苗法效果最佳,旱苗法其次,痘浆法危险性最大。人痘接种法如图6-2所示。

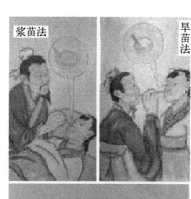
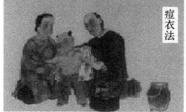

浆苗法　旱苗法　痘衣法

图6-2　人痘接种法

在不断实践的过程中人们发现，如果用接种多次的痘痂作疫苗，则毒性减弱，接种后比较安全。清代《种痘心法》记载："其苗传种愈久，则药力之提拔愈清，人工之选炼愈熟，火毒汰尽，精气独存，所以万全而无害也。"这种痘苗选育方法与现代疫苗制备中减低毒性、保留抗原性的科学原理是完全一致的。

富有创造力的人痘接种术是与长期以来道家崇尚自然、利用自然的文化背景分不开的。因此李约瑟博士的"抗天花预防接种的方法只能在中国这样以道家文化为背景的医学中发明出来"是十分深刻的论断。

4. 人痘接种术的输出

人痘接种术预防天花的良好效果不仅使中国人受益，而且引起其他国家的关注与仿效。1688年俄罗斯派学生到中国学习种痘，人痘接种术又由俄罗斯传至邻邦土耳其。1744年中国医生李仁山到达日本长崎将人痘接种术带到日本。1790年朝鲜派使者到中国京城并将《御纂医宗金鉴》带回朝鲜，按照书中《幼科种痘心法要旨》的方法和注意事项接种人痘。人痘接种术还通过丝绸之路传到阿拉伯，再传入土耳其。

英国驻土耳其大使夫人蒙塔古（M. W. Montague）思想开明，对未知事物充满好奇心，常用笔记录异国他乡的种种见闻。蒙塔古夫人看到当地人用针划破孩子的皮肤再接种针尖许的痘苗用以预防天花的效果很好，颇为感动。蒙塔古夫人也曾感染此病，深知感染天花的痛苦和危害。1717年她写信给朋友："我要告诉你一件事，我确信此事将使你有兴趣亲自来此一看。天花这种在我们中间是一种如此致命和如此普遍的疾病，在这儿则完全没有危害。这主要是因为应用了一种称之为'接种'的方法……我将不懈努力，向我们的医生介绍这件特殊的事情。"1718年她邀请来访大使馆的英国外科医生梅特兰（Charles Maitland）给她6岁的儿子进行了人痘接种。事后，她把接种成功的消息写信告诉了她英国的朋友。1719年蒙塔古夫人返回英国，身体力行地大力提倡人痘接种。

一般认为中国的人痘接种术是通过蒙塔古夫人传入英国的。但据英国皇家学会的档案记载，在蒙塔古夫人之前，人痘接种预防天花的方法已通过一些在中国经商的英国商人和旅行者直接传到了英国，并在英国皇家学会进行了交流。

5. 英国官方的死囚接种人痘实验

中国人痘接种术成熟之际，欧洲正面临天花肆虐而束手无策。1721年天花在英伦三岛爆发，严重的形势迫使英国皇室责令皇家医学会寻找防止天花流行蔓延的对策。英国皇家学会不得不认真考虑人痘接种预防天花的问题，一场在医药史上具有重要意义的人痘接种预防天花的临床实验正式启动了。

蒙塔古夫人再次邀请梅特兰医生为她年仅3岁的女儿接种人痘。在3个皇家医学会医生见证下,女孩被接种了人痘,在经历了轻微的病程后痊愈了。这次人痘接种的效果令皇家医学会极为信服。一些医生建议在死囚犯中进行试验。作为试验回报,囚犯如果在人痘接种后没有死亡,就予以赦罪释放。在乔治一世国王的默许下,英国皇家学会主持了人痘接种的临床试验。梅特兰医生对 6 名自愿接受试验的死囚犯实施人痘接种,当场至少有 25 个内外科医生以及药剂师目击了整个接种过程。6 名囚犯进行 2 次接种后,4 人出现不同程度的轻度感染后不久都恢复了健康,1 人与天花患儿共同生活 6 天而始终没有感染天花,1 人因曾患过天花一直没有出现感染症状。

为了进一步肯定人痘接种的效果,梅特兰在 1722 年又对 6 名犯人进行了试验。这次官方许可的整个试验过程均向公众开放,以公开实验的结果和满足公众的好奇心。

是否罪犯们具有特别抵抗能力的体质? 经过皇室的特许,对 5 个没有得过天花的孤儿进行了人痘接种并获得成功。此后,威尔士王子的 2 个女儿也接种了人痘而免受了天花之害。从此,人痘接种术便在英国迅速而广泛实现,揭开了欧洲在天花流行期间推广人痘接种的序幕。1746 年伦敦再次大流行天花时,甚至还成立"天花接种医院"无偿进行人痘接种。

由英国皇家学会主持的、以评估人痘接种预防天花的效果及安全性为目的的一系列人体实验,是西方国家一件非常引人注目的事件,不仅对欧洲民间推行人痘接种起到了极其重要的推动作用,而且开创了人体试验的先例,为以后琴纳的牛痘苗、巴斯德的狂犬病疫苗在人体直接进行预防接种排除了许多伦理学上的障碍。

6. 诘难和反对的声音

人痘接种术曾在英国等欧洲国家遇到不同程度的诘难,更由于一些感染和死亡事故遭到反对和禁止。在 1721 年英国皇家学会试验成功之后的 7 年内,欧洲有文献记载的人痘接种数只有 897 人。

英国反对的声音来自医学界内部和宗教界。医生营垒中的反对者认为: 这是危险的人为制造的感染,人类不应该糟蹋自己,用健康来换取疾病。有些地方的医生还促成了种痘禁令。宗教界的反对人士认为,"使人患病是只有上帝才有的权力,使人恢复健康的权力也由上帝掌握",接种人痘预防天花"篡夺了自然法和宗教的权威。它企图以这种方式把上帝排除在这个世界之外,并促进堕落和不道德的事情。"因此英国官方推广人痘接种阻力重重。

人痘接种术刚传到法国时,整个法国医学界几乎都持反对态度。顽固的保守分子把种人痘看成是杀人般的方法和妖术,责骂种痘是"狂人"的逻辑。有些基督教牧师认为"天花是上帝的恩赐",凡人"不能逆天行事"。因此,人痘接种术在法国的应用至少比英国推迟了 40 年。伏尔泰激烈批评法国人不善学习和没有及时引进种人痘技术，他说："倘若我们在法国曾经实行种痘，或许会挽救千千万万人的生命。"琴纳的牛痘接种法也经历过同样的命运，牛痘接种发明 40 多年后才于 1798 年被英国官方批准使用。

7. 人痘接种术的方法和文化差异

人痘接种虽然在欧洲有效地预防了天花，但遗憾的是每 1 000 名被接种人群中有 1～20 名死亡。英国曾有 17 名被接种者中感染死亡 8 人，美国波士顿曾41 个被接种人中 6 人死亡。西方的一些学者甚至夸大人痘的危险性和失败率，认为种人痘相当于一次人工传染天花，死亡及后遗症的比率都很大。

为什么成熟的中国人痘接种术在西方"水土不服"？分析其原因，主要有两个。

一是人痘接种的"种苗"不同。采之于天花痂的种苗称作"时苗"。接种时苗，实际上是以人工的方法使接种者感染一次天花，这种疫苗的危险性比较大。"时苗"经过连续接种的养苗和选择减低毒性的痘痂制成的苗为"熟苗"。"苗性和平"的"熟苗"毒性已减弱，接种后比较安全。这正是中国人痘接种成功率高、后遗症少的根本原因。而西方是直接挑取天花患者的疤浆接种的，人痘毒性没有得到很好控制，其安全性必然受到明显的影响。因此，西方施行的人痘接种法没有全部掌握中国种痘术的精髓——时苗反复传代培养，选择低毒性的熟苗。

二是文化的差异。儒家思想对中国文化影响很深，"身体发肤，受之父母，不敢毁伤，孝之始也"。中国接种人痘采用的是旱苗和水苗法。旱苗法就是取天花痘痂研极细末，置曲颈根管之一端，对准鼻孔吹入。水苗法是将痘痂研成细末，加水或人乳调匀，用棉花裹住所调痘苗，捏成枣核样塞入鼻孔内。西方采取的是皮肤接种法。用针将皮肤划破，将"天花脓液"种入伤口内。这比鼻吸法简便易行，但安全性上存在很大问题。

因此一种医药新方法的推广不但要克服传统习惯的抵制，而且需要完备的技术。

8. 牛痘接种术的发明

中国的种痘术在英国流传达约 50 年后，乡村医生爱德华·琴纳（E. Jenner）作为"天花疫苗之父"载入史册。

琴纳出生于英国格洛斯特郡伯克利山区的一个牧师家庭，从小喜爱医学，跟当地一位外科医生学习了 6 年之后，成为伦敦著名外科医生约翰·亨特（John Hunter）的弟子。亨特是一位严谨、有卓越思想品质的医生，他严谨而科学的工作态度对琴纳的影响很大。琴纳回到故乡后成为一名安逸、悠闲的乡村医生，但仍和老师保持着书信往来。

琴纳幼时被接种过人痘,行医后接种人痘也成了他的工作内容之一。当时天花盛行,麻脸是极为普遍的现象,衡量女性美貌的标准就是脸上有没有天花疤痕。在行医过程中,一位挤奶女工带着轻松的口吻告诉琴纳:她手上感染过牛天花而长过痘疤,不需要再种人痘。这在当地是司空见惯的,挤奶女工因很少患天花而有麻点被称为"漂亮的挤奶女郎"。这个没有受到关注的现象引起了琴纳的深思:牛痘和天花有没有关系?既然挤奶女工感染牛痘后不会得病,牛痘是否可以代替危险性大的人痘进行接种呢?他向老师约翰·亨特请教这个问题。亨特鼓励他:不仅要想,还要用动物试。琴纳连续 8 年用动物进行试验,证明了种牛痘可以预防天花。

可是,哪里寻找接种牛痘的试验对象呢?正当琴纳犯愁时,菲普斯太太主动要求为 8 岁的儿子詹姆斯·菲普斯(James Phipps)接种牛痘(见图 6-3)。因为

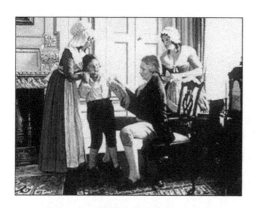

图 6-3　琴纳为菲普斯接种牛痘

她的大儿子死于接种人痘,小儿子菲普斯身体很弱,她担心小儿子接种人痘也会丧命。1796 年琴纳从挤奶女工萨拉莱默(Sarah Nelmes)手上牛痘的脓疱里取少量脓液,接种在菲普斯臂上浅浅的伤口中。琴纳在紧张中详细观察并记录试验结果:菲普斯的接种部位长出一个典型的牛痘,6 周后牛痘反应消退了。为了证实牛痘的效果,琴纳先后多次给菲普斯接种牛痘,他仍安然无恙。2 个月后琴纳给菲普斯接种天花患者的痘液,仅手臂局部出现疱疹而没有得病。菲普斯因接种牛痘而对天花产生了抵抗力,世界上第 1 例人体接种牛痘的试验成功了。在此后的 2 年内,琴纳成功地完成了 23 例牛痘接种。

牛痘接种可谓是人类发展史上具有里程碑意义的事件,开启了人类同疾病做斗争的篇章。

9. 怀疑、反对和荣誉

琴纳决定把这个造福人类的发明公之于众。1798 年他将论文《接种牛痘的原因和效果调查》提交英国皇家学会,但因当时的医学权威对种牛痘持怀疑态度而被拒绝。历来反对科学的教会也毫不例外地跳出来反对种牛痘,教会刊物的文章和漫画对接种牛痘进行歪曲诽谤:种牛痘的孩子咳嗽像牛叫,脸上长牛毛,眼睛像牛一样看人。琴纳虽不是一个富有斗争性的人,但在朋友的敦促下自费

刊印了这篇论文。

1837—1840年，英国又一次发生严重的天花流行，种牛痘的人得救了。在事实面前要求种牛痘的人越来越多，琴纳的研究成果终被英国政府承认，并成立了医疗小组，天花流行时出现了排队接种牛痘的场景（见图6-4）。琴纳也因此获得了很多荣誉：英王、拿破仑、俄国沙皇的召见；3万英镑的奖金；俄国女王的钻石戒指；荣誉公民奖状；等等。琴纳说："去实现我的愿望是我最大的满足，名誉好比不是镀金的大桶，会被不祥之箭刺穿的。"

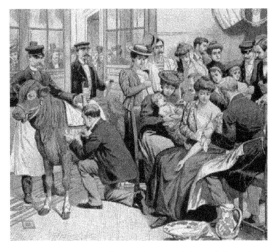

图6-4　英国从牛身体直接接种人手臂的场景

10. 牛痘为什么可以预防天花

导致天花的病因是什么？微生物学诞生以后，科学家们才最终弄清楚在人类历史上肆虐猖獗的天花元凶是天花病毒。天花病毒是通过呼吸道感染人体的，吸附并侵入易感者上呼吸道的上皮细胞后，迅速到达局部淋巴结及扁桃体等淋巴组织，大量复制增殖后入血形成第一次短暂的病毒血症，再通过血液感染全身单核巨噬细胞，继续复制增殖后释放入血导致第二次病毒血症。通过血液循环天花病毒扩散到全身皮肤、黏膜及内脏器官组织，导致严重症状。

牛痘是由牛痘病毒引起的，其症状通常是在母牛的乳房部位出现局部溃疡，影响母牛的健康和产乳。牛痘病毒是天花病毒的近亲，但对人的致病力较弱，感染人体后产生的症状不像天花那么严重。牛痘疫苗接种于上臂，牛痘病毒（见图6-5）一般仅在接种部位繁殖，皮肤出现红色丘疹后慢慢红肿，成为水痘然后结痂，痂掉落后留下小疤痕。人体接种牛痘并无别的不良反应，更不会因此丧命，机体产生的免疫力可以同时抵抗牛痘病毒和天花病毒的感染。

11. 国际合作战胜天花

根据天花病毒的特点，大部分科学家相信天花病毒只能在人体寄生并由人

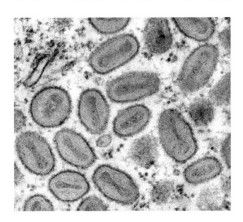

图6-5　牛痘病毒

传播,制止这些残余病例的爆发,就能消灭天花。

WHO 自 1948 年创建之日起就把天花列为可以控制的传染性疾病,但是1953 年关于消灭天花的建议在较长一段时间内没有在世界各国达成共识。1958 年在苏联等国代表的积极敦促下,第 11 届世界卫生大会通过了在全球消灭天花的决议,要求各国普遍进行牛痘接种,但由于 WHO 重视不够,以及缺乏足够的经费和组织支持,这个项目进展很慢。在苏联等国不间断的呼吁声中,1966 年第 19 届世界卫生大会经过激烈争论通过了"根除天花全球规划"这一重大决定并成立组织机构,批准了 250 万美元专项资金。于是,一场声势浩大的全球范围内消灭天花的运动正式拉开了帷幕(见图 6-6)。

尽管该规划在实施的过程中曾遭遇挫折,但通过大规模接种疫苗、监测和调查病例疫情、采取预防措施、改进疫苗生产和接种技术,以及各种形式的宣传等,天花首先在南美、西非和中非,继而在亚洲被根除。1977 年在索马里发生天花流行,WHO 在索马里全境采取了坚决的行动,在广阔的沙漠和草原对最后一批天花患者进行隔离和治疗,同年 10 月 26 日索马里最后一例自然发生天花的患者梅林(Ali Maow Maalin)被治愈。由于天花仅在人际传播,最后一名感染者是传播链的最后一环,所以最后一个病例的治愈代表此病已被消灭。

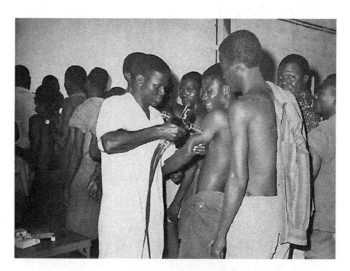

图 6-6　全球计划中非洲接种牛痘的场景

此后两年,WHO 继续在全世界开展特别搜寻以确定该病毒的传播已被阻断。1980 年 5 月 8 日世界卫生大会通过决议(WHA33.3)宣布根除天花的全球目标已经实现。1999 年 5 月 WHO 决定暂时保留美国和俄国两个实验室的天花病毒,时间不超过 2002 年。最后一批天花病毒何去何从? 考虑到恐怖活动可能会利用天花病毒作为生化武器，2014 年 WHO 决定再一次推迟销毁天花病毒。

12. 根除天花的成功经验

世界各国政府、医药学家、卫生保健工作者、捐助机构、非政府组织、商业企业以及乡村领导对牛痘接种人工免疫方法推广的不懈努力，使人类在世界范围内首次取得消灭天花的伟大胜利。WHO 总干事陈冯富珍博士在纪念根除天花 30 周年仪式上说，"根除天花表明，凭着坚定的共同决心、团队合作以及国际团结精神，可以实现雄心勃勃的全球公共卫生目标"。

强有力地持续研究和技术创新是取得消灭天花成功的关键因素。这些技术方法包括建立疫苗生产方法、接种器和热稳定疫苗的发明。在牛腹部接种天花病毒以生产疫苗解决了疫苗大量供应的问题，从此接种牛痘的方式不再是从一个人手臂到另一个人手臂。发明的热稳定牛痘疫苗在炎热的户外 30 天仍能保持效力解决了疫苗需要冷冻保存而应用不便的问题。分岔接种针（双叉式）使用方便而且疫苗用量仅为其他方法的四分之一。自动接种器可以在 1 小时内接种 1 000 人以上，大大提高了接种效率。

在规划实施中不断创新监测和控制战略，使用天花识别卡进行普及宣传，挨家挨户进行特别搜寻，因地制宜地将患者隔离在家、村庄或特别场所等，这些适时适地的战略规划是取得成功的重要因素。

世界范围内根除一种疾病要求每个国家的通力合作，世界各国的协同应对是取得成功不可或缺的因素。在根除天花的全球规划中，成千上万名不同肤色、不同语言的工作者足迹遍布天涯海角，国家间的技术支持和疫苗捐赠体现了国际合作精神。

天花是全球范围内被消灭的第一个传染病，这是世界各国通力合作下取得的非凡成就。人类在与天花 300 多年坚持不懈的斗争中获得的宝贵经验，可以帮助我们有效地制服其他疾病。

二、巴斯德发明狂犬病疫苗

琴纳虽然发明了"种牛痘"预防天花，但对于为什么种牛痘可以预防天花这个问题，却没有给出令人满意的答案，因此接种疫苗预防传染病并没有在医学上取得突破。真正为传染病的预防开辟广阔前进道路的是法国著名的化学家、微生物学家和医学家巴斯德。

1. 影响人类历史进程的巴斯德

琴纳去世前的一年 1882 年，解答琴纳问题的人路易·巴斯德（Louis Pasteur）诞生了。巴斯德出生于法国汝拉省，在贝桑松皇家学院学习 4 年后，在巴黎高等师范学校学习自然科学,并对化学产生了强烈的兴趣,博士毕业后任斯特拉斯堡大学化学教授。巴斯德的性格热情如火,在科学上具有一种不知疲倦、勇往直前的精神。

巴斯德在化学上做出过重要的贡献,是微生物学建立和发展的奠基人,更在疫苗的预防接种上功勋卓越。他关于酒石酸结晶的右旋性和左旋性研究解决了化学上的一大难题,提出的分子不对称性理论开创了立体化学。他用设计巧妙的曲颈瓶实验彻底否定了"自生说"(见图6-7),即一切生物是自然发生的,建立了病原学说。在葡萄酒变酸的问题上,巴斯德经过研究提出:酒变酸是一种细长杆菌在作怪,而不是化学问题,把酒加热到60℃左右20~30分钟,酒不挥发但可以杀死使酒变酸的微生物。这种巴氏消毒法及其改进的方法至今仍应用于酒和牛奶等食

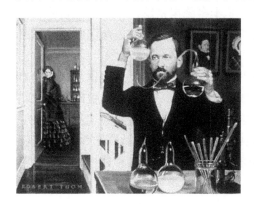

图6-7 巴斯德在进行"曲颈瓶试验"

品的消毒。巴斯德采用隔离健康蚕和病蚕的方法控制蚕病使法国的丝织业免受重创。他通过鸡霍乱病原菌研究发现,减毒的病原菌可预防鸡霍乱病,并将该研究思路应用于牛羊炭疽病和狂犬病,并首次制成狂犬病疫苗,为人类传染病的防治做出了重大贡献。世人称颂巴斯德为"进入科学王国最完美无缺的人",被美国学者誉为"影响人类历史进程的科学家"。

2. 狂犬病疫苗的发明

1885年,巴斯德完成了他一生最卓越的成就——狂犬病疫苗的预防接种。

狂犬病是由狂犬病病毒引起的。犬、猫、狼等感染狂犬病的动物咬伤人体后,狂犬病病毒在伤口部位增殖,然后沿着神经轴上行至中枢神经系统,在脑中再次增殖导致发烧、亢奋、瞳孔放大、唾液分泌增加、焦虑、怕声、怕光、怕活动,出现非常严重的恐惧感。怕水现象尤为严重,饮水时患者因咽肌痉挛不能将水咽下,最后由于呼吸系统麻痹而死亡。狂犬病的死亡率极高,一旦发病几乎全部死亡。狂犬病病毒如图6-8所示。

当时普遍认为疯狗的涎水和牙齿中隐藏着一种引起这种疾病的毒素,如不幸被狂犬咬伤只能用烧红的烙铁烧灼伤口进行治疗。巴斯德认为病原体是从狗咬过的伤口侵入到大脑和脊髓,从而产生了狂犬病的各种症状。为了证实这一猜想,1885年巴斯德进行了一次被后世铭记的试验。尽管当时各种致病细菌相继被发现,细菌已经可以用培养基进行培养,但由于病毒比细菌小得多,巴斯德

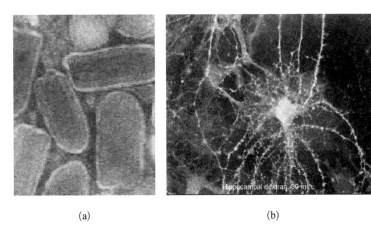

(a)   (b)

图 6-8　狂犬病病毒(a)和神经细胞中大量繁殖的狂犬病病毒
(b)荧光为病毒

无法将狂犬病毒分离并在人工培养基中进行培养,于是他决定用活兔脑培养狂犬病毒。此时一个 5 岁的小男孩因狂犬病而去世,巴斯德从死者嘴里取出唾沫加水稀释后注射到兔子体内,不久兔子因狂犬病而死亡。他将死兔的脊髓挂在了一只微生物不能侵入的瓶子中,使脊髓干燥萎缩,14 天后再把干缩了的脊髓研碎加水制成疫苗,直接注射到狗脑中,第 2 天再次注射干缩了的脊髓以加强毒性,连续注射 14 天后再给狗注射疯狗的唾液,结果狗没有发病。狂犬病疫苗培养成功了! 巴斯德终于找到了一种切实有效的培养狂犬病疫苗的方法:用狂犬病兔干燥的脊髓制成疫苗。

　　虽然巴斯德邀请专家成立委员会对发明狂犬病疫苗进行鉴定,并在国际会议上进行了报告,但是所有这些效果只是动物实验的结果,没有人体治疗的实例。

　　3. 一个男孩生命的挽救

　　就在这一年的 7 月,一个意想不到的契机来了。一位满面愁容的中年妇女来到巴斯德的研究所,恳求巴斯德救救她刚刚被狂犬咬伤的孩子。这个叫迈斯特尔的孩子当天早上遭到疯狗袭击并被疯狗咬伤 14 处,情况十分危急,如果不及时治疗可能活不过 5 天。当地医生清洗伤口后无能为力了,竭力劝说孩子母亲:只有巴斯德教授能挽救孩子。

　　巴斯德深知,他的预防性疫苗只做过狗的试验,人真的可以冒险注射疫苗吗? 在医生朋友的支持下,巴斯德经过再三思量决定为迈斯特尔接种疫苗(见图6-9)。巴斯德用空气干燥保存了 15 天的兔脊髓疫苗给迈斯特尔注射了很小的剂量,结果小孩安然无恙。在以后 10 天中又注射了 12 次,而且每天逐渐加大剂

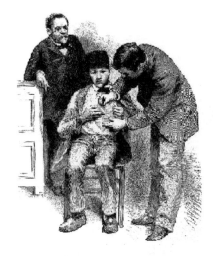

图 6-9 巴斯德为迈斯特尔接种疫苗

量。在这紧张的治疗过程中,巴斯德详细观察和记录病情,意想不到事情发生了,迈斯特尔竟然奇迹般地康复了。用于人类的狂犬病疫苗从此诞生了。狂犬病疫苗的发明开创了免疫预防的新时代,巴斯德被称为"伟大的学者,人类的恩人"。

4. 狂犬病疫苗的支持者和反对声

巴斯德用疫苗成功地抢救了被狂犬病狗咬伤的迈斯特尔的生命,这个消息一经传播,法国各地的患者纷至沓来,他的疫苗已经不能满足接种的需求。善心捐款蜂拥而至赞助巴斯德团队的继续研究,法国科学院提议成立一个以巴斯德名字命名的治疗狂犬病机构,这就是世界著名的巴斯德研究所。1887 年创立的巴斯德研究所吸引和培养了一大批驰名世界的学者,其中 8 位获得诺贝尔生理医学奖。巴斯德研究所在传染病疫苗领域如治疗白喉的白喉杆菌抗毒素、预防结核杆菌感染的卡介苗、抗黄热病疫苗、小儿麻痹症疫苗等一直处于领先地位。

然而,围绕狂犬病疫苗也有意料之外的反对声。有人声称:这种治疗是无效的,在某些情况下是以患者的丧命而告终。巴斯德无奈地忍受嫉妒者的煽风点火,他说:我没有估计到有那么多的敌人,我看到了人本性的丑陋面。

三、病原体感染和机体的免疫应答

1. 病原体感染的发生

引起人体疾病的微生物和寄生虫称为病原体。病原体引起感染的第一步是侵入人体。呼吸道、消化道、泌尿生殖道、创伤、直接接触和节肢动物叮咬等是病原体感染的主要途径。病原体的侵入部位与感染发生有密切关系,多数病原体只有经过特定的门户侵入,并在特定部位定居繁殖,才能造成感染。如痢疾杆菌必须经口侵入,定居于结肠内产生外毒素,才能引发细菌性痢疾;流感病毒经飞沫在人与人之间直接传播,在呼吸道上皮细胞内增殖,引起呼吸道组织器官病变;破伤风杆菌只有经伤口侵入,在厌氧的局部组织生长繁殖,产生外毒素而引发疾病;疟原虫经疟蚊叮咬而引发疟疾。也有一些病原体的合适侵入部位不止一个,例如结核分枝杆菌,在呼吸道、消化道、皮肤创伤等部位都可以造成感染。

病原体的毒力大小、侵入数量、侵入途径以及人体的抵抗力强弱决定了是否形成感染。第一种情况是在人体强大防御体系作用下，病原体在入侵部位或体内被消灭，或从鼻咽部、肠道、尿道及汗腺等其他通道排出体外，不形成感染。第二种情况是病原体侵入人体后，在体内生长繁殖，并不断排出体外，而人体却不出现任何疾病表现，成病原体携带状态。第三种情况是人体在病原体入侵后，机体的损害较为轻微，不出现显著的临床病症，这是隐性感染又称亚临床感染。第四种情况是人体和病原体处于相持状态时，往往不出现临床症状，一旦人体防御体系由于一些诱因而遭到破坏后，原来潜伏在体内的病原体乘机活跃，引起发病，这是潜伏感染。第五种情况是机体的免疫力较弱，组织细胞受到病原体不同程度的损害，并出现一系列的临床症状和体征，这是显性感染。

感染性疾病不一定有传染性。传染病的基本特征是有病原体、有传染性、有流行性、有地方性和季节性、有免疫性。

2. 机体的免疫应答

病原体是人体自身正常物质之外的异种或异体物质，进入人体内会引起一系列免疫应答。机体进行免疫应答的免疫细胞种类多、分布广，发挥着强大的防御功能。当病原体侵入人体以后，首先发挥作用的是非特异性免疫，这是人体一切免疫防护能力的基础。正常体液中的一些非特异性杀菌物质如补体、调理素、溶菌酶、干扰素、乙型溶素、吞噬细胞杀菌素等具有清除外来的病原体的作用。当病原体沿组织细胞间隙的淋巴液经淋巴管到达淋巴结时，淋巴结内的巨噬细胞进行吞噬杀灭（见图 6-10），阻止病原体在机体内扩散，同时巨噬细胞具有"加工厂"的作用，即巨噬细胞吞噬病原体后，对病原体进行加工处理，将病原体结构碎片提呈给 T 淋巴细胞，激活 T 细胞分裂产生大量的新细胞进行细胞免疫作用。杀伤性 T 细胞 Tc 细胞具有直接杀伤作用，使病原体细胞破裂而死亡。

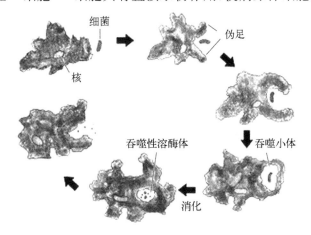

图 6-10　吞噬细胞对病原体的吞噬杀灭

辅助性 T 细胞 Th 细胞分泌白介素等细胞因子使 Tc、巨噬细胞以及各种有吞噬能力的白细胞集中于病原体周围,将病原体彻底消灭。

如果病原体数量大、毒力强就有可能冲破淋巴屏障,进入血液循环,扩散到组织器官中去。这时,血液中的中性粒细胞和嗜酸性粒细胞、组织中的巨噬细胞将加入战斗,对病原体进行吞噬、消化和消除。同时,在骨髓内发育成熟的 B 淋巴细胞受病原体刺激以及受 T 淋巴细胞释放的淋巴因子激活增殖分化为浆细胞,浆细胞分泌的抗体与病原体及其毒性物质特异性结合,发挥体液免疫的功能。病原体侵入后机体的免疫应答如图 6-11 所示。

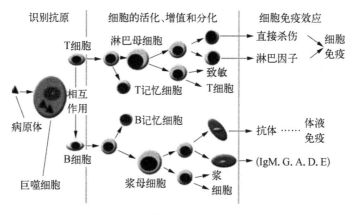

图 6-11　病原体侵入后机体的免疫应答

机体免除病原体感染的能力是免疫的经典概念。随着免疫学的发展,免疫的现代概念是机体识别和排除抗原性异物的一种保护功能,在正常条件下对机体有利,在异常条件下可损害机体。

四、病原体感染的特异性防治

病原体感染的特异性防治就是人工免疫,人为地给机体注射或服用疫苗、类毒素等免疫原性物质以调动机体的免疫应答,或直接输入免疫血清、免疫细胞和分子,使机体获得某种特殊抵抗力,从而达到预防或治疗病原体感染的目的。人工免疫通常包括人工主动免疫和人工被动免疫两种方式。

1. 人工主动免疫

人工主动免疫是给机体输入疫苗、类毒素等免疫原性物质,使免疫系统因抗原刺激而发生类似感染时所发生的应答反应,从而产生特异性免疫力的一种防治病原体感染的措施,其免疫力出现较慢,主要用于预防,又称预防接种。接种人痘、牛痘和注射狂犬病疫苗都属于人工主动免疫。人工主动免疫的应答在接种后 1～4 周才能产生，维持时间可达半年至数年，故多用于疾病的预防。习惯上用于预防接种的抗原制剂统称为疫苗。通常把细菌制成的抗原制剂叫作菌苗；把病毒制成的抗原制剂叫作疫苗；当进行针对外毒素引起疾病的免疫接种时，并不是将毒素本身直接注射到体内而是使用类毒素，即将细菌外毒素经甲醛处理后使其毒力丧失，但仍保持免疫原性，如破伤风类毒素、白喉类毒素等。

表 6-1 为国家规划的常规免疫疫苗。

表 6-1 国家规划的常规免疫疫苗

名　　称	预 防 的 疾 病	名　　称	预 防 的 疾 病
卡介苗	结核病	百白破疫苗	白喉、百日咳、新生儿破伤风
脊髓灰质炎疫苗	脊髓灰质炎	乙肝疫苗	乙型肝炎
麻疹疫苗	麻疹	乙脑疫苗	乙型脑炎
白破二联疫苗	白喉、破伤风	A 群流脑疫苗	A 群流行性脑脊髓膜炎

免疫接种措施不仅对个人有益，同时也是非常有效的公共健康预防措施，是人类控制和消灭传染病的重要手段之一。针对一种疾病的免疫措施一旦在人群中广泛使用，这种疾病的发病率往往就会大大降低。需要注意的是由于个体差异和疫苗质量、剂量的不同，通过疫苗接种获得免疫性的差异很大。

2. 疫苗的种类

目前用于人类疾病预防的疫苗有 20 多种，根据技术特点分为第一代疫苗、第二代疫苗和第三代疫苗。

第一代疫苗是传统疫苗，主要包括灭活疫苗和减毒活疫苗。灭活疫苗是用物理或化学方法将病原体杀灭或灭活后制成的生物制品。这种疫苗失去繁殖能力，但保留免疫原性，进入人体后不能生长繁殖。为了要获得持久免疫力需多次接种，且接种量较大。常用的灭活疫苗有伤寒、流脑、百日咳、甲肝和狂犬病疫苗。减毒活疫苗是用人工筛选或诱导变异的方法使毒力减弱或基本无毒的活生物制品。活疫苗进入机体后可以在体内生长繁殖，产生轻微或隐性感染，可激发机体对病原的持久免疫力。常用的减毒活疫苗有结核杆菌疫苗（卡介苗）、水痘疫苗、脊髓灰质炎疫苗和麻疹疫苗等，一般接种量要少。

第二代疫苗是亚单位疫苗、合成肽疫苗和基因工程疫苗等。亚单位疫苗也称组分疫苗是除去病原体中无免疫作用甚至有害的成分，保留其保护性免疫的有效抗原成分而制成的疫苗。例如，用化学试剂裂解流感病毒，提取其血凝素和神经氨酸酶制成的流感疫苗；用脑膜炎球菌夹膜多糖等制成脑膜炎疫苗。合成肽疫苗是根据有效免疫原性肽的氨基酸序列合成的免疫原性多肽。基因工程疫苗是利用基因工程技术将病原体的抗原基因克隆到细菌或真核细胞内,利用细胞或其他细胞来表达病原体的抗原。乙肝疫苗最初是从人乙型肝炎表面抗原(HBsAg)携带者血浆中提取,对健康人来说,接种的危险性显而易见。把编码HBsAg基因克隆到酵母菌或真核细胞中,其表达的免疫原分子不仅与血源疫苗一样,而且生产过程简单、快速、成本低、效价高,接种者安全。现在基因重组乙肝疫苗在我国已广泛使用。基因工程疫苗生产流程如图6-12所示。

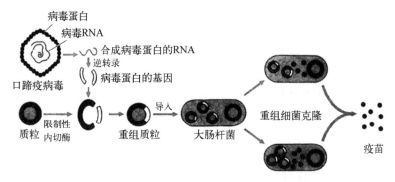

图6-12 基因工程疫苗生产流程

第三代疫苗是基因疫苗,又称核酸疫苗或DNA疫苗。基因疫苗将编码有效免疫原的基因重组到表达载体上,用一定方法直接接种于机体,诱导机体产生特异性免疫应答。这是一种新型疫苗,比传统疫苗安全,比亚单位疫苗操作简单造价低廉,将是今后疫苗研制的重点之一。

用于人感染性疾病的疫苗如表6-2所示。

表6-2 用于人感染性疾病的疫苗

疾病名称	疫苗类型	疾病名称	疫苗类型
白喉	白喉杆菌类毒素	细菌性肺炎	肺炎链球菌的多糖
破伤风	破伤风梭菌类毒素	斑疹伤寒	杀死的普氏立克次氏体
百日咳	杀死的百日咳博德特氏菌	流感嗜血菌性脑膜炎	流感嗜血菌多糖结合蛋白
伤寒	杀死的伤寒沙门氏菌		
副伤寒	杀死的副伤寒沙门氏菌	黄热病	减毒的病毒
霍乱	杀死的鼠疫耶尔森氏菌	麻疹	减毒的病毒
结核	结核分枝杆菌减毒株	流行性腮腺炎	减毒的病毒
脑膜炎	脑膜炎奈氏球菌的多糖	风疹	减毒的病毒

续　表

疾病名称	疫苗类型	疾病名称	疫苗类型
水痘	减毒的病毒	脊髓灰质炎	灭活或减毒的病毒
流感	灭活的病毒	甲肝	基因重组疫苗
狂犬病	灭活的病毒	乙肝	基因重组疫苗
乙脑	灭活或减毒的病毒		

3. 疫苗是怎样起到预防作用的

接种疫苗是预防传染性疾病的最主要的手段，也是最行之有效的措施。疫苗是怎样起到预防作用的呢？一般来说，当人体接种疫苗如预防小儿麻痹症的脊髓灰质炎疫苗以后，机体会产生非特异性免疫，包括正常体液中的一些非特异性杀菌物质的生理性防卫、巨噬细胞和 Tc 细胞的吞噬杀灭作用、抗体的中和等作用将疫苗中的脊髓灰质炎病毒溶解、中和、吞噬和消灭。

最重要的是，在这场免疫战中小部分活化的 B 淋巴细胞和 T 淋巴细胞分化为记忆 B 细胞和记忆 T 细胞将脊髓灰质炎病毒的特征长期"记忆"下来。这些记忆细胞可在人体内可以存活数年月，甚至几十年。当人体再次受到脊髓灰质炎病毒侵袭时，不仅非特异性免疫系统会参与战斗，免疫系统会依循其原有的记忆，迅速进入"战斗"状态。记忆 T 淋巴细胞会迅速识别病毒，消灭病毒；记忆 B 淋巴细胞会在短时间内快速分泌大量的抗体来阻止病毒的伤害。这种只针对某一特定的病原体的免疫作用叫作特异性免疫。抗体产生的初次应答和再次应答如图 6-13 所示。

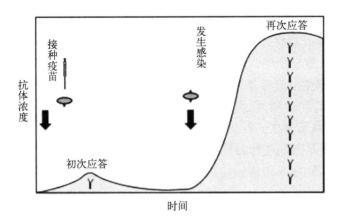

图 6-13　抗体产生的初次应答和再次应答

4. 第一个诺贝尔医学奖获得者贝林和血清免疫疗法

当宿主体已被感染时采用人工主动免疫接种疫苗已为时过晚。第一位诺贝尔生理学或医学奖获得者贝林(Adolf von Behring)发明的血清免疫疗法为防治白喉提供了有力武器,这为人工被动免疫法开辟了治疗领域的新途径。

"我曾力求把我毕生的使命对准一个重要的、庄严的目标。所以我也许一开始就选择了这样的疾病:他们击中人类,而且迄今无法用别的药物防治。"贝林的话描述了他的终身目标。家境困难的贝林求学于免费的柏林军医学院,任职部队军医几年后被调往当时被称为"微生物猎手们的堡垒"的科赫研究所,每两个儿童中便有一个罹患白喉引起了他强烈的研究兴趣。

白喉是一种急性呼吸道传染病,临床特征是患者咽喉部位有灰白色假膜形成,心肌、神经及其他脏器的损害,伴有发热、乏力、恶心、呕吐、头痛等全身中毒症状。当时科赫研究所的科学家发现:不是白喉杆菌本身,而是白喉杆菌产生的白喉外毒素才是引起疾病的根本原因。贝林受其同事北里柴三郎(Kitasato Shibasaburo)所述的中国古代医书"以毒攻毒"原理的启发,确信防治白喉毒素必定有一种特定的物质——抗毒素,它可使病原体的毒素不再致病。贝林给豚鼠注射白喉杆菌,然后从存活的豚鼠身上抽取血液,分离出血清,观察这种血清能否抵抗白喉杆菌的侵袭。经过300多次试验,终于证明感染过白喉杆菌而仍然存活的动物血清注射刚感染的动物,可以预防白喉病的发作。血清的作用是由于其中存在一种能中和白喉外毒素的物质。1889年贝林第一次提出了"抗毒素免疫"的新概念,和北里柴三郎一起发表了研究结果,并第一次应用白喉外毒素的免疫血清成功救治一位白喉病儿童。这项伟大的发明不久被其他研究者所证实,并被推广应用。

5. 人工被动免疫

采用人工方法向机体输入由他人或动物产生的免疫效应物,如免疫血清、免疫球蛋白、抗体或细胞因子等,使机体立即获得免疫力,达到防治某种疾病的目的,这就是人工被动免疫。这种免疫方法的特点是产生作用快、输入后立即发生作用,但由于该免疫力并非自身免疫系统产生,易被清除,故免疫作用维持时间较短,一般只有2～3周,因此主要用于治疗和应急预防。

将细菌类毒素多次注射马等实验动物,待其产生大量特异性抗体后,分离马血清,浓缩纯化后的制品称为抗毒素,如破伤风抗毒素、白喉抗毒素等。抗毒素中含有大量抗体,注入人体后,人体本身不必自己制造抗体就能很快获得免疫力,因此是被动免疫。

五、治疗性疫苗

传统意义上的疫苗是在健康人体中激活特异性免疫应答,促使机体产生特异性抗体及 Tc 淋巴细胞,从而达到预防疾病的发生。传统疫苗重在预防,而对已发病的个体则不能诱导免疫性应答，也无法抵御疾病的发展。科学家从以增强人体免疫力为目标的艾滋病（获得性免疫缺陷综合征）疫苗尝试中获得启发，新型的疫苗有可能改善及增强对疫苗靶抗原的摄入、表达、处理、提呈，激活免疫应答，唤起机体对靶抗原的免疫应答能力，从而清除病原体或异常细胞，治愈疾病或防止疾病恶化。2006 年 FDA 批准 Merk 公司的宫颈癌疫苗上市，打破了疫苗只有预防作用的思路，标志着疫苗发展进入到治疗作用的新阶段。疫苗的发展阶段如图 6-14 所示。

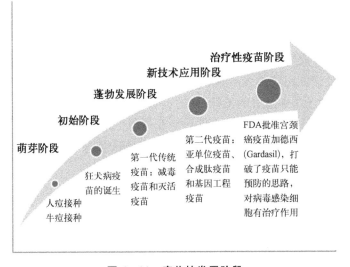

图 6-14　疫苗的发展阶段

治疗性疫苗包括蛋白质复合重构治疗性疫苗、基因治疗性疫苗及细胞治疗性疫苗三大种类。蛋白质复合重构治疗性疫苗是从蛋白质水平修饰、蛋白质结构或构型的改造、多蛋白的复合及多肽偶联改造 3 个方面开展对必需的靶抗原的结构或组合，从而达到重新唤起患者功能性免疫应答的目的。基因治疗性疫苗是通过将编码抗原的基因质粒直接注射入机体组织中，在体内局部表达这种抗原，模拟体内感染过程及天然抗原的呈递过程，达到诱生抗原特异性体液及细胞免疫应答。细胞治疗性疫苗如肿瘤细胞和树突状细胞疫苗是肿瘤治疗性疫苗设计的热点。肿瘤细胞中含有广谱肿瘤抗原，但目前仍缺乏协同刺激分子，以识别并激活免疫细胞，如果通过各种辅助分子修饰肿瘤细胞或树状细胞，可以有效增强细胞治疗性疫苗的免疫原性，从而达到治疗的目的。

目前有多个治疗性疫苗处于临床阶段，涵盖了包括各种癌症、艾滋病、乙肝、丙肝、I 型糖尿病、类风湿性关节炎、老年痴呆症等多个复杂疾病。2011 年全球共有 399 项治疗性疫苗项目，其中 34 项进入Ⅲ期临床研究、140 项处于Ⅱ期临床研究、76 项处于Ⅰ期临床研究状态。

乙型肝炎是一种严重危害人类健康的传染病,慢性乙型肝炎有可能发展成为肝硬化甚至肝癌。虽然预防性乙肝疫苗很有效,但全球还有数量庞大的乙肝病毒携带者和慢性乙肝患者,而乙肝治疗一直缺乏特别有效办法,至今尚无特效药物用于治疗乙型肝炎病毒携带和乙型肝炎。20 世纪 80 年代后兴起治疗性乙肝疫苗主要是通过改变传统的抗原提取和加工途径,寻找并设计特有抗原,有效刺激乙肝病毒携带者和慢性乙肝病患者免疫系统,通过肝细胞杀伤或非杀伤途径,特异性地抑制和清除病毒,使疫苗能激活耐受体的免疫应答,打破免疫耐受,从而改变慢性或持续性病毒感染机体的临床过程而达到治疗目的。我国拥有自主知识产权的乙肝免疫复合物型治疗性疫苗已进入Ⅲ期临床研究。

治疗性疫苗通过打破机体的免疫耐受,提高机体的特异性免疫反应,对一些目前尚无有效治疗药物的疾病起到治疗作用。它不仅具有传统疫苗的一般功能,而且能够用于临床患者的治疗,因此尽管治疗性疫苗作为一种新的疾病治疗手段研究历史还比较短,仍有许多问题正在不断探索当中,相信随着基因重组技术和免疫学理论的迅猛发展,越来越多的治疗性疫苗将引发医药领域的一场新革命。

六、抗体的特异性和多样性是与生俱来的

抗体是人体 B 淋巴细胞接受抗原刺激后增殖分化的浆细胞所产生的糖蛋白,具有与相应抗原特异性结合,发挥体液免疫的功能。抗体主要存在于血清等体液中,是人体中的"保护天使"。

1889 年贝林和北里柴三郎发明的白喉杆菌抗毒素是人类在血清中发现的第一种抗体。尽管对抗体的研究持续了一个世纪之久,但在 1959 年以前人们对抗体的特异性和功能了解仍是十分模糊和不完整的,直到英国科学家波特(Robert Porter)和美国科学家埃德尔曼(M. Edelman)分别在 1961 年和 1969 年各自首次发表了关于抗体研究的结果,与抗体有关的基本问题才得到彻底澄清。他们的突破性发明立即在免疫学领域掀起了研究热潮,为临床诊断和治疗奠定了坚实的基础,1972 年两人获得诺贝尔奖。

人体一生会接触成百上千种病原体,淋巴细胞如何产生高度特异性的抗体,这是一个非常有趣的现象,这个现象被 1984 年的诺贝尔奖获得者——有"免疫学堡垒"之称的瑞士巴塞尔免疫学研究所的丹麦科学家耶纳(K. Jerne)和德国科学家科勒(J. F. Köhler)捕捉到并研究出来。每个个体都有大量的特异性针对抗原的天然抗体,即使在缺乏外来抗原的情况下,这些抗体在胎儿时期就已经形成,外来抗原选择最合适的抗体并与之结合产生了抗体的特异性。

　　抗体是 Y 字形结构的蛋白质(见图 6 - 15)，在 Y 字形外侧的两臂氨基酸序列常常是变化的，而且在这一可变区域又有三个部位的变化相当大，赋予了与不同抗原结合的特性。抗体的结构是由基因决定的，但是人体内约 10 万个基因产生近十亿种不同的抗体是一件不可思议的事情。巴塞尔免疫学研究所的日本科学家利根川进(Susumu Tonegawa)揭示了这个谜团。利根川进应用分子生物学技术和方法发现，抗体基因不是作为完整的基因，而是作为片段分散在不同的染色体遗传给后代，有限基因片段的"游走""重组""消失"，形成了成熟 B 淋巴细胞中数量巨大的新的

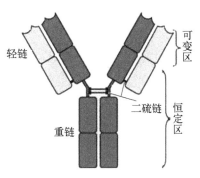

图 6 - 15　抗体的结构

抗体基因。利根川进的发现解释了抗体千变万化的基因基础，他因此项研究而获得 1987 年的诺贝尔奖。

七、单克隆抗体技术的建立

　　一个抗原分子可能存在一种或多种决定抗原特异性的特殊化学基团，这叫作抗原决定簇又称表位。人体 B 淋巴细胞受到抗原刺激后会产生和不同抗原决定簇亲和的各种抗体，这种各种抗体的混合物称为多克隆抗体。早期的抗体制备方法是将一种天然抗原经各种途径免疫动物，由于抗原性物质具有多种抗原决定簇，故血清中获得的实际上是多克隆抗体。这种方法制备的抗体产量低、纯度低、特异性差、灵敏度小。

　　一个单独的 B 细胞克隆可以只产生单一特异性的抗体，称之为单克隆抗体。如何分离并生成一个单独的 B 细胞克隆来制备单克隆抗体？ 20 世纪 70 年代初体外细胞培养技术日趋成熟。巴塞尔免疫学研究所的科学家科勒(J. F. Köhler)在免疫学权威米尔施泰因(C. Milstein)的骨髓细胞和骨髓细胞自然杂交技术的基础上，突发奇想地把可在体外培养和大量增殖的小鼠骨髓瘤细胞与经抗原免疫后能分泌某种抗体的纯系小鼠 B 淋巴细胞融合，成为杂交细胞。这种杂种瘤细胞既具有瘤细胞易于在体外无限增殖的特性，又具有抗体形成细胞的合成和分泌特异性抗体的特点。将这种杂交瘤作单个细胞培养，可形成单细胞系即单克隆。利用培养或小鼠腹腔接种的方法，便能得到大量的、高浓度的、非常均一的抗体，其结构、氨基酸顺序、特异性等都是一致的，而且在培养过程中只要没有变异，不同时间所分泌的抗体都能保持同样的结构与机能，这就是单克隆抗体。科勒和米尔施泰(见图 6 - 16)因创建的杂交瘤单克隆抗体技术获 1987 年的诺贝尔奖。

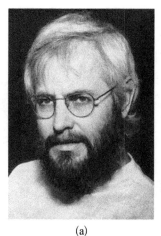
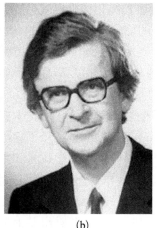

(a)   (b)

图6-16　科勒(a)　米尔施泰因(b)

八、治疗性抗体药物

抗体这种针对外来入侵抗原的蛋白质实质是一种天然的药物。随着人类疾病谱的变化、对抗体生理功能研究的深入,抗体的治疗范围扩展到慢性感染性疾病、自身免疫性疾病以及癌症。1982年首次有报道用单克隆抗体成功治疗了人B细胞淋巴瘤。1986年美国FDA批准了第一个单克隆抗体药物上市,标志着单抗药时代的开始。1997年美国Genetech公司推出用于治疗非霍奇金氏淋巴瘤的人鼠嵌合单抗——利妥昔单抗,标志着单抗药物进入了一个飞速发展的阶段。单克隆抗体药物的生产如图6-17所示。

1. 难治性疾病的克星

治疗性抗体药物主要是针对一般化学药物无法治疗的顽疾,它一上市即以起效快、作用强、不良反应小的优点改变了人们对多种疑难疾病治疗的观念,成为新一代靶向药物和免疫药物。抗体药物已经成为当前全球生物制药领域中增长最为迅速的

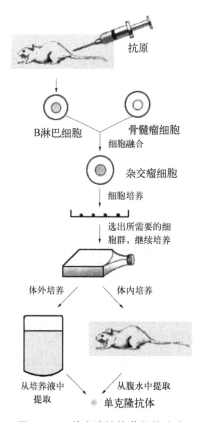

图6-17　单克隆抗体药物的生产

细分领域。截至 2016 年 03 月,欧美日等主要市场共上市了 61 个抗体药物,治疗范围涵盖肿瘤、骨髓炎症、自体免疫疾病、器官移植排斥反应、抗感染、抗凝血、哮喘、血脂异常、多发性硬化症和心肌梗死等。21 个抗体药物(见表 6 - 3)在 2015 年的销售额都超过 10 亿美元,达到了"重磅炸弹"的级别。

表 6 - 3　2015 年"重磅炸弹"级抗体药物

序号	商 品 名	通 用 名	适 应 证
1	Rituxan/MabThera	利妥昔单抗 Rituximab	淋巴瘤
2	Synagis	帕利珠单抗 Palivizumab	呼吸道合胞病毒感染
3	Remicade	英夫利昔单抗 Infliximan	类风湿关节炎
4	Herceptin	曲妥珠单抗 Trastuzumab	乳腺癌
5	Enbrel	依那西普 Etanercept	类风湿关节炎
6	Humira	阿达木单抗 Adalimumab	类风湿关节炎
7	Xolair	奥马珠单抗 Omalizumab	过敏性哮喘、荨麻疹
8	Erbitux	西妥昔单抗 Cetuximab	结肠肠癌
9	Avastin	贝伐珠单抗 Bevacizumab	转移性结直肠癌
10	Tysabri	那他珠单抗 Natalizumab	多发性硬化症
11	Actemra/RoActemra	脱利珠单抗 Tocilizumab	卡斯尔曼病、类风湿关节炎
12	Orencia	阿巴西普 Abatacept	类风湿关节炎
13	Lucentis	雷珠单抗 Ranibizumab	年龄相关性黄斑变性,糖尿病患者黄斑水肿
14	Soliris	艾库组单抗 Eculizumab	阵发性夜间血红蛋白尿,非典型溶血尿毒综合征
15	Cimzia	赛妥珠单抗 Certolizumab pegol	类风湿关节炎
16	Stelara	卡妥索单抗 Usteinumab	恶性腹水
17	Simponi/Simponiaria	戈利木单抗 Golimumab	类风湿关节炎
18	Prolia, Xgeva, Pralia, Ranmark	狄诺塞麦 Denosumab	骨质疏松、癌症
19	Yervoy	伊匹单抗 Ipilimumab	癌症
20	Eylea	阿柏西普 Aflibercept	年龄相关性黄斑变性,糖尿病患者黄斑水肿
21	Perjeta	帕妥珠单抗 Pertuzumab	乳腺癌

抗体药物中以肿瘤和自体免疫疾病药物市场最大,种类最多。单克隆抗体还可以和药物、毒素或放射性物质偶联,进入靶细胞后抗体释放,成为一种全新的"生物导弹"进行更精准的靶向治疗。

2. 从鼠源抗体到全人源抗体

杂交瘤技术的问世使大量制备均一的鼠源单克隆抗体成为可能,1986年全球第一个治疗肾移植排斥反应的鼠源化抗体OrtholoneOTK3宣告上市,但治疗效果并不乐观。鼠源单克隆抗体易被人的免疫系统识别,临床重复给药时机体会产生抗鼠抗体,使临床疗效减弱或消失,有时还会引起严重的不良反应。抗体治疗一度陷入低潮。但是科学家通过对鼠和人的抗体基因进行拼接,实现了对鼠源杂交瘤抗体的改造,生产出对人体的不良反应减少,效果更好的鼠-人嵌合单克隆抗体。第一个嵌合抗体是1997年FDA批准的Genentech公司的嵌合抗体利妥昔单抗(Rituxan),用于非霍奇金氏淋巴瘤。1997年Abgenix公司研制成功能够产生人类抗体的转基因小鼠XenoMouse,这种小鼠的全套抗体基因被敲除,同时将人的抗体的大部分基因插入到小鼠的染色体中,当抗原刺激这种小鼠时就可以发生人抗体基因的重排,从而产生人源化抗体。1998年全球第一个人源化单克隆抗体,用于治疗呼吸道合胞病毒感染的帕利珠单抗(Palivizumab)被美国FDA批准上市,标志着人源化抗体技术的发展达到了新的水平,单克隆抗体类药物的研发进入成熟阶段。人源化单克隆抗体的副反应小,在体内停留时间长,更有利于治疗。2002年美国FDA批准上市的治疗类风湿性关节炎的阿达木单抗(Adalimumab)是全球第一个全人源单克隆抗体。由人的B淋巴细胞和瘤细胞杂交产生的全人源单克隆抗体,不会被人体免疫系统攻击,更安全有效,但人-人杂交瘤技术尚未突破。人-人杂交瘤细胞体外培养传代不稳定、抗体亲和力低及产量不高等问题的解决办法就是研制基因工程抗体。

单克隆抗体的特性比较如表6-4所示。

表6-4 单克隆抗体的特性比较

	鼠源单抗	鼠-人嵌合单抗	人源化单抗	全人源单抗
鼠源成分	100%	30%~40%	5%~10%	0
亲和力	高	中	低	低
不良反应	50%~80%	1%~57%	5%~10%	

九、免疫细胞治疗

1. 肿瘤可以进行免疫细胞治疗

随着肿瘤诊疗技术的不断提高和对肿瘤生物学特征的深入认识,肿瘤患者的生存率及生存质量都得到较大提高，但大部分肿瘤仍不能被治愈。白血病、淋巴瘤虽能取得较高的完全缓解率，但残存白血病细胞仍是疾病复发、难治的根源，长期生存率仍不高，急需寻找更有效的肿瘤治疗方法。

　　人类的免疫系统具有高度的特异性，能以高度的敏感性和特异性识别"非自我的"分子或细胞，功能正常的 T 淋巴细胞能通过其细胞表面 TCR 受体（T cell receptor）正确识别肿瘤细胞中"非自我"改变，清除肿瘤细胞。因此，能否通过激活患者体内残存的肿瘤特异性 T 细胞来进行肿瘤治疗呢？

　　加拿大免疫学家斯塔曼是一名晚期胰腺癌患者，但他最终以近乎创造神话一样的奇迹获得了 4 年的生存期，打破了晚期胰腺癌仅有短短几个月生命期的常规。是什么让斯坦曼教授在患癌期间还能一如既往地从事免疫细胞研究工作？答案就在于他所做的免疫细胞研究。斯坦曼教授首先发现了人体内具有识别和杀伤肿瘤细胞功能的树突状细胞（DC 细胞）。树突状细胞是人体免疫系统的哨兵，它能敏锐地捕捉肿瘤细胞与正常细胞的微小差异，并把这种差异传递给人体免疫系统中的"T 淋巴细胞"，通过 T 淋巴细胞来消灭人体内残存的、转移的和处于休眠期的癌细胞。同时 DC 细胞还可以促使人体免疫系统形成记忆能力，使人体的免疫系统形成对癌细胞的长久杀伤和全方位的监视作用。斯坦曼以他自己的研究成果"树突状细胞"为依据，并用这种细胞治疗自己的胰腺癌，最终挣脱了胰腺癌给他套上的短短几个月的生命枷锁，延长了生命。

　　2011 年拉尔夫·斯坦曼和美国科学家布鲁斯·博伊特勒与法国科学家朱尔斯·霍夫曼（见图 6-18）因为用"树突状细胞（DC 细胞）治疗癌症"的杰出贡献共同分享诺贝尔生理学或医学奖这一殊荣，标志着基于树突状细胞的细胞免疫治疗癌症取得了历史性的突破并获得了世界性的认可。

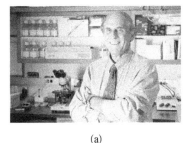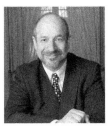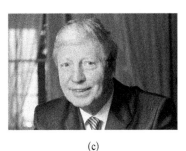

(a)　　　　　　　　　(b)　　　　　　　　　(c)

图 6-18　拉尔夫·斯坦曼(a)　布鲁斯·博伊特勒(b)　朱尔斯·霍夫曼(c)

2. 什么是免疫细胞治疗

　　免疫细胞治疗技术是采集人体免疫细胞，在多种免疫活性因子的作用下，经过体外培养，消除患者体内的免疫抑制因素，筛选并大量扩增免疫效应细胞，然后再回输到体内,杀灭血液及组织中的病原体、肿瘤细胞和突变的细胞。免疫细胞治疗技术可打破免疫耐受,激活和增强机体的免疫能力。

以 T 细胞免疫治疗为例。抗原特异性 T 细胞是宿主体内对病原体和肿瘤产生免疫应答的重要成分,它不能直接与蛋白抗原发生反应,只能识别处理后的抗原肽与相应的主要组织相容性抗原分子组成的复合体。过继 T 细胞治疗是分离培养具有抗肿瘤活性的自体 T 细胞,它回输给患者而发挥免疫治疗的作用。在过去的 20 多年,过继 T 细胞输注已经成为肿瘤治疗的新的可行方法。从外周血分离出的 T 细胞经过细胞因子、肿瘤抗原或被肿瘤细胞激活的树突状细胞(DC 细胞)的刺激后,转化成肿瘤特异性 T 细胞;分离患者肿瘤组织中提取的 T 细胞(肿瘤浸润 T 淋巴细胞)经过体外激活和扩增后,也可成为肿瘤特异性 T 细胞(见图 6-19);目前更具前景的嵌合抗原受体 T 细胞,将 T 细胞表面嵌入了能识别特定肿瘤细胞抗原的抗体,从而对特定种类的肿瘤进行识别及杀灭。

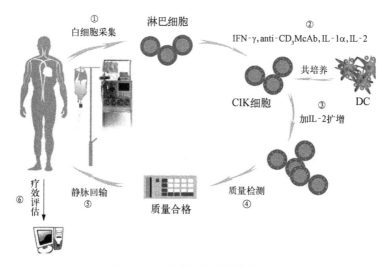

图 6-19 治疗用免疫细胞的制备

虽然细胞免疫治疗呈现出显著的疗效,但还存在着临床不良反应。随着对有关问题的进一步解决、临床应用规范和标准化的建立、机体免疫耐受的消除等一系列深入研究的完成,相信细胞免疫治疗一定能成为治疗感染、肿瘤、自身免疫性疾病及炎症性疾病的有效方法。

思考和讨论

(1) 对传染性疾病的免疫可以是主动的或是被动的、天然的或人工的。作为主动性的人工免疫措施，疫苗接种目前已经广泛应用于传染性疾病的预防和治疗。列举你本人接种过的疫苗以及所预防的疾病。

（2）作为全球性的健康问题，传染病的范围和重点在不断地变化。不仅新的突发性传染病，而且那些一度控制又再次流行的传染病的流行并非是一件新鲜事了。请从人口统计和行为、卫生保健环境、经济发展和土地利用、国际旅游和贸易、微生物的适应性和变化、公共健康措施，以及宿主和病原体间平衡失调等方面分析引起突发性传染病的因素。

（3）突发性传染病应引起全球关注，应该采取哪些行之有效、常规的措施应对可能出现和已经出现的突发性传染病。

第七讲 人类与致病菌的战斗：抗菌药物

> 千万不要忽视非同寻常的现象或事件。也许它只是一桩虚假警报，一无用处。但是，从另一方面说，它也可能是命运向你提供的导致重大进展的线索。
>
> ——亚历山大·弗莱明（*Alexander Fleming*，1881—1955）

细菌是地球上最早的"居民"，35 亿年前的地球就已经有了它们的踪迹，人类同致病菌的斗争经历了一个艰难曲折的历程，一直到 19 世纪末至 20 世纪初欧洲（包括德国、法国、英国）一批伟大科学家的诞生，人类才真正掀开了抗致病菌感染的帷幕。

一、病原菌是如何致病的

细菌在自然界广泛存在，很多细菌给人类带来各种各样的益处，但也有一小撮细菌是人类的敌人。能使人体致病的细菌被称为致病菌或病原菌。人的体表和同外界相通的口腔、鼻咽腔、外耳道、眼结膜、胃肠道、泌尿生殖道等都寄居着不同种类和数量的细菌。当人体免疫功能正常时，这些细菌对人体无害，有些对人体不但无害还有利，这是人体的正常菌群。正常菌群与人体保持着微生态平衡，但在某些条件发生改变的特殊情况下，正常菌群也可使人致病，这类菌被称为条件致病菌或机会致病菌。这种改变的特定条件是：① 细菌离开正常寄居部位，脱离原来的制约因素而生长繁殖，进而使人感染致病；② 人的机体免疫功能低下，正常菌群进入组织或血液扩散；③ 人体内的菌群失调。

1. 病原菌的致病毒力：菌毛和荚膜

病原菌具有较强的致病毒力。病原菌的毒力体现在其部分细胞结构及其分泌产生的毒性物质。

病原菌的细胞外层有菌毛和荚膜两种结构（见图 7 - 1）。病原菌利用菌毛

有选择地黏着在人体的某些上
皮细胞和黏膜。例如，淋球菌
的菌毛可使细菌吸附在尿道黏
膜表面不被尿流冲出，大肠杆
菌的菌毛能黏附于肠道上皮细
胞，链球菌靠菌毛黏附于口腔
黏膜。没有菌毛的病原菌容易
被呼吸道的纤毛运动、肠蠕动
或黏液分泌等活动所清除。因
此，一旦病原菌失去菌毛，也就
丧失了部分使人体生病的能

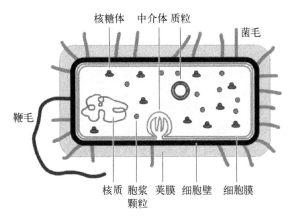

图 7 - 1　细菌细胞的结构模式

力。此外，细菌分泌某些黏性的大分子物质，由这些大分子物质与人体细胞表面
的特定分子结合，从而牢固地黏附在侵入部位。

有些病原菌如肺炎球菌、炭疽杆菌等，在细胞最外层具有黏性或胶状的荚
膜。细菌有了荚膜的保护，就能有效抵抗人体吞噬细胞的吞噬作用以及保护细
菌免受或少受体液中溶菌酶、补体、抗体等杀菌或抑菌物质的作用，从而躲避人
体的免疫防御功能。

2. 病原菌的致病毒力：侵袭性酶

人体正常的结缔组织是一种比较坚固的结构，可以限制病原菌的扩散，然而
病原菌能分泌产生的各种具有侵袭作用的酶。这些酶能水解机体组织、细胞和
蛋白，从而使机体的组织疏松、通透性增加，有利于病原菌的迅速扩散。

（1）透明质酸酶。透明质酸是一种由多糖组成的、外观透明的黏性胶状物
质，填充在人体的细胞与胶原空间中，且覆盖在结缔组织上，起着"胶合剂"的作
用。肺炎球菌、葡萄球菌等病原菌能分泌透明质酸酶，破坏透明质酸，从而使原
本坚固的结缔组织细胞间隙扩大，如同海绵一样疏松，病原菌在海绵空隙中可以
自由运动，甚至可以扩散到全身。

（2）胶原酶。胶原蛋白存在于人体皮肤、骨骼、牙齿、肌腱等部位，是结缔组
织的"黏合物质"。有的梭菌能分泌胶原酶，水解肌肉和皮下组织中的胶原蛋白，
使其结构松弛，从而便于病原菌在组织中扩散。

（3）链激酶。人体为了阻挡病原菌的进攻，在病原菌入侵的部位常常形成
血纤维蛋白凝块。但是，有的病原菌能产生链激酶，使血液中的血纤维蛋白溶酶
原激活成为活性的血纤维蛋白溶酶，再由后者溶解血纤维蛋白凝块。去除了这
一屏障后，细菌就可以在组织内进一步蔓延扩散了。

（4）链道酶。人体细胞死亡时会释放出细胞内的遗传物质 DNA，使局部成

黏稠的脓汁状,使得细菌很难在其中自由运动并扩散到其他位置。有的病原菌会产生链道酶,把 DNA 水解成比较小的片断,降低黏稠度,使脓汁变稀,有利于细菌的扩散。

(5) 溶血素。许多病原菌都能产生破坏人体细胞膜的溶血素,使细胞溶解而死亡。

3. 病原菌的致病毒力:毒素

病原菌拥有使人生病的"致命武器"是毒素。病原菌产生的毒素有外毒素及内毒素两大类。

(1) 外毒素。外毒素是许多病原菌在生长过程中合成的某些毒性蛋白质。它不但分泌到细菌体外,而且可以从细菌感染的位点向身体较远的部位进行扩散,并选择性地作用于人体特定的组织器官,从而引起各种疾病。肉毒梭菌产生的外毒素肉毒毒素是目前已知的最毒的剧毒物,1 mg 纯肉毒毒素可以杀死 2 000 万只小鼠。肉毒毒素具有嗜神经性,进入机体后作用于脑及周围神经末梢的肌肉接头处,阻止乙酰胆碱的释放,影响神经冲动的传递,导致肌肉迟缓性麻痹,引起眼睑下垂、复视、吞咽困难等,严重的可因呼吸肌麻痹不能呼吸而死亡。霍乱弧菌产生的霍乱肠毒素是目前致泻毒素中最为强烈的毒素。霍乱肠毒素与小肠黏膜上皮细胞结合后,增加细胞内腺苷环化酶的活性,进而刺激肠黏膜的分泌功能,使腔肠中离子平衡改变,引起大量的肠液进入腔肠,导致腹泻,严重者出现上吐下泻,脱水和代谢性酸中毒,甚至产生休克和死亡。

(2) 内毒素。内毒素是病原菌细胞壁外膜中的脂多糖成分。因为脂多糖是细菌的一个结构成分,不分泌到细菌细胞外,仅在细菌自溶、裂解死亡后才释放出来,所以称为内毒素。由病原菌内毒素引起的毒性反应大致相同。内毒素作用于人体的免疫细胞,使人体产生各种免疫因子,这些免疫因子作用于人体下丘脑的体温调节中枢,体温升高,引起发热;内毒素进入人体内以后,白细胞中的中性粒细胞发生移动并黏附到组织毛细血管上,致使血液中的中性粒细胞数量迅速减少;当大量内毒素进入血液时,作用于机体的免疫细胞,促使机体产生白细胞介素等一系列生物活性物质。这些物质作用于小血管造成功能紊乱、微循环障碍,临床表现为微循环衰竭、低血压、缺氧、酸中毒等,最后导致患者休克。

二、发现引起疾病的细菌

1. 第一位病原菌"猎人":科赫

细菌个体很小,小到肉眼看不见。以大肠杆菌为例,它的平均长度为 2 μm,宽为 0.5 μm。1 500 个杆菌头尾相接"躺"成一列,也只有 3 mm 长的一颗芝麻那么大;120 个杆菌"肩并肩"紧挨在一起,刚抵得上一根头发丝(约 60 μm)那么宽。因此在很长一段时间内，人类与细菌一直是"相遇而不相识"，直到荷兰科学家列文虎克（Antony van Leeuwenhoek）用自制的显微镜观察到了细菌，才为人们揭示了微妙的细菌世界，如图7-2所示。

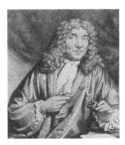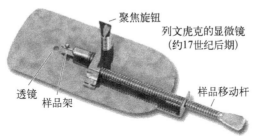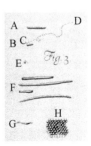

图7-2　列文虎克和他的显微镜及其观察到的微小生物

自古以来，鼠疫、伤寒、霍乱、肺结核等许多可怕的瘟疫夺去了人类无数的生命。人类要战胜这些凶恶的疾病，首先要弄清楚致病的原因。巴斯德发现了羊炭疽病是由于其血液中存在炭疽芽孢杆菌的缘故，然而，他并没有把细菌与它所引起的疾病对应起来。

1843年科赫（Robert Koch）出生于德国哈茨附近的克劳斯特尔城，1866年从哥廷根大学医学院毕业后成为一名住院医师，在佛朗哥-普鲁士战争期间是军队外科医生。战争结束后他在东普鲁士开业行医，并在家里建立了一个简陋的实验室。在没有科研设备和图书资料，更没有与其他科研人员交流的情况下，科赫开始了他的研究工作，并开创了微生物学研究领域的世界第一次，成为细菌学的泰斗巨匠。

作为一个医生，科赫拥有全面的人体知识，而这正是巴斯德所缺乏的。此外，科赫还有精湛的实验技能、坚持和耐心的科研素质。在巴斯德研究工作的基础上，科赫开始系统细致地研究炭疽芽孢杆菌。整整3年时间，科赫全身心地寻找引起炭疽病的原因。他首先发明了用琼脂固体培养基分离纯化细菌，这样单个或少数细菌细胞在营养基质表面吸收外界营养，生长并不断分裂繁殖，会形成以母细胞为中心的一堆肉眼可见、有一定形态构造的子细胞团即菌落（见图7-3），还发明了细菌显微观察的染色方法。

然后科赫在牛脾脏中找到了引起炭疽病的细菌，并且把这种细菌培养后移种到老鼠体内，使老鼠感染炭疽病，再从老鼠体内重新得到了和牛身上相同的细菌。1875年科赫在公开实验上成功地确定引起炭疽病的病原菌是炭疽芽孢杆菌。这是人类第一次用科学的方法证明某种特定的细菌是某种特定疾病的病原菌（巴斯德发现炭疽疫苗是在1881年）。此外，他用血清在与牛体温相同的条件

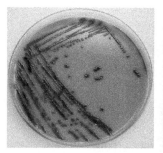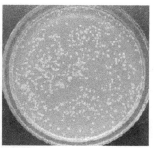

图 7-3 细菌的菌落

下在动物体外成功地培养了炭疽芽孢杆菌,并发现了炭疽芽孢杆菌的生命周期。炭疽芽孢杆菌在动物死亡后相当长的时间内仍能存活,细菌体内的芽孢可以发育成为细菌,并可能传染给其他动物。

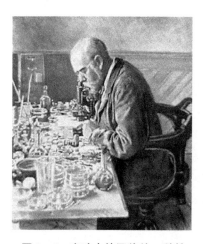

图 7-4 实验中的罗伯特·科赫

1882 年科赫发现了引起肺结核的病原菌,用血清固体培养基成功地分离出结核分枝杆菌,并且接种到豚鼠体内引起了肺结核病。1883 年在印度分离培养出了霍乱弧菌。图7-4 为实验中的罗伯特·科赫。

医学院老师的一句话"在认定细菌是人类传染病的原因之前,你必须在传染的患者中发现它们,把它们从中分离出来,并验证它们的感染力"对科赫有很大的影响。1884 年他根据自己分离致病菌的经验,总结出了著名的确定病原菌的"科赫法则":一种病原菌一定存在于患病动物体内,但不应该出现在健康动物内;这种病原菌可从患病动物分离得到纯培养物;将分离出的纯培养物人工接种敏感动物时,一定出现这种疾病所特有的症状;从人工接种的动物可以再次分离出性状与原有病原菌相同的纯培养物。

科赫第一个发现传染病是由病原细菌感染造成的,堪称病原细菌学的奠基人和开拓者。1905 年,因为他在肺结核研究方面的贡献,被授予诺贝尔医学和生理学奖。

2. 师徒效应的人才链

科赫早期在业余进行的细菌学研究是兴趣驱使下的独立研究。1880 年在发现炭疽杆菌的重大贡献后,科赫被德国皇家卫生局聘任才有了较好的实验室和优秀的助手/合作者,他所创建的细菌学科成为整个欧洲的典范。

科赫的实验室培养了一批杰出的科学家,形成了师徒效应的人才链。1901年埃米尔·阿道夫·冯·贝林(Emil Adolf von Behring)发明血清免疫疗法并用于防治白喉病而获得诺贝尔奖。1908年鲍尔·埃尔利希(Paul Ehrlich)因免疫学理论与应用的研究获诺贝尔奖,他也是化学药物杀死微生物的开创者。日本细菌学家北里柴三郎(Kitasato Shibasaburo)与冯·贝林一起成功地发现了白喉抗毒素、破伤风抗毒素,回国后率先在日本开展传染病和细菌学研究,1894年发现了鼠疫杆菌。助手志贺洁(Kiyoshi Shiga)1898年从痢疾患者的粪便中分离出了痢疾杆菌。助手秦佐八郎(Sachachio Hata)留学德国期间和埃尔利希一起发现了"606"对梅毒病原体的治疗作用。

3. 缉拿归案的病原菌

有了科赫创立的正确方法,病原菌的发现就如树上熟透了的苹果掉了下来。在"科赫法则"的指导下,19世纪70年代到20世纪20年代成为发现病原菌的黄金时代,几乎每年都有导致严重疾病的病原菌被人类缉拿归案,如表7-1所示。

表7-1　主要病原菌的发现

年	疾　病	病　原　菌	发　现　者	国　家
1873	麻风病	麻风分枝杆菌	Gerhard Armauer Hansen	挪　威
1877	炭疽	炭疽芽孢杆菌	Robert Koch*	德　国
1878	化脓	葡萄球菌属	Robert Koch*	德　国
1879	淋病	淋病奈瑟氏球菌	Albert Neisser	德　国
1880	伤寒	伤寒沙门氏菌	Joseph Eberth	德　国
1881	化脓	链球菌属	Alexander Ogston	苏格兰
1882	结核	结核分枝杆菌	Robert Koch*	德　国
1883	霍乱	霍乱弧菌	Robert Koch*	德　国
1883	白喉	白喉棒杆菌	Edward Kleb	瑞　士
1884	破伤风	破伤风梭菌	Arthur Nicolaier	德　国
1885	腹泻	大肠埃希氏菌	Theodor Escherich	德　国
1886	肺炎	肺炎链球菌	Albert Frankel	德　国
1887	脑膜炎	脑膜炎奈瑟氏球菌	Anton Weichselbaum	奥地利
1887	布鲁氏菌病	布鲁氏菌	David Bruce	英　国

年	疾　病	病 原 菌	发　现　者	国　家
1888	食物中毒	肠道沙门氏菌	Gaerther A. A. H.	
1892	气坏疽	产气荚膜梭菌	William Henry Welch	美　国
1894	鼠疫	鼠疫耶尔森氏菌	Kitasato Shibasaburō, Alexandre Yersin.	日　本 瑞士/法国
1896	肉毒中毒	肉毒梭菌	Emile van Ermengem	比利时
1898	痢疾	痢疾志贺氏菌	Kiyoshi Shiga	日　本
1900	副伤寒	副伤寒沙门氏菌	SchottmÜller H.	
1905	梅毒	苍白螺旋体	Fritz Schaudinn	德　国
1906	百日咳	百日咳杆菌	Jules Bordet*，Gengon O.	比利时
1909	斑疹伤寒	立克次氏体	Charles Jules Henri Nicolle*	法　国
1976	军团军病	军团杆菌	Chales McDade，William Shepard	美　国

＊为诺贝尔生理和医学奖获得者。

三、从结核菌素到朋凡纳明

1. 科赫杀灭致病菌的探索

从发现第一个病原菌炭疽杆菌伊始,科赫就试验如何杀死炭疽杆菌。他曾试验 70 多种化合物杀死或者阻碍炭疽杆菌的生长,但效果不尽理想。最有效的升汞(氯化汞)因对人毒性太强,也不得不放弃。

科赫找到肺结核的"元凶"后,攻克结核病成了新的攀登目标。他乐观地认为,结核病是可以被"彻底铲除"的。科赫重新检验各种化学物质对结核杆菌的杀菌作用,发现不少物质都能阻止细菌生长,然而这些化学物质对感染结核杆菌的动物完全没有作用。科赫再一次投入了他的意志力,他从结核杆菌液体培养后去除菌体的滤液中提取获得了结核菌素,并在 1890 年的一次国际会议上宣布:结核菌素可以治疗结核病。《柳叶刀》等知名期刊纷纷刊登他的研究论文。当时科赫在学术界拥有很高的声望,因此尽管没有公布结核菌素配方,许多患者和医生纷纷前往柏林治疗和学习。

然而,科学之路从来就不是一帆风顺的,未经认真实验和临床观察的结核菌素最终没有达到治疗效果。结核菌素非但不能治疗结核病,在人体上的反应更为强烈,还有可能加重结核病,科赫的声誉由此受到了很大冲击。即使如此科赫仍笃信结核菌素对治疗结核病是有效的,他辞去教授之职埋头于研究制备新的结核菌素。1898 年科赫推出改良型结核菌素，然而最终证明它对治疗结核仍是无效的，只得从市场上撤回了结核菌素。尽管如此，科赫的结核菌素是人类采取医药措施阻止"白色瘟疫"蔓延的有益探索。

2. 埃尔利希的兴趣

保罗·埃尔利希（Paul Ehrlich）1854 年出生于德国西里西亚斯特雷伦的一个犹太家庭。他的表兄魏格特是著名细菌学家，也是用苯胺染料染色细菌的第一人。中学时期埃尔利希常去表兄的实验室，对显微镜中的微观世界和各种染料很感兴趣。表兄潜移默化地影响着埃尔希的兴趣爱好，使他在大学期间的组织学和染色课程上成了一个"染色癖"的学生。

1878 年埃尔利希获莱比锡大学医学博士后，任职于柏林大学医学院附属医院。在摆满五颜六色颜料瓶的实验室里埃尔利希开始了他兴趣盎然的研究：用染料把血液中的白细胞分类。用亚甲基蓝染料注射到活老鼠体内，了解染料对不同组织细胞（神经、肌肉和骨骼）的亲和性。由于亚甲基蓝对鼠神经细胞具有极其明显的亲和性，埃尔利希决定尝试用它来治疗神经痛和疟疾。可以说，那时埃尔利希已站在了化学疗法的门口。

3. 硕果累累的科学家

埃尔利希所处的时代是个伟大的免疫学时代，免疫学对埃尔利希产生了不可抗拒的吸引力。1890 年埃尔利希受邀在科赫传染病研究所任职，开始免疫学研究。此时贝林与北里柴三郎也在科赫研究所，他们发现了白喉抗毒素血清的治疗效果，但在进一步研发时遇到了困难。埃尔利希参与了合作研究，从化学角度阐明了毒素-抗毒素反应的机理，建立了标准化的免疫血清分析方法。但埃尔利希与贝林获得的诺贝尔奖失之交臂。1908 年，埃尔利希以著名的体液免疫"侧链"学说获得诺贝尔奖，被称为"血液学和免疫学之父"。

埃尔利希在接受诺贝尔奖时发表演讲："科学研究没有国籍的限制和种族的隔阂……致力于科学研究的人们首先要免除门户之见。"埃尔利希坚持不懈地勤奋工作，在化学疗法领域取得了卓越成就，1912 和 1913 年又获得两次诺贝尔奖提名。

4. 化学治疗的起点

在人才济济的科赫研究所，矛盾也很突出，和蔼谦虚的埃尔利希忍受着大师之间的对立所带来的苦恼。1899 年埃尔利希被任命为法兰克福新成立的皇家实验治疗研究所所长，由此开始了新的研究生涯：把研究目标从免疫疗法回到他熟悉的实验化学疗法。图 7-5 为埃尔利希和他的助手。

埃尔利希认为：在不可能做血清治疗时，必须锻造化学武器。如果某种化合物对病原生物有着良好亲和力又对人体无害，那么该化合物将成为在体内消

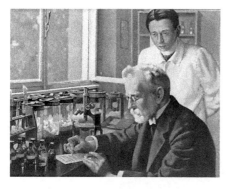

图7-5　埃尔利希和他的助手

除病原体的良好药物,就像抗毒素能够特异性地中和毒素那样。他和助手日本细菌学家秦佐八郎开始专心致志于实验化学疗法。细菌染色观察实验中染料使细菌着色而且细菌死亡,那么能不能找到一种亲和身体内病原菌的染料,发挥药物作用把病菌杀死?锥虫是引起昏睡病的病原体,侵袭人体后在体内不停繁殖,使人在无休止的昏睡中死去。因为锥虫比细菌大,在显微镜下容易观察,艾利希决定试验各种颜料对锥虫的疗效,结果发现一种叫"阿托克西尔"的红色染料能使受感染的小白鼠免于死亡。这种染料又被称为"锥虫红",化学名是对氨基苯胂酸钠。

5. 发现治疗梅毒的"魔弹"

那个时代,梅毒是一种可怕的疾病,治疗梅毒的方法是用汞(硫化汞),但硫化汞仅仅是减轻症状而且需要长期使用,正如谚语所说"一夜维纳斯,一生硫化汞",汞疗法有很多副作用,如常流口水、严重消化不良、牙齿松动和脱落、体虚、情绪不稳定,甚至死亡。1905年德国科学家弗里茨·绍丁发现了梅毒的真正病原体是一种小螺丝形状的微生物,即苍白密螺旋体。

埃尔利希的实验化学疗法有了新的契机,他聚焦对氨基苯胂酸钠作为化学药剂治疗梅毒。对这种化合物研究得越久,埃尔利希越怀疑它的化学表达式是错误的。他和合作者不仅弄清楚了对氨基苯胂酸钠的真正结构,而且发现这种结构化合物添加或去除基团可产生一系列新的化合物。于是他和同事们一次又一次有目的地改变对氨基苯胂酸钠的分子结构,反复试验由此产生的一系列衍生物对梅毒的治疗效果。功夫不负有心人,1909年埃尔利希的助手秦佐八郎终于发现"606"号化合物对感染梅毒的兔子非常有效,而这时对氨基苯胂酸钠衍生物的治疗梅毒试验已经顽强坚持4年了。埃尔利希将"606"号化合物命名为"洒尔佛散(Salvarsan)",如图7-6所示。

洒尔佛散,即砷凡纳明或胂凡纳明(Arsphenamine)的化学名是二氨基二氧偶砷苯。埃尔利希对洒尔佛散进行深入

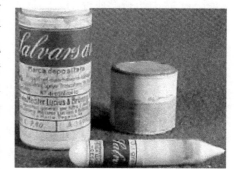

图7-6　治疗感染的第一个化学药物洒尔佛散

的疗效和安全性试验后,宣布洒尔佛散可以用来治疗梅毒。在染料工厂的帮助下,埃尔利希免费派送了6.5万瓶药剂,开始了非常仔细的人体试验。他亲自挑选每一位医生,开展最大规模的药物跟踪调查,最终确证了洒尔佛散对早期梅毒有迅速而可靠的疗效。尽管洒尔佛散比汞疗法毒性低,但仍具有严重的不良反应。1912年埃尔利希的"904"号化合物(新洒尔佛散)显示出更好的疗效和安全性。

　　尽管在19世纪末,不少有机化合物如乙酰水杨酸(阿司匹林)、乙酰苯胺、非那西丁等的治疗作用已经被发现,但它们的合成是零散的,而且这些药物大多是具有解热镇痛作用,而当时由致病性微生物引起的各种传染病是没有有效的药物的,科学家尚没有根据医疗目的和需要主动地进行有机化学药物的合成和制备。洒尔佛散是埃尔利希和他的合作者设定治疗目标,通过坚持和合作,在不折不挠的系统探索中发现的,可谓是"攻关型"科学研究。埃尔利希开辟了化学治疗传染病的道路,他的声誉达到了顶峰,被公认为"化学疗法之父"。所谓化学疗法是用化学合成药物治疗疾病的方法,而在这以前疫苗是防治传染病的唯一手段。

　　6. 染料公司生产撒尔佛散
　　19世纪德国化学家发现煤焦油中的一种成分经化学处理后可产生蓝色。在神奇色彩的吸引下,化学家合成了各种颜色的物质。当第一种合成染料苯胺紫从试管走向衣料印染市场时,染料的商业价值得到了爆发,欧洲合成染料企业遍地开花。德国合成染料企业赫希斯特公司(Hoechst)、巴斯夫公司(BASF)、拜耳公司(Bayer)等更是处于领先地位,占世界染料供应市场的3/4。

　　当研究退烧药奎宁的化学家寻求工厂合成支持时,赫希斯特公司凭着对市场的了解认定这是一个机会,从此染料企业进入了药品生产领域。在埃尔利希启动实验化学疗法时,赫希斯特公司和他签订了协议并提供了埃尔利希实验所需的合成化合物。撒尔佛散的发现使赫希斯特公司大喜过望,以每剂10马克销售此药,事实证明撒尔佛散确实是一个赚钱的产品。赫希斯特公司不久在英国、法国和俄罗斯建造了国外生产基地,并很快收益。赫希斯特公司由此成为德国最大的药厂,医药产业开始形成。

四、第一个抗菌药物——百浪多息

　　砷凡纳明发现后人们以为这下可以战胜细菌了,然而这个希望落空了。梅毒的病原体苍白密螺旋体是单细胞生物,但结构和细菌不同。砷凡纳明对细菌没有任何作用,人类在致病菌面前还是束手无策,当时甚至小小的伤口感染也会引发败血症而致命。

一位德国科学家攻破了这个难关,他就是发明了人类第一个抗菌药物百浪多息的多马克(Gerhard Domagk)。百浪多息的发现开创了化学治疗的新纪元。

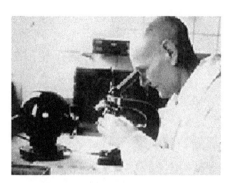

图 7-7　实验中的多马克

1. 被迫放弃诺贝尔奖金的科学家

1895 年多马克出生在德国勃兰登堡,1914 年以优异的成绩考入基尔大学医学院,但学习生涯刚刚开始却因第一次世界大战的爆发而中断。1918 年战争结束后,"战壕中的医生"多马克回到基尔大学医学院继续学习,并取得医学博士学位。图 7-7 为实验中的多马克。

1927 年是多马克人生道路的一个重要转折点。多马克认为,开发新药的贡献比在一家医院帮助的人更多。他离职到德国染料集团法本化学工业公司工作。1932 年多马克发现了具有重要意义的化合物——百浪多息。1939 年被授予诺贝尔生理学和医学奖,但当时的德国正处在纳粹法西斯的统治下,希特勒明令禁止德国人接受诺贝尔奖,纳粹强迫多马克签名拒绝接受诺贝尔奖,并把他软禁达八年之久。诺贝尔奖金只为获奖人保留一年,但奖章和对获奖者表示敬意的仪式则可长期保留。第二次世界大战结束后,诺贝尔基金会专门为多马克举行了授奖仪式,瑞典国王亲自为多马克颁发了证书和奖章。在授奖仪式上多马克热情洋溢地做了题为《化学治疗细菌感染的新进展》的讲演。1950 年他发明了治疗结核病的化学药物雷米封(异烟肼)。

2. 化学工业公司的药物研发

第一次世界大战结束后德国经济陷入萧条,面对经济困难和国际竞争,德国的赫希斯特公司、巴斯夫公司、拜耳公司和其他三家公司迅速合并成立了染料工业垄断集团法本化学工业公司,并建立以改进工艺和发明新产品为目标的研究实验室。那时医药界几乎已经放弃了从化学途径寻找抗菌药物,因为从埃尔利希发现"606"以后的近 20 年间,化学治疗药物没有任何进展。

1932 年法本公司的化学家梅希(Mietzsch)和克拉拉(Klarar)合成了橙红色染料百浪多息(Prontosil),时任病理学和细菌学主任的多马克对之进行药理研究。他将酿脓链球菌注射到小鼠体内,使小鼠感染而患上败血症,然后注射染料百浪多息。奇迹发生了,多马克把在试管中没有抗菌作用的红色染料注射于细菌感染的小鼠后,这些小鼠意外地日渐康复起来。多马克发现百浪多息的药用价值后既兴奋又冷静,他没有急于发表论文,而只是以"杀虫剂"申请了专利权。如图 7-8 所示橙红色药品为百浪多息。

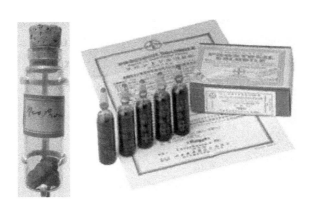

图 7-8　橙红色染料百浪多息成了药品

多马克发现百浪多息的疗效并非是侥幸的，而是有着多方面因素，一是，梅希和克拉拉对合成化学很有经验，他们在合成化合物的过程中追求"首先要寻找有效的核心基团"；二是，梅希和克拉拉发现化合物增加一个磺酰胺基团能增加其对羊毛蛋白质的亲和力，他们在合成百浪多息时也增加了磺酰胺基团以期增加化合物对人体蛋白质的亲和力而增加杀菌能力；三是，多马克评价新化合物的治疗效果是以动物疗效为标准而不是试管中的体外实验；四是药物的发现不再似 18 世纪以前独立科学家的个人兴趣，团队合作显示出了实力。

3. 最高的奖赏——救了女儿

正当多马克准备临床试验时，他的掌上明珠玛丽的手指被刺破并受了感染，手指肿胀发痛，全身发烧。多马克心急如焚地请来当地最有名的医生，可是一切都无济于事，玛丽的病情不但没有得到控制，反而逐渐恶化成败血症生命垂危。女儿感染的是什么病菌？多马克把玛丽伤口的渗出液和血液用显微镜进行观察，发现病菌正是酿脓链球菌。一个念头闪现在多马克的脑中：不正盼着要把磺胺这种新药用于人体吗？这机会来了，但试验用药的却是他心爱的女儿。

百浪多息在动物试验的成功并不意味着对人一定有效。然而多马克别无选择，他只有冒险一试。多马克为昏迷状态的玛丽注射百浪多息溶液，期待着奇迹的出现。时间令人焦灼地一分一秒地过去了，终于玛丽慢慢地睁开了双眼，女儿得救了！玛丽成了百浪多息获救的第一个患者。正如多马克在诺贝尔授奖仪式上所讲的："治好我的女儿，是对我发明的最高奖赏。"

4. 红色染料百浪多息是前药

为什么百浪多息在试管中和细菌一起培养时没有抗菌活性，但在被感染的生物体内却有活性？当时人们对此大感不解。

1935 年法国巴斯德研究所的特雷富埃尔和他的同事发现,动物或人用了这种红色染料后尿是白色的。百浪多息到哪里去了？它是否在体内变成了对细菌有效的另一种物质？这个谜团被他们揭开了：百浪多息在生物体内(动物或人)被裂解为两部分,有效部分对氨基苯磺酰胺是无色的。化学家合成了对氨基苯磺酰胺并证明同样有效,后来又在服用百浪多息动物的尿中找到了对氨基苯磺酰胺。其实早在 1908 年就有人合成过对氨基苯磺酰胺,但是当时并没有发现其有任何用途。

像百浪多息这样的药物叫作前药(前体药物)。所谓前药是指一些在体外活性较小或者无活性的化合物,在体内经过酶的催化或者非酶作用,释放出活性物质从而发挥其药理作用的化合物。

　5. 磺胺的抗菌作用机制

核酸是细菌生长繁殖所必须的成分,核酸前体物质嘌呤和嘧啶的合成中需要四氢叶酸的参与。细菌不能直接利用其生长环境中的叶酸,而是将环境中的对氨基苯甲酸(PABA)和二氢蝶啶、谷氨酸在二氢叶酸合成酶催化下合成二氢叶酸,再在二氢叶酸还原酶的作用下形成四氢叶酸,如图 7－9 所示。因此,对氨基苯甲酸在细菌的生长过程中有重要的作用。

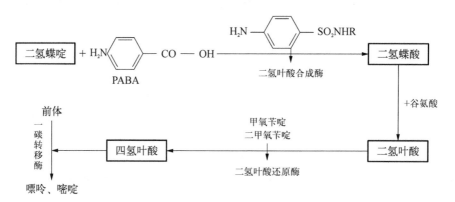

图 7－9　对氨基苯甲酸(PABA)参与细菌核酸前体的合成

对氨基苯磺酰胺的化学结构与对氨基苯甲酸类似(见图 7－10),能与对氨基苯甲酸竞争二氢叶酸合成酶,从而影响核酸的生成,抑制细菌生长繁殖。

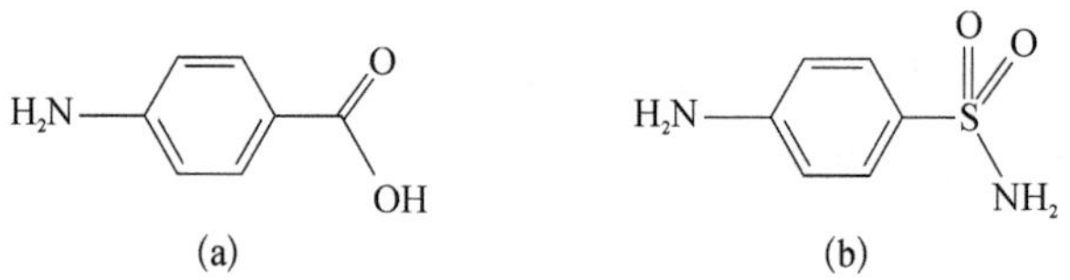

图 7－10　结构相似的对氨基苯甲酸(a)　对氨基苯磺酰胺(b)

6. 磺胺类药物的发现浪潮

对氨基苯磺酰胺的发现轰动了全世界，各国医药界引发了一场合成毒性低、疗效好的磺胺类药物浪潮。在短短的 5 年左右合成了磺胺吡啶、磺胺噻唑、磺胺嘧啶、磺胺甲嘧啶、磺胺胍等一大批磺胺类药物，其竞争极为激烈，在苏联、英、美、德、丹麦、瑞士、匈牙利和印度等国至少 12 个不同的实验室都独立合成出磺胺噻唑。

磺胺类药物发现后，许多曾经使医生束手无策的细菌性感染，如肺炎、脑膜炎、淋病、产褥热等疾病有了特效药，病原菌感染的死亡率大大降低。磺胺也曾在第二次世界大战战场拯救了许多士兵的生命，磺胺吡啶还治愈了温斯顿·丘吉尔的肺炎。

磺胺类药物的品种繁多，目前已成为一个庞大的"家族"，临床应用的约 20 余种，医生可以从中挑选适用于各种感染的磺胺药了。1945 年以后青霉素的问世以及在临床上的应用价值，使人们把注意力转向了青霉素，同时由于磺胺类药物的抗菌谱较窄以及耐药菌的出现，它的发展一度缓慢。1961 年科学家发现甲氧苄啶和磺胺甲基噁唑（SMZ）合用后可显著增加 SMZ 的疗效 4～64 倍，两者组成的复方称为复方新诺明。复方新诺明不仅疗效明显增强而且抗菌范围扩大，至今在抗感染治疗中仍占一定地位。随着青霉素不稳定性、过敏性、耐药性等缺点的暴露，磺胺类药物的研究再度受到关注，磺胺类药物的开发进入了一个新的时期，磺胺甲噁唑、磺胺甲氧嗪等中长效磺胺类药物问世。

五、开启抗生素时代的青霉素

磺胺类抗菌药物对于化脓性咽喉炎、脊膜炎、淋病等都很有效，但是随着时间的推移人们逐渐发现它对其他细菌性疾病和传染病的效果并不明显，而且许多患者使用后还会产生严重的不良反应，甚至有发生死亡的病例。各种细菌感染还在肆意地威胁着人们的生命，健康的需求呼唤着科学家的责任和良知，人类期待着有效而无害杀菌剂的问世。

1. 立志杀菌研究的军医——弗莱明

1881 年弗莱明（Alexander Fleming）出生于苏格兰艾尔郡洛奇菲尔德，曾在一家船业公司当过会计。1901 年以全英第一名的成绩实现了学医的夙愿，考上了伦敦大学圣玛丽医学院。弗莱明学习刻苦勤奋，成绩优异，1909 年毕业后留在了圣玛丽医院的预防接种科。正当弗莱明雄心勃勃准备在免疫预防领域大干一场的时候，第一次世界大战爆发了。战争几乎改变了每个人的生活轨道，弗莱明以中尉军阶参加了皇家军医部队。在战地研究实验室中他参与研究并协助治疗协约国伤员所患的感染病。在血与火的战场上伤兵越来越多，由于战场上卫生条件极差,伤员士兵的伤口常常感染,许多伤兵因细菌感染而死亡,此时再高明的医生也无能为力。弗莱明苦思冥想如何能够研制出一种阻止伤口感染的药剂,这个念头在弗莱明的心里越来越坚定。

2. 青霉素发现的伏笔——溶菌酶

1919 年弗莱明回到圣玛丽医学院全力开始了抗菌药物的研究。他把研究目标瞄准了葡萄球菌,因为这是一种分布非常广泛且危害很大的病原菌,会引起疖、痈、扁桃腺炎和伤口感染化脓。弗莱明整天泡在简陋的实验室里,在一只只培养皿中接种葡萄球菌进行人工培养,再试验各种药剂对葡萄球菌的作用,以期找到杀灭葡萄球菌的理想药物。

弗莱明是一个富有创造性和想象力的人,在工作中从不墨守成规,在貌似随意的研究中取得有价值的突破。1922 年的一天感冒中的弗莱明正在观察培养皿中的细菌,鼻塞得很不舒服,忽然灵机一动取了鼻黏液加到细菌培养皿中。意想不到的事情发生了,黏液周围的细菌几乎被溶解了。这个现象引起了弗莱明的注意,显然黏液中的某些东西对细菌有致命的作用。善于提问的弗莱明又对眼睛的抵抗力产生了兴趣,眼睛难免会受到细菌的伤害,但眼睛为什么很少受到细菌的感染呢?他对收集的眼泪进行试验,结果眼泪的效果比鼻涕更好,细菌很快被杀死了。弗莱明把这种能够消灭和溶解细菌的物质叫作溶菌酶,还在血清、唾液和牛奶中找到了溶菌酶,可惜溶菌酶对致病菌只有轻微的作用,这位沉默寡言的细菌学家的发现没有产生什么反响,但是溶菌酶的发现为弗莱明的深入研究指明了方向,为弗莱明打开了通向发现青霉素的大门。

3. 伟大的偶然发现——抑菌现象

1928 年夏天弗莱明要休假 2 周,他并没有像那些勤快的研究人员那样用消毒水清洗细菌培养皿然后休假,而是把细菌培养皿留在实验桌上。放完长假后的弗莱明又要研究葡萄球菌了,他发现原本生长着葡萄球菌的培养皿却有青色霉菌的生长。由于实验过程中需要多次开合培养皿,一定是葡萄球菌受到了霉菌的污染。但是令他奇怪的是,与霉菌接触的葡萄球菌好像被溶解了,变成了半透明,如图 7-11 所示。

对于这一现象,细菌学家不会觉得有什么了不起,因为当时已经知道有些细菌会阻碍其他细菌的生长。可是这种不知名的青霉居然对人类极其重要的病原菌葡萄球菌有如此强烈的抑制和裂解作用,这一发现就非同寻常了。良好的科学研究素质促使弗莱明立刻意识到青霉消灭了它接触到的葡萄球菌。霉菌究竟为什么具有如此效力杀灭细菌的呢?

弗莱明"放弃了之前的工作,开始沿着命运提示的轨迹去做研究",他迅速地从培养皿中刮取一点霉菌,透过厚厚的显微镜镜片鉴定出那种能使葡萄球菌逐

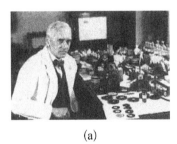
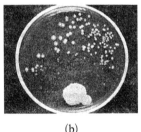
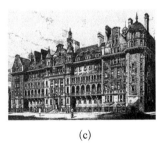

(a)　　　　　　　　　　　(b)　　　　　　　　　　　(c)

图 7‑11　弗莱明(a)　发现抑菌现象的培养皿(b)　弗莱明工作的实验大楼(c)

渐死亡的霉菌是点青霉（*Pencillium notatum*）。随后他对点青霉进行了培养，在肉汤培养基中点青霉在几天内长成一个松软的绒毛团，又过了几天孢子形成，真菌团块变成了深绿色，培养的肉汤呈淡黄色。弗莱明惊奇地发现，不仅这种青霉具有强烈的杀菌作用，而且黄色的培养液也有很好的杀菌能力，即使被稀释了800 倍仍然有作用。于是他推论，真正的杀菌物质一定是点青霉生长过程的代谢物，并称之为青霉素（*Penicillin*，盘尼西林）。这个发现不仅在医药上而且对人类进步来说都是具有重要意义的。

4. 偶然发现之中的必然因素

表面看来重大医学成就青霉素的发现是多么偶然、多么不可思议，甚至弗莱明自己也称之为一个偶然的机遇。早在 1870 年、1871 年、1874 年、1876 年和1896 年就有人观察到青霉菌对细菌有拮抗现象。1911 年斯德哥尔摩大学博士研究生里查特·威斯特林在其毕业论文中描述过一种特异青霉，后经鉴定确认那就是弗莱明发现的青霉素产生菌。遗憾的是，威斯特林并没有进行更深入的研究，因而没有发现它的抗菌作用。如果我们了解了这些就不能不承认，这一偶然发现之中其实也包含着某些必然的因素，那就是弗莱明的个人性格和科研素质：细致观察、认真思考和敏锐判断。

正如 1945 年弗莱明在哈佛大学的毕业典礼上发表演讲时所说的：1928 年的那一天，"我并没有打算让青霉孢子掉在我的培养基上，但是我一看见培养基上出现的变化，就丝毫不怀疑，非同寻常的事就要发生了"。他谆谆嘱咐哈佛学子，"头脑准备不足，就看不见伸向你的机会之手"。重大发现取决于一丝不苟的工作和有准备的头脑。青霉素这个药物史上的重大发现正是偶然机遇启发科研思维的经典案例。

5. 公之于众后的放弃

弗莱明不再迟疑，1929 年弗莱明将他字斟句酌的论文相继发表在享有盛誉专业刊物《英国病理学杂志》和《柳叶刀》，阐述了青霉素的强大杀菌作用、安全性和应用前景。他这样写道"青霉素可能会成为一个有效的、抗菌的药物，能被用来涂敷或注射在对青霉素敏感的微生物感染的区域"。

然而弗莱明的发现几乎没有产生什么反响。当时医药界的注意力集中在大有希望的磺胺药物上,所有别的化合物似乎只是一种"无足轻重的东西",而且弗莱明的论文并没有提及:青霉素初期临床上成功地治愈了一个矿工被感染的眼睛,保住了视力;青霉素治愈了一个因产妇患淋病而感染眼疾的婴儿,使婴儿免于眼盲。多年后被问起为什么没有发表这些治疗结果的时候,弗莱明认为当时用的是粗提取液,没有经过充分的验证不值得发表。如果当时能把这些成果发表的话,青霉素的广泛认可或许就可能提早很多年。

在此后长达4年的时间里,弗莱明对青霉素进行了全面的专门研究,但是外部的研究环境和他的专业特点限制了研究进程。培养青霉的牛心肌不易获得,而且青霉素活性不稳定。在当时的技术条件下即使对于生化学家来说,提取青霉素也是一个难题,更何况作为细菌学家弗莱明并非全才,尽管他用简陋的设备减压蒸发,以降低温度使青霉素提取时不被破坏,但他缺乏完备的生化分离知识和技术,无法从液体培养液中得到纯化的青霉素。当时的免疫学方法防治感染性疾病进展很快,弗莱明的研究思路也转向了研究青霉素的免疫预防作用。弗莱明放弃了继续研究,但是他坚信:青霉素是有价值的,总有一天人们将不可避免地要用它的力量去拯救生命。因此他没有轻易丢掉他的青霉菌种,而是耐心地一代又一代在培养基上转接培养。

6. 青霉素的再发现者——弗洛里和钱恩

弗洛里(Howard Walter Florey)1898年出生于澳大利亚南部的阿德雷德,先后在阿德雷德大学、牛津Magdalen学院、剑桥大学Conville and Caius学院学习和在美国访问交流,1927年获得博士学位,在剑桥大学和谢菲尔德大学任教几年后,1935年成为牛津大学病理学声望很高的主任。

钱恩(Ernst Boris Chain)1906年出生于德国柏林,父亲是一名化学家和企业家,受父亲的影响对化学有浓厚的兴趣。他从柏林Friedrich-Wilhelm大学毕业后,曾3年在柏林Charité医院开展酶学研究工作。1933年受纳粹威胁的钱恩逃离德国移居英国,在剑桥大学工作。1935年钱恩受邀为牛津大学讲师。

20世纪30年代弗洛里教授组织了一批各专业的科学家开展抗菌物质的研究,溶菌酶是其中的一个研究课题。这项工作约需要250英镑购置一些器材和试剂,但在英国竟无法获得支持,独具慧眼的美国洛克菲勒基金会提供了资助。1938年精力旺盛的钱恩博士加盟研究团队,他查阅所有关于溶菌酶的文献报道时,不但查到了弗莱明关于溶菌酶的研究论文,而且意外发现了被束之高阁的弗莱明关于青霉素的论文。青霉素的抗菌作用引起了弗洛里和钱恩(见图7-12)的强烈兴趣,于是他们当机立断决定重点研究青霉素并进行了团队分工,弗洛里

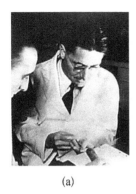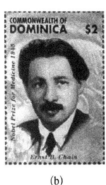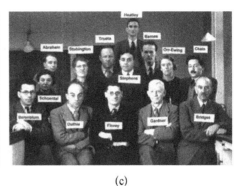

(a)　　　　　　　　(b)　　　　　　　　　　(c)

图 7‑12　弗洛里(a)　钱恩(b)　青霉素研究团队(c)

主要开展青霉生物学性质的研究,钱恩的主要工作是青霉素的分离纯化和研究青霉素的生物化学性质,其他成员开展动物试验、培养等方面的工作。

弗洛里和钱恩找到一株同弗莱明的点青霉一样的青霉,研究团队成功地实现了点青霉的小规模培养,然后他们一鼓作气,开始了分离纯化青霉素。经过无数个不眠之夜,钱恩终于成功地提纯出黄色青霉素粉末。这些黄色粉剂稀释3 000 万倍仍有抗菌作用,比当初最有效的磺胺药物还大 9 倍,比弗莱明的青霉素粉末高 1 000 倍。1937 年当他们的研究经费山穷水尽、又遭英国医学科研委员会拒绝资助时,洛克菲勒基金会再次伸出了援助之手,连续五年资助,金额达5 000 美元。

1940 年研究团队首次生产出足够的青霉素来试验受感染的动物。他们对 8只老鼠全部注射足以致死的细菌,然后 4 只用青霉素进行治疗,另外 4 只不用青霉素,结果第 2 天早晨没有治疗的老鼠全部死亡,而注射青霉素的老鼠全都活了下来。弗洛里意识到需要扩大生产,由 6 个"青霉素女孩(penicillin girls)"用700 只新设计的平底容器连续不断地培养青霉(见图 7‑13),到 1941 年牛津团队已获得足够可用于人的青霉素。1943 年钱恩和他的合作者提出青霉素的结构是由四元的 β‑内酰胺环和五元噻唑烷环组成。这个明确了结构的青霉素就是青霉素 G 或称之为苄青霉素。以后化学结构中含有 β‑内酰胺环的一大类抗生素都归为 β‑内酰胺类抗生素。

　7. 难以置信的功效

1941 年一位警察因刮脸时划破了脸伤口感染而患了败血症,患者全身脓肿,体温高达 105℉(40.6℃),十分虚弱。医生使用了当时最好的磺胺类药物,也无法阻止感染的发展。面对垂危的患者,医生都认为他活不了几天了。在这种情况下,一直在寻找机会的弗洛里和钱恩向医院提出用青霉素试一试。在医

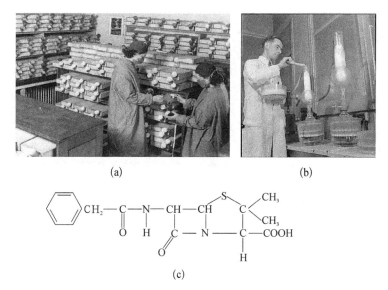

(a)   (b)

(c)

图 7 - 13　早期的平底容器培养青霉菌(a)　青霉素纯化(b)　青霉素 G 的结构(c)

生已放弃治疗的情况下,医院同意了他们的请求。于是弗洛里和钱恩带着他们所有的青霉素为患者每隔 3 个小时注射一次,24 小时后不可思议的事情发生了,患者的情况稳定了,两天后体温下降、脓肿开始消退,生命力似乎又回到了患者的体内。五天后眼看患者就要复原了,可是牛津团队只有一茶匙青霉素,开始还能从患者的小便中回收一点,但是最后连这一点都用完了,结果患者病情随之恶化而死亡。虽然青霉素没能挽救警察的生命,但是这毕竟是一个激动人心的开端,它表明青霉素能有效地制止感染。

此后,牛津团队用青霉素治愈了链球菌感染引起的骨髓炎患者、葡萄球菌引起的皮肤感染患者、链球菌引起的鼻子感染,以及 1 个婴儿的感染性疾病。牛津团队还在非洲战场上小规模地试用了青霉素。这些疗效再次表明,青霉素能防治多种严重感染性疾病,控制伤口的继发性细菌感染,局部应用还可使早期伤口加快愈合。

8. 曲折的工业化生产

在实验室提取的青霉素只能满足少数患者的需要,要把人类从各种感染性疾病和传染病的威胁中彻底解救出来,必须工业化大规模生产青霉素。

然而,青霉素的命运仍十分坎坷。英国医学科研委员会和牛津大学不仅拒绝保护青霉素专利,而且拒绝了牛津团队组建试验工厂以进一步探索工业化生产青霉素的要求。弗洛里等人四处奔波,希望英国药厂能大量投产这一大有前途的新药,遗憾的是多数药厂都借口战时困难而置之不理。弗洛里等人只得带着青霉素菌种、2 g 青霉素以及满身的疲惫和残存的希望，远涉重洋飞往美国。

　　在美国弗洛里等人终于得到了所需要的帮助。此时第二次世界大战爆发已近 2 年，硝烟弥漫的战争中很多士兵没有牺牲在刀枪战火中，却因伤口感染而死亡。磺胺类药物虽然发挥了很大的作用，但在医治重伤员方面疗效却不够理想。战争需要更好的杀菌药物，而数量不多的青霉素在医治重伤员上显示了强大的威力。青霉素的大规模生产成为燃眉之急，1941 年美国军方宣布青霉素为优先制造的军需品，并把青霉素的生产和疗效资料列为"高度机密"。

　　在美国军方的大力支持下，青霉素开始走上了工业化生产的道路。第一批青霉素在美国伊利诺伊州的工厂开始生产，但产量少得可怜。1942 年青霉素的大规模生产才有可能，接着在短短一年中美国二十余家公司开始大量生产青霉素，产量日益增加。在第二次世界大战期间，正是这种具有神奇疗效的青霉素，使成千上万受死亡威胁的生命得以幸存，美军在第一次世界大战中死于肺炎的士兵占了 18%，而在第二次世界大战中由于青霉素的使用使这个比例下降到 1%。一位陆军少将由衷地称赞道，青霉素是治疗战伤的一座里程碑（见图 7 - 14）。

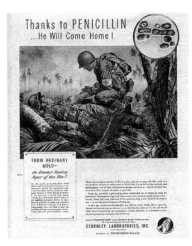

图 7 - 14　感谢青霉素　他将回家

　　9. 团队合作的力量

　　从弗莱明发现青霉素到真正的应用整整被埋没了 10 年，正是有了弗洛里的牛津团队、美国 Merk 等制药公司的参与推动了青霉素研究和开发的进程。

　　弗莱明发现青霉素之时的研究热点都集中在免疫学或磺胺类药物的研究。弗莱明的导师认为，疫苗和抗毒素是药物研究的方向，埃尔利希的"606"能杀死病菌同样能凶猛地杀死健康细胞，青霉素在这方面的研究只是浪费时间，不可能组建研究小组，连供应设备来帮助实验也几乎不愿意。弗莱明在诺贝尔获奖演讲时说："当时我也没有研究小组，尤其是化学研究小组来浓缩和稳定青霉素。"没有纯化的青霉素就无法深入研究，无法在临床实践中应用。

　　弗洛里的牛津团队中有有机化学家、生物化学家、药理学家、细菌学家和临床工作者等。钱恩发现了：青霉素只有在 pH5～8 这一几乎中性的条件下才能在水溶液中以盐的形式稳定存在，在较强的酸性或碱性水溶液中，青霉素很容易分解。钱恩和生化学家 Heatley 等一起合作研究出逆萃取、柱层析和冷冻干燥的纯化工艺，在几个星期内就提炼到了几克比较纯的青霉素。

药 物 的 发 现

弗莱明发现的点青霉产生青霉素的产量不高。美国军方从世界各地收集可能含青霉菌种的土壤，美国民众也积极提供发霉的样品，科学家从中寻找产量高的霉菌菌种。踏破铁鞋无觅处，得来全不费功夫，最后的高产菌株来自美国皮奥里亚一位家庭妇女的腐烂甜瓜。这个霉菌鉴定为产黄青霉（*Penicillium chrysogenum*），生长速度快，产量也比点青霉高50倍。科学家们对这个菌种进行X-射线和紫外线诱变，又培养出产量比弗莱明的原始菌株产量高1 000倍的突变菌株。

在生产工艺开发过程中，一位美国微生物学家建议用有效而便宜的玉米浆代替不易得到的牛心肌肉；研究人员发现培养基中添加苯乙酸可以提高青霉素的产量；美国辉瑞公司采用液体培养的发酵罐来代替平底的培养容器，并在培养过程中通入无菌空气。这些工艺改进使青霉素的产量一下子提高了很多。到1944年美国有三十多家药厂生产青霉素，待战争结束时产量已能满足一年治疗700万患者的需要。

青霉素是人类抗菌药物史上的一个里程碑，从发现到成功用于治疗经过了许多困难和考验。如果没有200多名科学家的协同攻关，青霉素的提纯和工业生产也不会成为现实。弗莱明曾说："团队工作可能不利于新鲜事物最初的发展。然而一旦有了一点头绪之后，团队力量就必然变成取得成功不可或缺的因素"。科学家的团队合作、研究与开发的紧密结合是青霉素成功的不可或缺的要素，从此抗菌治疗迈入了一个新的时代。

10. 青霉素的作用机制和过敏反应

青霉素大量应用以后，许多曾经严重危害人类的疾病，例如曾是不治之症的猩红热、化脓性咽喉炎、白喉、淋病、败血病、肺炎、伤寒等都得到了有效的控制。青霉素之所以表现出巨大的威力，是因为它能够破坏细菌的细胞壁。细菌的细胞壁包裹在细胞最外面，厚实、坚韧而略具弹性的细胞壁能固定细菌外形，使细菌免受机械、渗透压等外力的损伤，协助细菌的生长、分裂和运动，阻挡酶蛋白和某些抗生素等大分子物质的进入，保护细胞免受损害，而且赋予细菌特定的抗原性和致病性。

1884年一位丹麦医生革兰（C. Gram）通过初染、媒染、脱色和复染四步操作，将所有细菌区分为两大类：染色反应后呈蓝紫色的称为革兰阳性细菌，用G^+表示；染色反应呈红色的称为革兰阴性细菌，用G^-表示，如图7-15所示。大多数化脓性球菌都属于革兰阳性菌，而大多数肠道菌属于革兰阴性菌。细菌对革兰染色的不同反应，其实是由于它们细胞壁的成分和结构不同而造成的。

无论是革兰阳性菌还是革兰阴性菌，细胞壁的主要组成是由一种被称为肽聚糖的物质构成。肽聚糖的骨架是由N-乙酰葡糖胺（GlcNAc）和N-乙酰胞壁

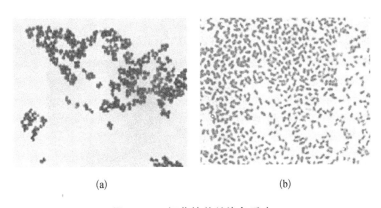

图 7‑15　细菌的革兰染色反应
(a) 革兰阳性细菌　　(b) 革兰阴性细菌

酸(MurNAc)交替相连而形成的多糖链,每个 N‑乙酰胞壁酸连接一个四肽侧链,四肽侧链与相邻多糖骨架链的 N‑乙酰胞壁酸上的四肽侧链相连,使两条平行的多糖链横向相连构成网络,这样构成了一个机械性很强的网状结构。所不同的是:革兰阳性菌的细胞壁简单,肽聚糖厚而致密,多达 20 层;相邻多糖链四肽侧链间通过肽桥相连;一种叫作磷壁酸的酸性多糖与肽聚糖分子结合,或者与细胞膜的磷脂结合。革兰阴性菌的细胞壁薄而复杂,肽聚糖仅 1～2 层,稀疏而机械强度差;相邻多糖链的四肽侧链直接相连;肽聚糖层外还有脂多糖、磷脂和脂蛋白等物质组成的外膜或外壁。革兰阳性菌和革兰阴性菌细胞壁结构的差别如图 7‑16 所示。

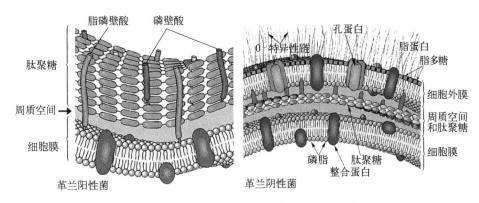

图 7‑16　革兰阳性菌和革兰阴性菌细胞壁结构的差别

青霉素的结构与细菌细胞壁肽聚糖结构的短肽尾中的 D‑丙氨酰‑D‑丙氨酸相似,青霉素与细菌体内的转肽酶(青霉素结合蛋白)有高度亲和力,两者结合后干扰短肽尾和肽桥的连接,从而使细胞壁合成受到影响,造成细胞壁缺损。细菌失去细胞壁的保护屏障,使细胞外水分容易向高渗的细胞质内渗透,以致菌体膨胀,促使细菌裂解、死亡,如图 7-17 所示。

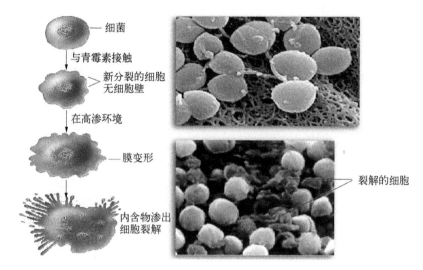

图 7-17 青霉素的杀菌作用

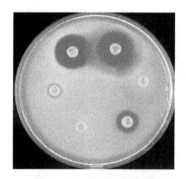

图 7-18 透明的抑菌圈

在培养了细菌的培养皿中有青霉素的地方不生长细菌,而在远离青霉素的地方有细菌生长。不生长细菌的区域是以青霉素为中心的一个规则的圆,这个圆圈被称为抑菌圈,如图 7-18 所示。

因为人的细胞只有细胞膜,没有细胞壁,因此青霉素的一个优点就是对人的毒害极小。但是,有些人注射青霉素后会出现皮疹、血管性水肿,更严重的出现过敏性休克,即呼吸困难、发绀、血压下降、昏迷、肢体强直,最后惊厥,如抢救不及时会造成死亡。这是一种速发的变态反应,多达 10% 的人对青霉素有过敏反应,因此使用青霉素必须先做青霉素过敏试验。

六、又一种"神药"——链霉素

青霉素在抗菌治疗史上具有划时代的意义,改变了人类与细菌抗争中所处的被动局面。人们更期待的是青霉素是否对白色瘟疫——结核病有效?然而,令人失望的是青霉素不能有效地抑制结核病的病原菌结核分枝杆菌。在青霉素奇特疗效的鼓舞下,科学家们纷纷开始寻找新的抗菌物质。在这风潮中涌现出具有里程碑意义的第二个抗菌药物是链霉素。

1. 土壤微生物学家瓦克斯曼的成就

1888 年瓦克斯曼（Selman Abraham Waksman）出生在俄国乌克兰的一个犹太人家庭，在 22 岁那年的俄国反犹运动时被迫中断学业随家人移居美国新泽西州。1911 年他获国家奖学金进入罗格斯学院学习，获得农学学士学位后一边以助手身份在新泽西农业试验中心研究土壤细菌学，一边在罗格斯学院继续深造，1916 年获得硕士学位并成为加利福尼亚大学的研究人员。1918 年瓦克斯曼（见图 7 - 19）在加利福尼亚大学完成博士论

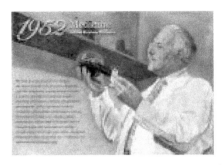

图 7 - 19　瓦克斯曼

文后回到了罗格斯学院讲授土壤微生物学并开展科学研究。

瓦克斯曼早期着眼于土壤硫细菌的分离。他在同事的协助下成功地分离出一种氧化硫杆菌，这成为瓦克斯曼研究生涯的一个亮点，为他赢得了科学界的声誉，1930 年提升为教授。此后，一批又一批的年轻科研人员慕名而来，为他的实验室注入生机和活力，实验室人数最多时达到了 50 人。

1931 年在瓦克斯曼的倡议下，美国在马萨诸塞州成立了海洋微生物研究中心。一直到 1942 年，他作为海洋细菌学教授与美国海军合作研究船底的防腐。这项研究对于美国海战有着重大的意义，也为瓦克斯曼在政界赢得了声誉。瓦克斯曼还作为高级技术顾问为许多堆肥生产公司、维生素和酶公司提供技术指导，帮助微生物工业朝着更具技术含量的方向发展，逐渐形成知识密集型的生物技术产业。1941 年，瓦克斯曼被推选为美国细菌战略委员会主席和美国细菌协会主席。

瓦克斯曼的成就不仅如此，将他推向高峰的是链霉素的发现。从灰色链霉菌中分离的链霉素及其临床应用效果给当时被认为不治之病的结核患者带来了福音，1952 年瓦克斯曼因链霉素的发现获得诺贝尔生理学和医学奖。

2. 研究兴趣转向抗菌物质

在研究土壤微生物的过程中，瓦克斯曼建立了科学的微生物系统分类方法。尽管当时他并没有进行土壤微生物中能治疗疾病的有效物质研究，但他坚信土壤微生物具有影响他种真菌或细菌生长的作用。

1939 年的两个事件使瓦克斯曼的研究方向发生了重大的转折：一是，第二次世界大战的爆发迫切需要能够控制感染和传染病的新药；二是，瓦克斯曼的一个学生伍德鲁夫（H. B. Woodruff）从土壤微生物中分离到了一种能有效杀死

致病菌的物质——短杆菌素。虽然短杆菌素对机体细胞有很大的毒性,但它的发现给瓦克斯曼一个新的启示:微生物学先驱们都十分强调泥土和其他不洁物会引起细菌感染,但是土壤中的某些微生物也存在着抑制细菌生长的有效物质。

瓦克斯曼创造性的思维、对抗菌剂来源的突破、以菌制菌的新理念,以及在土壤微生物方面的研究背景,促使他将研究重点转向了发掘新的抗菌物质上。不久在药业巨头默克公司的资助下,瓦克斯曼领导其团队开始系统研究来自土壤微生物的抗细菌物质。1940 年瓦克斯曼和他的合作者成功地分离出放线菌素。放线菌素对许多细菌具有抗菌作用,但对人体却有毒性。当年瓦克斯曼在美国细菌学会上发表演讲时,学会竟找不到人来听这 2 小时的报告。

3. 建立从土壤微生物中分离抗生素的科学方法

与弗莱明通过敏锐观察细菌平板偶然被飘落的霉菌所污染而幸运地发现了青霉素有所不同,瓦克斯曼团队抛弃了传统的、靠偶然机遇来获取抗菌物质的方法。1942 年他们建立了一套系统的实验方法,有目的地从土壤微生物中提取抗生素。首先针对不同的微生物采用不同的培养基进行培养,再观察单菌落周围的抑菌圈,然后有针对性地检测各个单菌落对各种病原菌的抑菌活性。这是一个精心设计的、有目的地发现抗菌物质的研究方案,同时也是一项十分烦琐、艰苦而又细致的工作。

正是采用这套方法,瓦克斯曼团队在 1942 年发现了另一个对革兰阳性菌和阴性菌都有抗菌活性的抗生素——链丝菌素。尽管链丝菌素对动物有延迟毒性,仍不能用于治疗,但瓦克斯曼所建立的从土壤微生物中分离抗菌物质的方法为日后各种抗生素的发现奠定了基础。

1942 年瓦克斯曼第一个将杀菌物质命名为抗生素,并给抗生素下了一个明确的定义:抗生素是微生物在代谢中产生的,具有抑制他种微生物生长和活动甚至杀灭他种微生物的性能的化学物质。

4. 大海捞针发现抗菌活性的灰色链霉菌菌株

在成千上万株微生物中仅有少量微生物具有抗菌活性,而且它们产生的抗生素可能产量太低不符合生产要求,甚至有些物质会对宿主产生毒性。因此,获得新的抗生素真可谓千里挑一、万里挑一,甚至用大海捞针来形容也毫不过分。

人们长期以来就注意到结核分枝杆菌在土壤中会被迅速杀死。1932 年瓦克斯曼受美国对抗结核病协会的委托,开展土壤微生物杀死结核分枝杆菌的研究。在发现链丝菌素的激励下,瓦克斯曼团队不知疲倦地寻找对抗结核分枝杆菌的新的抗生素。1943 年瓦克斯曼和他的助手们分离的土壤微生物已达到 1 万多种。就在这一年瓦克斯曼的博士研究生阿尔伯特·斯卡兹(Albert Schatz)在地下室改造成的实验室里没日没夜工作了 3 个多月后,分离得到了两个灰色链霉菌菌株：一株是从土壤中分离的，另一株是从鸡的咽喉分离的。这两个菌株和瓦克斯曼在1915年发现的链霉菌是同一种，但不同的是体外试验表明灰色链霉菌的代谢产物能杀死某些病原菌。

5. 第二个"神药"链霉素的发现

更令人兴奋的是，灰色链霉菌能够有效地抑制青霉素治疗无效的结核分枝杆菌。瓦克斯曼深知他的实验室已无能力再深入研究下去了，于是他联系了一个临床实验室用猪进行动物试验。该临床实验室整整用了一年时间在感染结核病的猪身上进行实验，通过改变剂量使不良反应降到最低程度。研究结果是令人振奋的，灰色链霉菌产生的物质具有治疗结核病的作用，并对动物无害。随后该物质又被证实对鼠疫、霍乱、伤寒等多种传染病也有效。1945年，33例患者的临床试验也证实它是安全有效的。瓦克斯曼正式宣布一种新的抗生素——链霉素诞生了。图7-20为瓦克斯曼和他的助手，及其发现的链霉素。

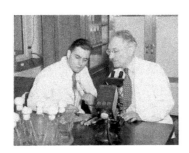

图7-20　瓦克斯曼和他的助手斯卡兹及其发现的链霉素

和青霉素不同的是，链霉素的发现是系统的长期研究的结果。由于已经有了青霉素的生产经验和设备，Merk公司在几个月内就取得了链霉素生产的决定性突破，很快大量生产，迅速成为风靡一时"神药"。令人惊讶的是，链霉素从发现到用于人类疾病的治疗仅花了3年时间。

1948年弄清了链霉素的结构，由N-甲基葡糖胺、链霉糖和链霉胍三部分组成。以后随着抗生素的不断发现，把具有氨基糖与氨基环醇结构的一类抗生素归为氨基糖苷类抗生素。

6. 师生交恶于专利权益

1946年斯卡兹在博士毕业离开罗格斯大学之前，在瓦克斯曼的要求下，两人签字以1美元将链霉素专利权（链霉素及其制备工艺，U. S. 2449866）交给罗格斯大学。罗格斯大学把链霉素专利转让给了默克公司，后默克公司签字放弃独立发展链霉素的权利，链霉素专利可转让给所有符合条件的制药企业。制药公司之间的生产竞争使得链霉素的价格变得非常便宜。

3年后斯卡兹获悉瓦克斯曼从链霉素专利获得个人收益已高达35万美元后非常愤怒，他向新泽西法院起诉罗格斯大学和瓦克斯曼要求分享专利收入，1950年案件获得庭外和解。罗格斯大学和瓦克斯曼发表声明承认："斯卡兹在法律上和科学上都有资格作为链霉素的共同发明人。"根据和解协议，斯卡兹获得12万美元的专利收入和3‰的专利使用费(每年大约1.5万美元)，瓦克斯曼获得10‰的专利使用费，7‰的专利使用费给所有与链霉素发现有关的人，包括清洗仪器的工作人员等。瓦克斯曼自愿捐出专利收入的一半成立基金会资助微生物学的研究。

斯卡兹虽然赢得了官司，却被学术界所排斥。官司的副作用使他再也没能到一流的实验室从事研究，申请了50多所大学的教职未果。1960年只得离开美国去智利大学任教，1969年他回美国在坦普尔大学任教。瓦克斯曼在介绍链霉素的发现时从不提斯卡兹，而说"我们"如何如何，只在最后把斯卡兹列入鸣谢名单中。瓦克斯曼在1958年出版回忆录，也不提斯卡兹的名字，而是称之为"那位研究生"。

7. 链霉素发现的贡献归属

链霉素发现的贡献归属是药物史上最有争议的案例之一。1952年诺贝尔生理学或医学奖为表彰瓦克斯曼发现了链霉素而宣布瓦克斯曼获奖。斯卡兹通过其所在农学院向诺贝尔奖委员会要求让斯卡兹分享殊荣，并向许多诺贝尔奖获得者和其他科学家求援，但很少有人愿意为他说话。诺贝尔奖如期颁给了瓦克斯曼一人。

斯卡兹对链霉素的贡献几乎被人遗忘了。直到20世纪90年代初，英国微生物学家米尔顿·威恩莱特(Milton Wainwright)为撰写一本有关抗生素的著作，到罗格斯大学查阅有关档案和调查采访，才了解到了链霉素的发现过程。威恩莱特的著作和几篇文章介绍了此事，链霉素的成果归属又再次提了出来。此时瓦克斯曼早已去世，罗格斯大学的一些教授不必担心使他难堪，也呼吁为斯卡兹恢复名誉。为此在1994年链霉素发现50周年时，罗格斯大学授予斯卡兹最高荣誉"斯卡兹奖"。

在为斯卡兹被忽略而鸣不平的同时，出现了对瓦克斯曼的指责。英国《自然》在2002年发表篇评论，以链霉素的发现为例说明科研成果发现归属的不公正，认为斯卡兹才是链霉素的真正发现者。2004年《发现斯卡兹博士》一书把瓦克斯曼描绘成了侵吞斯卡兹科研成果、夺去链霉素发现全部荣耀的人。

瓦克斯曼是否侵吞了斯卡兹的科研成果呢？链霉素被发现后，瓦克斯曼在《实验生物学和医学进展》(1944年)发表了论文，论文第一作者是斯卡兹，第二作者是E.布吉(E. Bugie，独立重复实验确认实验结果)，瓦克斯曼则是最后作者。从这篇论文的作者排名顺序看,完全符合生物学界的惯例:斯卡兹是实验的主要完成人,所以排名第一,而瓦克斯曼是实验的指导者,所以排名最后。可见瓦克斯曼并未在论文中埋没斯卡兹的贡献。他们后来发生的争执与交恶,是因为专利分享而起,与学术贡献的分享无关。

那么,诺贝尔奖只授予瓦克斯曼一人是否恰当呢? 谁是链霉素的主要发现者呢? 斯卡兹于1943年加入瓦克斯曼实验室,瓦克斯曼实验室早在1932年就开始抗结核分枝杆菌的课题研究。链霉素并非斯卡兹一个人用了几个月的时间发现的,而是瓦克斯曼实验室多年来系统研究的结果,主要应该归功于瓦克斯曼设计的研究计划,斯卡兹的工作只是该计划的一部分。根据这一研究计划和实验步骤,链霉素的发现只是早晚的事。即使不是斯卡兹,换上另一个研究生,同样能够发现链霉素,实际上后来别的学生也从其他菌株发现了链霉素。瓦克斯曼最大的贡献是制订了发现抗生素的系统方法,应用这套方法瓦克斯曼与其学生一起发现了包括链霉素和新霉素在内的20多种抗生素。

系统发现抗生素的方法在世界各国的实验室也得到了广泛应用,一系列抗生素的发现,迎来了发现抗生素的黄金时代。所以瓦克斯曼作为一个伟大的科学家和导师,在这场抗生素革命中是功不可没的。链霉素的发现权应该主要属于实验项目的制订和领导者瓦克斯曼,而具体执行者斯卡兹是次要的。这其实也是诺贝尔生理学或医学奖的颁发惯例,并非链霉素的发现才如此。

8. 链霉素的作用机制和不良反应

链霉素对结核分枝杆菌具有强大的抗菌作用,它的发现是结核病治疗中的一场革命,从此宣告只能靠静养和一般支持治疗的结核病治疗方式的结束,即使在今天它仍是治疗结核病的首选药物之一。链霉素还是治疗鼠疫和兔热病的首选药,对脑膜炎球菌、淋球菌和许多革兰氏阴性杆菌也有抗菌作用。

细菌细胞质内的核糖体是其重要生命物质蛋白质合成的场所,由30S和50S两个亚单位组成。链霉素进入细菌细胞后,作用于核糖体30S亚单位,从而阻止蛋白质合成的正确起始或干扰新生肽链的延长,合成异常蛋白质。同时链霉素通过破坏翻译校读,造成密码错读而合成异常蛋白质。

链霉素等抗生素抑制蛋白质合成的作用机制如图7-21所示。

链霉素对肾脏的毒性较大,最严重的毒性反应是对神经系统损害。链霉素容易损害第八对脑神经(听觉神经),造成耳前庭功能损害,引起眩晕、运动失调、耳鸣、听力下降,严重时出现永久性耳聋。此外,有些人对链霉素可产生过敏反应,发热、药物性皮疹,严重的会发生剥脱性皮炎(一种全身性的严重皮肤病),甚至过敏性休克。

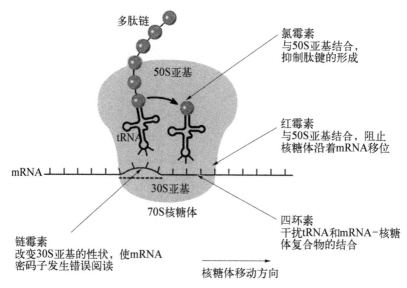

图 7-21　链霉素等抗生素抑制蛋白质合成的作用机制

七、抗生素的黄金时代

　　青霉素和链霉素在临床上令人振奋的治疗效果,激发了世界各国科学家的研究热情,并极大地鼓舞了他们发现新抗生素的信心,许多大型制药公司也开始对抗生素开发投入大量的科研经费,一场世界范围的抗生素开发的竞赛拉开了帷幕。在这个时期,不但抗生素的研究进入了有目的、有计划、系统化的阶段,而且逐渐建立了大规模的抗生素制药工业,因此不少的抗生素品种被用于临床,由此造就了一个抗生素发展的黄金时代,如表 7-2 所示。

表 7-2　抗生素的黄金时代

年份	事　件	国　家	年份	事　件	国　家
1929	发现青霉素	英国	1947	发现氯霉素	美国
1932	发现磺胺(百浪多息)	德国	1947	发现金霉素	美国
1939	发现短杆菌肽	美国	1947	发现多粘菌素	
1942	青霉素应用	英国/美国	1949	发现新霉素	美国
1943	发现链霉素	美国	1950	发现土霉素	美国
1943	发现杆菌肽	美国	1952	发现红霉素	美国
1945	发现头孢菌素	意大利	1952	发现四环素	美国

续　表

年份	事　　件	国　家	年份	事　件	国　家
1953	发现新生霉素		1963	发现庆大霉素	美国
1956	发现万古霉素	美国	1964	头孢菌素应用	英国
1957	发现利福霉素		1966	阿霉素应用	美国
1958	发现卡那霉素	日本	1967	氯林霉素报道	美国
1960	甲氧西林应用	英国/美国	1967	发现林霉素	
1961	氨苄西林应用	英国	1971	发现妥布拉霉素	美国
1961	大观霉素报道	美国	1972	发现头孢西丁	美国
1962	发现林可霉素		1972	二甲胺四环素应用	美国

　　瓦克斯曼建立的从微生物中寻找抗生素的系统方法，使抗生素的寻找从经验和感性方法进入到了理性和科学的新阶段。在世界范围内寻找抗生素的热潮中，科研人员纷纷采用瓦克斯曼的方法来到污水沟旁、垃圾堆上、沃野之中，采集样本，筛选菌种，检测抗菌活性。发现链霉素后的 10 年(1943—1953)中有 3 000多种天然抗生素被研究出来，其中有 15 种有临床应用价值。

　　随着青霉素的大量使用，临床上出现了耐药菌，同时为了解决过敏反应和青霉素的口服问题，药物化学家试图对青霉素进行结构改造来寻找具有更好临床效果的新衍生物，人们利用青霉素的母核进行了化学改造，连接不同的侧链，研制出了不同特点的半合成青霉素，如非奈西林(苯氧乙基青霉素)、苯唑西林(苯唑青霉素)、阿莫西林(羧氨苄青霉素)、氨苄西林(氨苄青霉素)、甲氧西林(甲氧苯青霉素)、派拉西林(氧哌嗪青霉素)等。从青霉素的结构改造开始，20 世纪 60年代后科研人员应用化学方法对其他类别抗生素进行结构改造，开辟了半合成抗生素的新道路。

　　抗生素时代的到来标志着人类与致病菌抗争中赢得了第二回合的胜利，不断发现和临床应用的一系列抗菌药物使不可一世的细菌性疾病得到了有效的控制，人类迎来了抗菌治疗的黄金时代，几乎所有细菌感染性疾病都能得到有效控制，人类的平均寿命延长了 15～20 年。

八、抗菌药物的作用机制

　　抗菌药物是指具有杀菌或抑菌活性的抗生素和化学合成药物。不同的细菌对抗菌药物的敏感性是不同的。既能作用于革兰阳性菌又能作用于革兰阴性菌的为广谱抗菌药物，只作用于单一类群细菌的为窄谱抗菌药物。根据对病原菌作用的靶位不同,将抗菌药物的作用机制分为五类,如图 7－22 所示。

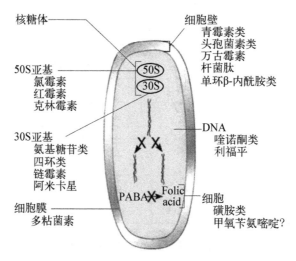

图 7－22　不同抗菌药物的作用靶位

（1）抑制细胞壁合成,导致细菌细胞壁缺损,使细胞外水分不断渗入,细菌膨胀、破裂溶解而死亡。例如万古霉素、磷霉素和环丝氨酸干扰细胞壁肽聚糖前体的形成,青霉素与头孢菌素类抗生素阻碍肽聚糖的交叉联接。

（2）影响细胞膜的通透性,导致菌体内的蛋白质、核苷酸、氨基酸、糖和盐类等外漏,使细菌死亡。例如多黏菌素类抗生素能选择性地与细菌膜中的磷酯结合,使细胞膜通透性增加。

（3）抑制蛋白质合成起到杀菌作用。例如,氯霉素、林可霉素和大环内酯类抗生素(红霉素等)能与 50S 亚基结合;四环类抗生素(四环素、金霉素等)能与 30S 亚基结合,阻止氨基酰 tRNA 向 30S 亚基的 A 位结合;氨基糖苷类抗生素(链霉素等)能与 30S 亚基结合。

（4）抑制核酸合成,阻碍遗传信息的复制,影响菌体正常的生长和繁殖。例如喹诺酮类药物能抑制 DNA 的合成,利福平能抑制以 DNA 为模板的 RNA 多聚酶。

（5）抗代谢物。细菌生长过程中常需要一些必需的生长因子才能正常生长。生长因子的结构类似物可以干扰细菌的正常代谢,抑制细菌的生长。例如磺胺类药物是对氨基苯甲酸的结构类似物,抑制二氢叶酸合成酶与二氢叶酸还原酶,妨碍叶酸代谢,从而抑制细菌的生长和繁殖。

九、细菌耐药性的发生和发展

正如"有矛必有盾"一样,科学家想尽办法地研究开发各种有效的抗菌药物,细菌也在不断地改变自己以抵抗药物的作用，产生耐药性。细菌耐药性是细菌产生对抗生素不敏感的现象。耐药性的出现和蔓延严重影响和破坏着人类抗感染治疗的胜利。

世界卫生组织(WHO)在遏制抗微生物药物耐药性的全球战略报告中指出：全球因感染而造成的死亡病例中，急性呼吸道感染、感染性腹泻、麻疹、艾滋病、疟疾和结核病占85%以上。引起这些疾病的病原体对一线药物的耐药率可从零到几乎100%，有时对二线、三线药物的耐药性已严重影响疗效。

1. 金黄色葡萄球菌对青霉素耐药性的变迁

青霉素发现后不久，科学家 Abraham 和 Chain 在 *Nature*(1940,146：837)发表论文,细菌中有一种青霉素酶能水解青霉素的β-内酰胺环，从而表现出耐药性。1942年青霉素应用于临床，当初几乎所有的金黄色葡萄球菌(金葡菌)对青霉素都非常敏感，1943年青霉素大规模使用，1944年发现7株产青霉素酶的耐药金葡菌，1945年医院内感染中有20%金黄色葡萄球菌对青霉素产生抗性。

为了解决细菌对青霉素的耐药问题，科学家开始研究开发抗青霉素酶的半合成青霉素。1959年通过化学修饰的方法，一种不能被青霉素酶水解的抗生素甲氧西林(Methicillin)问世并投入临床使用。然而1961年英国发现首例耐甲氧西林的金黄色葡萄球菌(Methicillin-resistant *Staphylococcus aureus*, MRSA)。接着在波兰、德国和美国相继也出现了MRSA。虽然如此，很长一段时间内MRSA的数量并没有扩大，到1988年MRSA的比例是2.4%，因此甲氧西林一直是治疗青霉素耐药菌引起感染的主要药物。然而到了1991年MRSA上升到29%，1995年临床发现的葡萄球菌中有96%是耐药菌(见图7-24)。2007年美国疾病控制中心(Centers for Disease Control，CDC)2 300万人感染MRSA，19 000人因感染MRSA而死亡。世界卫生组织2007年统计报告，每年全球有数百万人感染MRSA，其中约30%的人最终会不治身亡。当今世界MRSA感染严重威胁着人类健康，并呈迅速蔓延的趋势，已经成为全球目前严重的临床及公共卫生问题。

青霉素酶水解青霉素和甲氧西林的结构如图7-23所示。

MRSA除了对甲氧西林耐药外，对所有的β-内酰胺类如青霉素、头孢菌素、碳青霉烯类和青霉烯类抗生素都产生耐药性，对氨基糖苷类、大环内酯类、四环素类、氟喹喏酮类、磺胺类、利福平均产生不同程度的耐药，唯有对万古霉素敏感。

万古霉素(Vancomycin)(见图7-25)是1956年从东方链霉菌中分离得到的一种糖肽类抗生素，因耳、肾毒性而在临床应用中受到限制。由于耐药问题的日益尖锐，被打入冷宫的万古霉素重见阳光，重新确立了临床上的特殊地位，在临床上通常被用作经β-内酰胺类抗生素或其他抗菌药物治疗无效后才使用的最后手段，因此被誉为"人类对付顽固性耐药菌株的最后一道防线"。但是由于

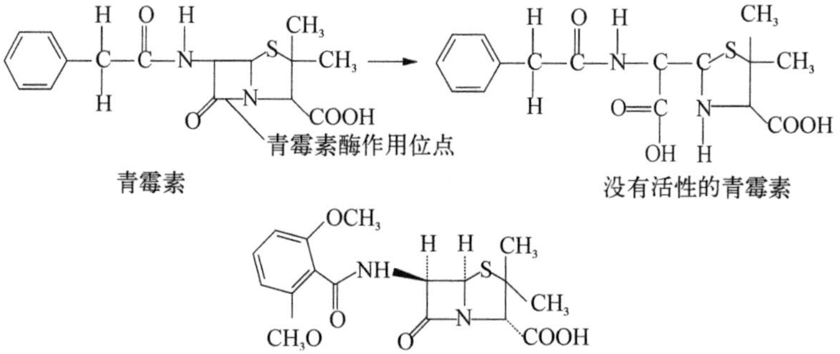

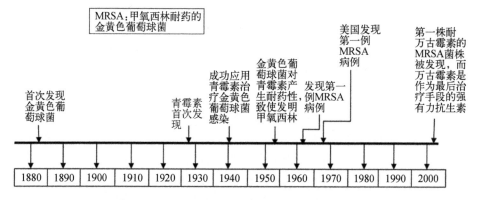

图 7 - 23　青霉素酶水解青霉素和甲氧西林的结构

图 7 - 24　甲氧西林耐药的金黄色葡萄球菌的变迁

万古霉素作为二线药物的广泛使用，临床上又出现了耐万古霉素的肠球菌（Vancomycin-resistant enterococcus，VRE）。1988 年英国最先报道了 VRE。美国院内感染监测系统（national nosocomial infections surveillance system，NNISS）2004 年的调查显示，美国重症病房 VRE 的感染从 1992 年 2.19% 增至 2003 年 28.5%。目前，报道 VRE 出现的国家有澳大利亚、丹麦、比利时、加拿大、德国、意大利、西班牙、马来西亚、瑞典、美国和中国等。

　　1996 年日本分离到世界首例万古霉素敏感性下降的金黄色葡萄球菌（Vancomycin-intermediate resistant *Staphylococcus aureus*，VISA）菌株，此后韩国、美国、意大利、法国、英国、希腊、西班牙等国也陆续报道检出 VISA，金葡菌对万古霉素的敏感性问题引起医药界的广泛关注。2002 年美国出现 2 例万古霉素耐药金黄色葡萄球菌（Vancomycin-resistant *Staphylococcus aureus*，VRSA）感染病例。事实说明：万古霉素作为人类抗生素的最后一道防线已经开始崩溃，研制新一代抗生素迫在眉睫。

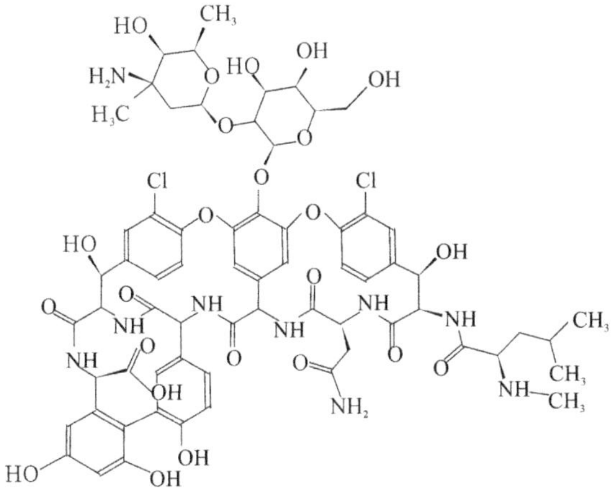

图 7 - 25　万古霉素的结构

2. 如影相随的耐药菌

细菌耐药性的发展与抗菌药物的发现和临床应用形影不离、相伴相随,随着时间的推移耐药菌的名单将越来越长,耐药的速度越来越快,耐药的程度越来越重,耐药的种类越来越多,耐药的频率越来越高(见表 7 - 3)。

表 7 - 3　抗生素应用于临床和耐药菌的出现

抗　生　素	应用于临床/年	出现耐药菌/年
青霉素(Penicillin)	1942	1945
链霉素(Streptomycin)	1947	1947
氯霉素(Chloramphenicol)	1947	1959
四环素(Tetracycline)	1952	1956
红霉素(Erthromycin)	1952	1988
万古霉素(Vancomycin)	1956	1988
甲氧西林(Methicillin)	1959	1961
氨苄西林(Ampicillin)	1961	1973
头孢菌素(Cephalosporins)	1960s	1960s 后期
庆大霉素(Gentamicin)	1967	1970
头孢噻肟(Cefotaxime)	1981	1983
亚胺培南(Imipenem)	1984	1998
利奈唑胺(Linezolid)	2001	2002

161

药物的发现

早期细菌耐药的表现主要为某种细菌对某类药物耐药。例如 20 世纪 40 年代临床广泛使用磺胺药后，1950 年日本报道 80%～90% 的志贺氏痢疾杆菌对磺胺药耐药。1942 年青霉素应用后，1945 年发现的是金黄色葡萄球菌对青霉素产生了耐药性。此后 60 年代、70 年代，细菌耐药性主要表现为金黄色葡萄球菌和一般肠道革兰阴性杆菌由于能产生 β-内酰胺酶对青霉素类和第一代头孢菌素产生耐药，同时也发现细菌能产生其他的酶，可灭活干扰细菌体内蛋白合成的抗生素，形成对这些抗生素不同程度耐药性。但当时这些耐药菌大多可被其后开发的一些抗生素与抗菌药物所控制。80 年代以后细菌耐药性逐步升级，自 80 年代后期至 90 年代，出现了能对几种抗生素同时产生耐药性的多重耐药菌感染，这种高度耐药的多重耐药革兰阳性球菌除个别抗生素外几乎对所有抗菌药物都耐药，对临床形成了很大的威胁，引起全球的震惊和高度的重视。

3. 临床常见的耐药菌

目前临床常见的耐药菌有：耐甲氧西林金黄色葡萄球菌（MRSA）、耐青霉素肺炎链球菌（Penicillin-resistant *Streptococcus pneumoniae*，PRSP）、耐万古霉素肠球菌（VRE）、耐甲氧西林凝固酶阴性葡萄球菌、产超广谱 β 内酰胺酶的肺炎克雷伯杆菌和大肠杆菌，以及多重耐药的铜绿假单胞菌、不动杆菌和嗜麦芽窄食单胞菌。此外，耐氟康唑的念珠菌、耐药的结核杆菌的比例也在不断增加。

特别引起人们极大关注的是 MRSA、VRE、PRSP 和产超广谱 β-内酸胺酶的革兰阴性杆菌。虽然这些病原菌会因国家和地区不同而有所不同，但是这些主要病原菌已经普遍发展成为对两种以上抗生素呈现耐药性，即多重耐药性。

4. 超级细菌

"超级细菌"是具有多重耐药性细菌的总称，包括耐青霉素的金黄色葡萄球菌（PRSP）、耐甲氧西林的金黄色葡萄球菌（MRSA）、耐万古霉素肠球菌（VRE）等。2010 年 8 月 11 日英国著名医学杂志 *The Infectious Diseases* 的一篇文章报道了一种新型的"超级细菌"。这种超级细菌携带有 NDM-1 耐药基因。NDM-1 是新德里金属 β-内酰胺酶-1（New Delhi metallo-β-lactamase-1）的英文缩写，名为"新德里金属蛋白酶-1"。

新型超级细菌的由来是：一名 59 岁男性印度籍瑞典人于 2007 年 11 月回印度，12 月在新德里医院做了手术，住院期间使用了阿莫西林、丁卡那霉素、加替沙星、甲硝唑等抗生素。2008 年 1 月 8 日回到瑞典，1 月 9 日在其尿液中分离到一株肺炎克雷伯菌。该细菌携带的一种抗性基因具有极强的耐药性，能水解几乎所有的 β-内酰胺类抗生素，包括目前最有效力的碳青霉烯类，给临床治疗带来了极大的威胁。

超级细菌再次引起医学界和国际社会的广泛关注，至 2010 年据不完全统计感染超级细菌已逾 300 例，并在英国、印度、日本等国有小规模爆发，死亡病例超过 10 例。2010 年 8 月 WHO 针对 NDM－1 问题再次做出评估：虽然多重耐药细菌并不属于一个新问题，并且今后也还会继续出现，但 NDM－1 细菌的出现，表明细菌耐药性已成为一个日益严重的全球性公共卫生问题。

十、细菌耐药性的诱因和扩散

1. 细菌产生耐药性的诱因

自抗菌药物应用以来，细菌为了维持自身代谢、保持生长繁殖，把抗菌药物视作抗争对象，通过基因的变化，千方百计制造出能灭活抗菌药物的酶，或改变本身的代谢规律使抗菌药物无法将其杀灭，抗菌药物的滥用对耐药菌进行了定向选择，并使原本少数的耐药菌发展成为优势，对细菌耐药性的发展起着推波助澜的作用。细菌产生耐药性符合优胜劣汰、适者生存的自然规律。

1）抗菌药物对自发突变耐药性的选择

细菌因基因的自发突变，获得对抗抗菌药物的能力。尽管耐药性发生频率相对较低（$10^{-6} \sim 10^{-9}$），然而不合理滥用抗菌药物，特别是多种广谱抗菌药物的轮番长期使用，使得大量的敏感细菌被杀灭了，而原本一小撮的耐药菌没有被抑制而趁机大肆繁殖。最终本来有效的抗菌药物在遇到耐药菌引起的感染时疗效下降甚至完全无效，如图 7－26 所示。

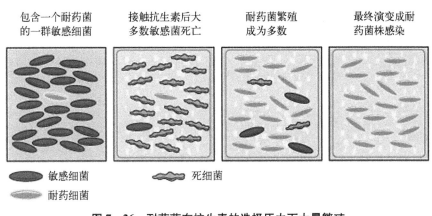

包含一个耐药菌　　接触抗生素后大　　耐药菌繁殖　　最终演变成耐
的一群敏感细菌　　多数敏感菌死亡　　成为多数　　　药菌株感染

敏感细菌　　　　死细菌
耐药细菌

图 7－26　耐药菌在抗生素的选择压力下大量繁殖

2）抗菌药物对耐药"沉默"基因的诱导

抗菌药物还能够把原来"沉默"的耐药基因诱导表达。一个典型例子是，细菌对红霉素产生耐药性的重要机制之一是细菌能够产生一种红霉素甲基化酶，它能够把甲基这个化学基团转运到红霉素的作用靶位核糖体上，使红霉素不能和核糖体结合而产生耐药性。但是在没有红霉素存在的情况下,红霉素甲基化酶的基因是"沉默"的,而当红霉素存在时这个沉默的基因就会被启动表达。

3) 抗菌药物对细菌 SOS 反应的诱导

SOS 反应是细菌细胞的一种易错修复机制。当抗菌药物作用于细菌细胞时,细菌的很多正常代谢被抑制或出错,此时细胞内的 SOS 系统被激活,修复这些错误的行为而降低细菌死亡率,使细菌正常生长和繁殖。这种应急的修复功能易发生基因突变,进而诱导细菌产生耐药性。

4) 抗菌药物诱导细菌呈感受态细胞,易吸收外源耐药基因片段

抗菌药物能诱发敏感细菌呈感受态细胞,有效地吸收外源耐药性基因整合到原来敏感的细菌中,使其产生耐药性。因此,耐药细菌在抗菌药物的"狂轰滥炸"下被杀死了,但其死亡而释放到环境中的耐药基因仍然可以被敏感细菌吸收,而使敏感细菌演变为耐药细菌。

2. 耐药基因在细菌间的转移

耐药菌除了本身能够自我不断繁殖,还能以移花接木的形式把耐药基因传递给敏感细菌。携带有耐药基因的运载体就是细菌的质粒。质粒是一种能自主复制的染色体以外的双链环状 DNA,携有遗传信息,控制非细菌存活所必需的某些特定性状。质粒的一个重要特征是转移。耐药基因往往位于细菌质粒上,因此通过质粒的转移耐药基因从耐药菌传输到敏感细菌中实现细菌间播散,如图 7 - 27 所示。

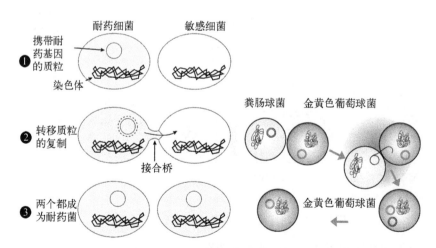

图 7 - 27 敏感菌通过携带有耐药基因的质粒转移获得耐药性的过程

在很多耐药细菌中还发现了细菌染色体上有一段易"跳跃"的基因——转座子(Tn)。带有耐药基因的 Tn 很容易从细菌染色体转座到质粒,Tn 上的耐药基

因可以很快地传播到其他细菌。

十一、应对细菌耐药性的策略

一是，正确使用抗菌药物克服或减少细菌耐药性的出现和传播。对抗菌药物的非理性使用即是抗菌药物的滥用，表现为在无明确目标适应证时使用抗菌药物，如治疗病毒感染性疾病和无明确指征的预防性用药；在抗菌药物使用剂量和疗程把握上未遵循"最小有效剂量、最短必需疗程"的原则，如无菌手术后长期大剂量使用抗生素；药物的选用不按有效、价廉的原则选用基本抗菌药物，而首选价格高昂的新药、进口药；不首选对致病菌有效的窄谱抗生素而青睐各种广谱抗菌药物、甚至多种抗菌药物联用。

二是，研究和开发出能够对抗不断出现和日益严重的耐药菌的新抗菌药物。研制新药才能在这场斗争中占主动地位，才有可能获取最终胜利。否则，随着大量耐药菌的出现，已经发现和使用的大量抗菌药物的失效，人类将被迫进入"后抗菌药物时代"，即回到抗菌药物发现前的黑暗时代。

十二、针对细菌耐药性机制的新抗菌药物

科学研究发现，细菌对抗抗菌药物的耐受性机制主要有 4 种。一是，产生一种或多种水解酶或钝化酶来水解或修饰进入细菌细胞内的抗菌药物使之失去抗菌活性；二是，被抗菌药物作用的部位发生结构改变或被细菌产生的某种酶修饰而使之与抗菌药物结合的亲和力下降，使抗菌药物无法发挥作用；三是，改变细菌细胞膜的渗透性使抗菌药物无法进入细胞内；四是，依靠细胞膜上一种称为外排泵的蛋白将进入细胞内部的抗菌药物外排至细胞外，从而使细胞内部的抗生素浓度达不到杀灭和抑制细菌的浓度，导致细菌产生了耐药性。

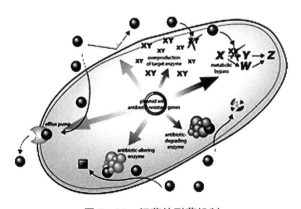

图 7 - 28　细菌的耐药机制

1. 对抗 β-内酰胺水解酶的抗耐药菌药物

很多耐药菌通过产生 β-内酰胺水解酶,使 β-内酰胺类抗生素水解从而失去抗菌活性。针对这一耐药机制,从两个方面去思考研制新的抗耐药菌药物。

一是,对现有 β-内酰胺类抗生素进行结构改造和修饰,筛选对 β-内酰胺酶稳定的药物。例如,对青霉素侧链结构改造后的甲氧西林、苯唑西林、邻氯西林、双氯西林、氟氯西林(见图 7-29)等对临床上某些产 β-内酰胺酶的耐药菌感染起到治疗作用。

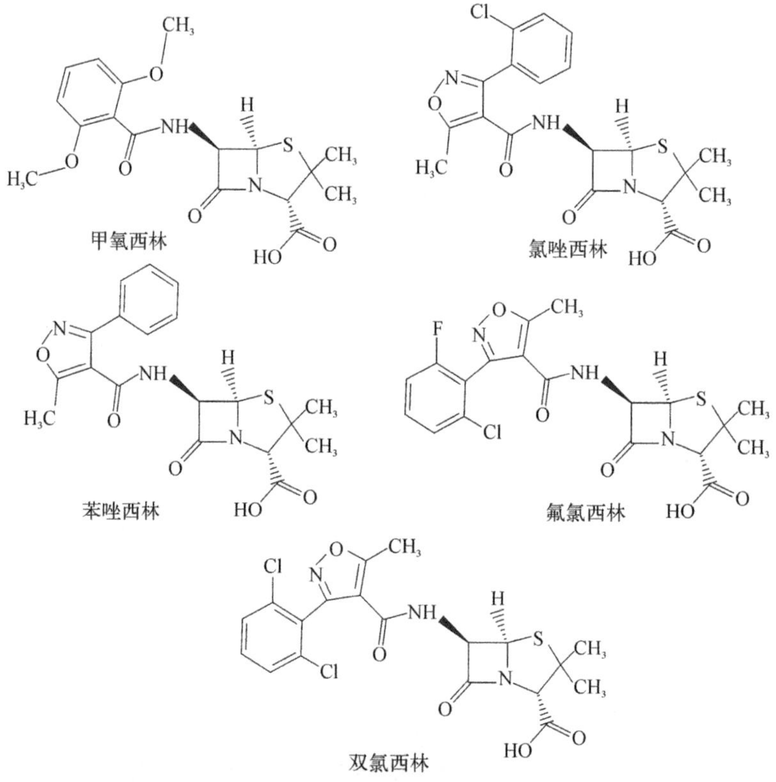

图 7-29 耐 β-内酰胺酶的抗生素

二是,筛选对 β-内酰胺酶具有抑制作用的酶抑制剂,把该抑制剂和抗生素复合使用,使那些易被酶水解的药不被破坏而发挥抗菌作用。克拉维酸(Clavulanic acid)是 20 世纪 70 年代发现的 β-内酰胺类抗生素,对许多临床常见的病原菌仅有很小的抗菌活性,但具有强大广谱 β-内酰胺酶抑制作用。阿莫西林(Amoxycillin)是 β-内酰胺类抗生素的经典老药,许多细菌已经对其产生了耐药。当克拉维酸和阿莫西林复合使用时,克拉维酸能有效地阻止 β-内酰胺酶破坏阿莫西林,对耐药菌产生了良好的抑制作用,使阿莫西林重现风采。这个组合就是澳格门丁（Augmentin）（见图 7 - 30）。再如舒普深是由头孢哌酮钠和酶抑制剂舒巴坦组成的复方制剂。研究一种新的复方制剂，事实上就相当于开发一种新的抗生素，而且还大大减少了研发资金并缩短了时间。

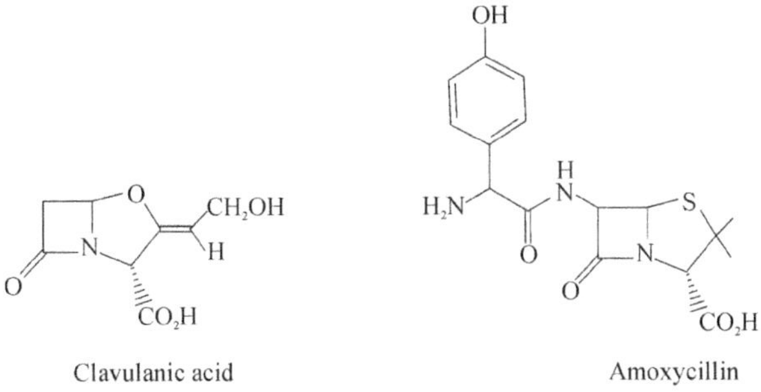

Clavulanic acid

(a)

Amoxycillin

(b)

图 7 - 30　由克拉维酸(a) 和阿莫西林(b) 组成的澳格门丁

2. 对抗钝化酶的抗耐药菌药物

氨基糖苷类抗生素卡那霉素最主要的耐药机制是产生钝化酶，对其化学结构中的活性基团进行修饰，因而与作用靶位核糖体的亲和力大大降低，使抗菌活性失效。如何改变这种情况呢？科学家们想出了两种方法。

一种方法是引入保护基团使得容易被钝化酶识别的部分免除修饰。20 世纪 70 年代日本科学家梅泽滨夫在卡那霉素（Kanamycin）结构的 2 - 脱氧链霉胺1 - N 位上引进一个保护基团丁酰基后，得到了丁胺卡那霉素即阿米卡星（Amikacin，Amikin），如图 7 - 31 所示。阿米卡星可以免除钝化酶的修饰而仍保持原有的抗菌作用，并对各种耐药菌亦表现出卓越的抗菌活性。

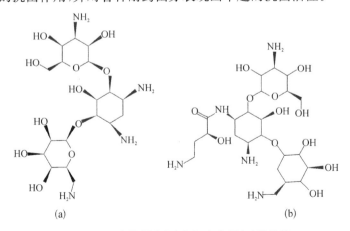

(a)

(b)

图 7 - 31　卡那霉素(a) 和阿米卡星(b)的结构

另一种方法是剔除容易受到钝化酶攻击的基团。这种方法比起前一种方法，更不容易引起细菌耐药。利用这种方法发明的地贝卡星，可以有效克服耐药。

3. 对抗作用靶位改变的抗耐药菌药物

四环素（Tetracycline）是一种广谱抗生素，通过与核糖体结合，抑制细菌蛋白质的合成，起到抗革兰氏阳性和阴性菌的作用。但是，许多的细菌对四环素不再敏感。究其原因，其中的一个机制是耐药菌产生一种被称为 TetM 的蛋白，这种蛋白能够保护核糖体免受抗菌药物的作用。美国惠氏开发的替加环素（Tigecycline）是对四环素进行改造的甘氨酰四环素（见图 7 - 32），它可以克服由于核糖体的保护引起的耐药性。

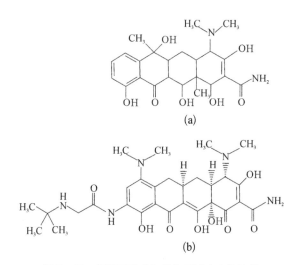

(a)

(b)

图 7 - 32　四环素(a)和替加环素(b)的结构

4. 对抗细胞外膜渗透性降低的抗耐药菌药物

细胞外膜是结核分枝杆菌和铜绿假单胞菌等革兰阴性细菌细胞壁外层的具有高度选择性的渗透性屏障。细胞外膜上有一些特殊的膜孔蛋白控制细胞外的一些分子从此通道进入细胞，一般来说抗菌药物可以通过这些膜孔蛋白进入菌体内部发挥作用。但是一些耐药菌的膜孔蛋白丢失、关闭、形状改变或数量变少，阻碍或者减少很多抗生素如四环素类、氯霉素、磺胺药和某些氨基糖苷类抗生素进入菌体内部，从而引起细菌产生耐药性。亚胺培能（Imipenem）是一种非典型的 β-内酰胺类抗菌药物，就是通过一个特殊的孔蛋白通道 OprD 进入细菌细胞，如图 7 - 33 所示。

5. 对抗主动转运的抗耐药菌药物

耐药菌对四环素产生耐药的另一个机制就是由外排泵引起的。替加环素就

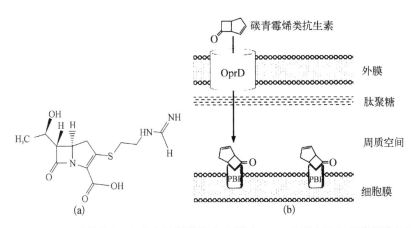

图 7 - 33　亚胺培能(a)和碳青霉烯类抗生素通过 OprD 孔蛋白进入细菌细胞(b)

可以有效抑制外排泵,克服由外排泵介导的耐药机制,从而保证了细胞内部的替加环素浓度,而达到抗耐药菌的作用,如图 7 - 34 所示。

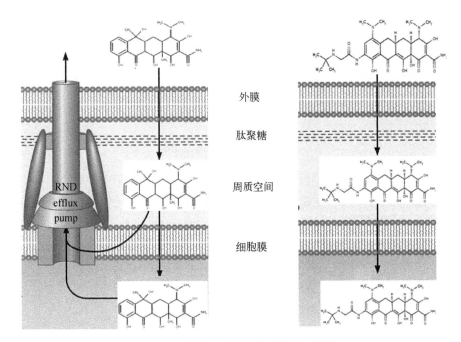

图 7 - 34　替加环素抗耐药菌的主动转运

十三、新作用机制的抗耐药菌药物

1. 达托霉素

20 世纪 80 年代美国礼来公司从链霉菌中发现了具有独特环状结构的脂肽

类抗生素——达托霉素(见图 7 - 35)。它能在体外迅速杀死大多数临床上重要的革兰氏阳性球菌,包括耐甲氧西林金葡菌(MRSA)、耐万古霉素粪肠球菌(VRE)、凝固酶阴性的葡萄球菌(CNS)和耐青霉素的肺炎链球菌(PRSP)。1997 年礼来公司将达托霉素的全球独家开发、生产及销售权转让给 Cubist 制药公司,Cubist 公司将该药作为重点开发品种。2003 年美国食品与药物管理局(FDA)经过快速审理程序批准注射用达托霉素(Daptomycin)(商品名 cubicin)用于治疗复杂皮肤和皮肤结构感染,适用于 G⁺ 细菌感染,包括 MRSA 以及粪肠球菌感染(万古霉素敏感菌株)。

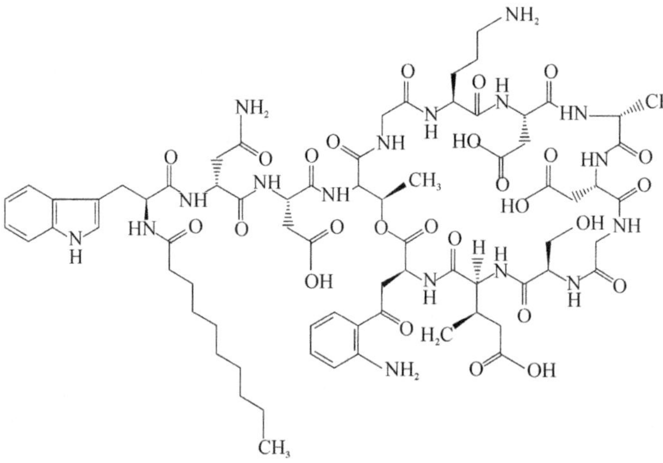

图 7 - 35　达托霉素的结构

达托霉素不仅具有新颖的化学结构,而且其抗菌作用机制也与任何一个已获批准的抗生素都不同,这意味着它将不会受到来自其他抗生素所致交叉耐药性的影响。达托霉素通过扰乱细胞膜对氨基酸的转运,从而阻碍细菌细胞壁肽聚糖的生物合成,通过破坏细菌细胞膜使其内容物外泄而达到杀菌的目的,因此细菌对达托霉素产生耐药性可能会比较困难。

2. 利奈唑胺

20 世纪 70 年代后期问世的噁唑烷酮类(Oxazolidinone)最初为植物杀菌剂。80 年代美国杜邦(DuPont)公司发现其 2 个衍生物具有广谱抗革兰阳性菌作用,但是因对实验动物的肝毒性大,研究一度停顿。但是它们不同于已知抗菌药物的全新结构吸引了众多制药公司对噁唑烷酮类化合物进行深入研究。20世纪 90 年代 Pharmacia & Upjohn 公司经过大量的构效关系研究合成了两个新化合物伊皮唑胺(eperezolid)和利奈唑胺(linezolid)。经动物实验和临床Ⅰ期研究表明这两个化合物无明显毒性。利奈唑胺对革兰阳性菌的抗菌谱非常广,对

MRSA、VRE、PRSP 和耐万古霉素的葡萄球菌、厌氧菌都具有活性。2000 年,美国辉瑞公司生产的首个应用于临床的新型噁唑烷酮类抗菌药——利奈唑胺获准上市,是临床耐药菌治疗的新型武器。

　　利奈唑胺为细菌蛋白质合成抑制剂,选择性结合于细菌 50S 核糖体亚单位,作用于蛋白质合成的起始阶段,干扰包含 mRNA、30S 核糖体、起始因子和 fMet-tRNA 等的 70S 起始复合物的形成,从而抑制细菌合成蛋白。利奈唑胺的作用部位和方式独特,而以往的抗菌药物均未将此阶段作为抑制生物蛋白合成的靶位。因此,不易与其他抑制蛋白合成的抗菌药发生交叉耐药性,如图 7 - 36 所示。

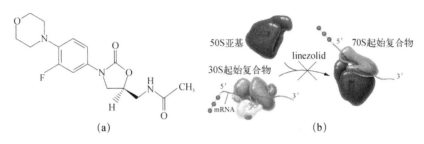

图 7 - 36　利奈唑胺的结构(a)和作用机制(b)

　　人类与细菌之间的战争将永无穷尽。开发一种新的抗生素一般需要 10 年左右,然而一代耐药菌的产生只要约 2 年,抗生素的研制速度远远赶不上耐药菌的产生速度。即使 2001 年推向临床的最新抗耐药菌药物利奈唑胺,2002 年就有对抗利奈唑胺的耐药菌出现。当人类一次次为发现或发明新的抗耐药菌药物和细菌展开殊死战斗,为获得战争的胜利而欢欣鼓舞时,临床上又发现了对抗耐药菌药物不敏感的新的耐药菌。真可谓是道高一尺,魔高一丈,人类要战胜耐药菌还要走很长的一条抗争之路。

┌┄ 思考和讨论 ┄┄┄┄┄┄┄┄┄┄┄┄┄┄┄┄┄┄┄┄┄┄┄

　　(1) 回顾药物发现的历史,在过去的几个世纪中既有命运垂青的偶然发现,也有坚持不懈、毫不气馁、终于获得的成功。如果没有敏锐的观察、智慧的思维、严谨的治学,如果没有献身精神、坚定信念和顽强意志,"眼前"的药物也会失之交臂。请用案例举证你对科学研究中"偶然机遇"和"埋头苦干"的理解。

　　(2) 正是有了弗洛里团队的研究,才使束之高阁的青霉素再次走到了世人的面前。遗憾的是两人产生了分歧,到 1949 年两个巨人在同一个系里工作已变得相当困难,最后钱恩决定离开牛津大学去意大利工作。科研合作可以极大地开阔每个人的视野,把科学推进到远远超过个人所能独立完成的程度,尽管人们对科学家之间关系破裂的细节不甚了解,但伟人也是凡人,他们之间的合作也可能产生紧张的关系。你是怎么看待科学家个性品质的?

(3) 18 世纪的科研是基于科研兴趣的独立科学家的活动。20 世纪中叶开始,世界进入"大科学"时代,许多科研项目需要多学科的协作攻关。对于多人参与的科研课题论文和著作,有时会有署名的排序和成果的归属争议,甚至有像链霉素的发明者一样要公堂对簿。论文和成果署名的责任、荣誉是什么?科学家应遵守的学术道德有哪些?

第八讲 人类生育的自我控制：避孕药

一、古时和民间的避孕方法

　　人类避孕的历史非常奇特，听起来就像奇闻怪事，可以说是无所不用，无奇不有：种种草药、石子、鳄鱼粪便、动物干尸等都曾被派上用场；古希腊的医生建议妇女同房后反复跳跃七次来达到避孕目的，而欧洲医生则建议妇女采用"更可靠的方法"：半夜里倒推磨 10 次。英国人曾经盘点了历史上最怪异的十大避孕方法：

　　1）剧毒水银/砒霜避孕

　　4 000 多年前的中国妇女，在喝的茶水或日常食物中放入少量的水银或砒霜来避孕。中国妇女相信，虽然大剂量的水银和砒霜会导致成年人死亡，但小剂量的此类物质却可以杀死腹中的胎儿，因此很多古代的女性饮用汞、砒霜或马钱子碱来避孕。

　　2）大象鳄鱼粪便当药方

　　3 000 多年前的古埃及人认为鳄鱼、大象等动物都具有神秘力量，因此它们的粪便也被用到了避孕药方中。事实上，由于这些动物粪便具有高度酸性，它的确具有一定的杀精作用。

　　3）鸦片软膏能避孕

　　古代苏门答腊岛上的居民，使用鸦片作为避孕工具。我们不知道他们如何进行的，或许他们将鸦片制作成黏性软膏，然后楔入女性体内。

　　4）含铅打铁水

　　古希腊人认为，打铁水也可以作为一种避孕工具。尽管我们不知道是什么人发明这种方法的,但打铁水中含铅却是事实。一战期间,那些在含铅工厂工作的女性,患有不孕症的比例异常高。科学研究发现,打铁水可以引起神经疾病、肾衰竭、昏迷,甚至死亡。它的功用似乎与水银类似。

5) 黄鼠狼睾丸绑腿上

12 世纪至 15 世纪,欧洲正处于"黑暗时代"时期,女人们通常将包含着骡子耳屎、黄鼠狼睾丸、黑猫骨头的小袋子制成护身符,在房事时系在腿上,以期达到避孕的效果。

6) 海狸睾丸泡酒喝

16 世纪的加拿大人认为,小型皮毛动物的睾丸是避孕的关键。因此一些妇女把海狸的睾丸泡在酒里,靠喝这种酒避孕。一些加拿大人将海狸睾丸研成细细粉末,混合酒服用,这种方法没有任何不良反应;此外,也有人将海狸睾丸晒干,然后泡在酒中服用。

7) 金银、象牙避孕

使用金银和象牙等昂贵材料避孕,这听起来好像很不错,可实际上非常残忍。数千年前的人们,根据女性子宫形状制作成"子宫套",富贵人家可以使用金、银或者象牙等材料制造,然后利用油纸或者蜂蜡包裹。显然,这些东西听起来都非常可怕,这种避孕工具被后人称为"折磨女性的器具"。有时候,这些东西甚至会导致女性中毒性休克,身体发出各种难闻气味,甚至引发感染,但对避孕却没有多大效果。

8) 避孕套雏形——羊肠

古代人还用绵羊肠制成避孕套,这显然已有点接近于现代避孕套。现在已知的最古老避孕套是用一截猪肠制成的,一端以丝线缝密,另一端的开口可以索紧,防止滑落。相关使用手册暗示,这类安全套很难在需要时马上派用场,因为事先要以温暖的奶将安全套隔夜浸软,才能使用。

9) 清香柠檬避孕

16 世纪时,大多数人已经意识到干粪便和硬金属不适合女性的身体部位。很多人看到被切成半的柠檬后得到灵感,将其掏空做成一个"子宫帽",或许最先使用这种避孕工具的是一名男性。现代科学研究表明,柑橘类植物所含的酸可以杀死精子。这种方法更加安全方便,也更加清新芳香。当时如果这个人将这种方法公布出来,可能会获得"诺贝尔奖"。

10) 狂喝可口可乐

很多人相信,房事过后,使用可口可乐清洗可以避孕。美国哈佛大学医学院的科学家们曾做过实验,发现可乐型饮料中的碳酸确实可以在一定程度上阻止怀孕。但是,一旦失败,饮料中所含的咖啡因很有可能使胎儿大脑和心脏等器官受损，使胎儿畸形或者导致先天痴呆等。

二、避孕药发展史

1. 古代避孕药

根据史料记载：世界上最古老的避孕法也许是由 4 000 年前的古埃及人发明。那是一种用石榴籽及蜡制成的锥形物，石榴籽带有天然雌激素，这东西完全可以跟现代避孕药一样抑制排卵。希波克拉底（公元前 460—公元前 377 年）提出野生胡萝卜的种子能防止怀孕；公元前 421 年，亚里士多德提出用薄荷类植物来避孕；公元前 3 世纪前，生活在地中海地区的人使用天然植物来避孕，非常有效，如巨型茴香，使得这种植物几乎灭绝。公元 2 世纪希腊一位著名的妇科医生Soranus，列举了 10 种广泛应用于避孕的植物，其中 8 种后来被证实具有植物雌激素效力，这些植物包括：雄性/雌性蕨类植物的根，柳树花和叶，卷心菜花，豌豆萃取液，芸香叶，石榴，薄荷油，松香草（见图 8 - 1～图 8 - 3）；尤其松香草这种植物，曾经为北非古城昔兰尼带来了巨大收益，为了表彰它，当地人把这种植物印在自己的硬币上；薄荷油也是古代一种较为流行的避孕药，初版于公元前 421年的阿里斯托芬的喜剧《和平》中曾提到过与此有关的事。其中一个人物担心自己的女伴怀孕，他的朋友则告诉他，"不会的，只要你加一剂薄荷油在里面"。

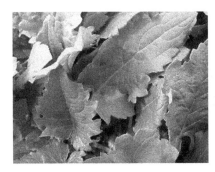
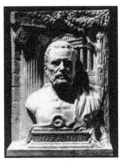
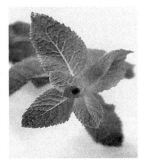

图 8 - 1　串叶松香草　　图 8 - 2　古希腊妇科医生　　图 8 - 3　薄荷
Soranus

但是在古代，屏障避孕是最有效的避孕方式。4 000 年前古埃及人就用纸莎草、蜂蜜、碱和鳄鱼粪等制成栓剂，置于子宫颈口和阴道内进行避孕，开创了屏障避孕的先河。在亚里士多德的一本著作有这样的记载：往子宫上涂油膏，这样卵子就会和混合着橄榄油、雪松和乳香的膏剂一起滑落。他当然无法意识到，油脂会阻止精子进入子宫，但是无论原因为何，从结果上讲这种方法确乎是行之有效的，他对此大加赞赏。橄榄油的功效被希腊和罗马人广为接受，他们还用它来点灯、烹调，甚至用来制造肥皂。最终，没有人不受益于橄榄油。

药物的发现

在《公元 1 世纪的药物》一书中，希腊植物学家迪奥斯科里季斯描述了胡椒薄荷的黏性混合液——雪松胶、明矾等调蜂蜜可用于阴道避孕。希腊妇科医生 Soranus 在他的著作《妇产科》中建议女性在子宫宫颈处涂上橄榄油、蜂蜜、雪松树脂或者是香脂树的果汁，每种单独使用，或者混同铅粉一起使用，也可以和湿润的含有桃金娘科植物油以及铅粉的蜡膏一起使用，还可以和枫子香以及葡萄酒一起使用。这本书影响深远，直至 16 世纪都被人们奉为经典。

二世纪时出现了早期的阴道栓（pessaries），许多材质被用来做阴道栓，如石榴浆，象或鳄鱼粪与蜂蜜或树胶的混合物。很难想象放置一种所谓阴栓的困难程度，这种方形的木质屏蔽物被雕成凹形，形状类似门闩；一些数据表明，结束于 19 世纪维多利亚时代，这种方式比较受欢迎。直到 20 世纪 30 年代，这种装置才由于对妇女的折磨而受到斥责。

避孕套在古代就已经萌芽了。古代采用动物组织，如羊肠、蛇皮等。在中世纪使用羊小肠缝制的避孕套非常昂贵，由专门的工匠使用极细的线手工缝制而成，但密封性仍然较差，而且由于缺乏弹性，在使用前一定要浸泡在温水里，有时要长达 1 天。有时妇女也使用天然海绵避孕，使用前先将它浸入姜汁、柠檬或烟草汁内浸泡一段时间以达到"更可靠"的避孕效果。古代的中国和日本，用丝质油纸、破布团、海绵塞入体内作为屏障。中国古人还用鱼鳔做避孕套。

1600 年前，现在称之为"避孕套"东西就已经有了近百年的历史，但是并不被写入正式文件。这些早期的民间"避孕套"所用的材料五花八门，从羊的内脏、鱼皮到亚麻、动物皮。日本人甚至有高明的技术，能用龟壳制成有效的此类工具。我国和日本的古代妓女曾用油性竹衣作为宫颈屏障，避免生育。

公元 17 世纪英王查理二世的御医 Condom 医师发明了男用保险套。它的原材料是小羊的盲肠，最佳产品的薄度可达 0.038 毫米（现在的乳胶避孕套一般为 0.030 毫米）。这在当时是一件轰动全球的大喜事。Condom 医生就凭这项发明获得了爵位，英国也从中赚取大量外汇。

1725—1798 年浪荡公子卡萨诺瓦在自传中介绍了试用避孕方法的细节。他叙述自己曾试图把半只柠檬皮掏空后用作原始的子宫帽。

1827 年科学家发现了卵子即卵细胞的存在，这是一次重大的科学突破。之前只知道精液进入女人体内后才会怀孕。这一发现是了解人类生殖学的第一步。

1832 年美国马萨诸塞州医生查尔斯·诺顿发明了一种避孕溶液，性交后可以通过注射器注入子宫。这种溶液配方不一，包括盐、醋、液氯、亚硫酸锌或者硫酸铝钾。注射法在以后 40 年间得到广泛应用。

1838 年德国医生弗里德里希·王尔德给患者开小子宫帽，月经期间就可以覆盖在子宫颈上面。这种避孕法从来没得到广泛采用，不过世人所知的"王尔德帽"成了现代子宫帽的前身。

1839 年查尔斯·古德伊尔发明了橡胶硫化处理技术，并投入实际应用，生产橡胶避孕套、宫内避孕器、冲洗器和子宫帽。算得上是乳胶避孕套的正式问世。

1843 年科学家弄清楚，精子遇到卵子，就会怀孕。之前，人们以为男人创造生命；女人只提供孕育生命的地方。

在 20 世纪 50 年代，由于宫内节育器、激素避孕药等一系列高效简便的避孕方法迅速发展，避孕套曾一度遭受冷落。近 20 年来，性传播疾病猖獗，尤以艾滋病令人毛骨悚然。由于避孕套在阻挡精子与卵子相遇的同时，避免了男、女生殖器官及其分泌液的相互接触，性传播疾病的致病微生物也能得到相应的隔离，因其具有避孕和部分预防性传播疾病的双重功能，而又得到世人的"青睐"，并有所发展。

2. 现代避孕药

现代避孕药历史上，有两个重要的分期，前期在 20 世纪 20—40 年代，后期为 20 世纪 60 年代。

在现代避孕药发展的前期阶段，即在 20 世纪 20 年代，期间发生了很多重要的事件，比如 Henry Ford 开始大批量制造汽车、华尔街金融危机，全球性经济萧条，以及斯大林在大力执行他的五年计划。在世界大战期间，如何保护、发展女性和孩子的健康越来越被人们重视。也就是在 1921 年，奥地利生理学家 Ludwig Haberlandt(1885—1932)(见图 8 - 4)证实了月经的存在和发生是由大脑和卵巢

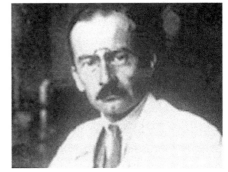

图 8 - 4　奥地利生理学家 Ludwig Haberlandt

共同产生的性激素控制的。基于这一原理，1933 年，德国先灵(Schering)公司的动物来源激素类避孕药 Proluton 上市，这是历史上第一个注射用生物孕激素，所以，1933 年标志着现代激素治疗方法的开端。后来在先灵公司实验室里，化学家 Schwenk 和 Hildebrand 还开发了合成雌激素。

但是许多人认为现代避孕药的历史应该起始于一位叫 Russel Marker 的先生(见图 8 - 5)。他是一位与众不同的美国药剂师，当时在美国宾夕法尼亚州立大学做教授。他认为从动物身上获得黄体酮很不合算，因为要得到 1 mg 孕酮，需要 2 500 头孕猪的卵巢。那时已知道，在某一处吃草的澳大利亚绵羊不容易

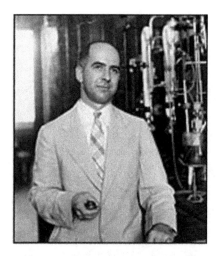

图 8 - 5 美国宾夕法尼亚州立大学 Russel Marker 教授

怀孕,究其原因是与一种植物苜蓿(clover)有关,另外,二战中吃郁金香茎的荷兰妇女也不容易怀孕。根据以上经验,Russel Marker 开始致力于寻找一种可以从植物提取的甾体激素。

20 世纪 30 年代,他终于发现,一种被妇女用来减轻痛经的墨西哥植物,Dioscorea Mexicana(野生山芋),可产生天然的孕激素。这种植物的根含有高浓度的甾体皂甙(steroid-sapogenins)。当他在墨西哥从这些甾体激素中提取出孕酮时,现代避孕药的一个里程碑就产生了。直到今天,它仍是被用于生产孕激素去氧孕烯(desogestrel)的原料。由于 Russel Marker 的植物孕激素只能注射给药,而且一次注射的量需要很大,费用昂贵(80～1 000 美元不等),很少有人用得起。因此也有很多人不认为 Russel Marker 是现代避孕药之父,但肯定的是,他的工作对避孕药的发展是举足轻重的。

美国哈佛大学的内分泌学家,美国艺术与科学研究院和美国国家科学院院士 Gregory Pincus(1903—1967)是研究口服避孕药的第一个成功者,他被许多人认为是真正的"避孕药之父"。自从 20 世纪 20 年代发现孕激素可以抑制排卵之后,包括 Gregory Pincus 在内的学者一直在研究各种女性激素的人工合成方法以及控制生育的作用。20 世纪 50 年代,Gregory Pincus 的工作引起了美国计划生育联合会组建人——71 岁的 Margaret Sanger(1879—1966)(见图 8 - 6)的兴趣。美国人 Margaret Sanger 是世界上第一个建立生育控制咨询中心的人。1916 年 Sanger 在纽约布鲁克林建立了美国计划生育联合会,积极推行计划生育。但纽约警察局认为有伤风化,强行关闭了这个中心,还把她投入了监狱。但 Sanger 并没有放弃自己的事业。1927 年,她组织了第一个世界人口讨论会。1948 年,她发起了国际计划生育联合会。1951 年,她拜访了哈佛大学的 Gregory Pincus 博士,鼓励他研制一种口服避孕药,并先在动物

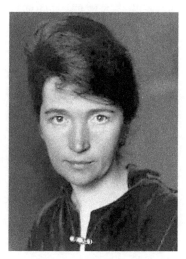

图 8 - 6 Margaret Sanger

身上进行试验。

在 Margaret Sanger 的朋友——慈善家 Katherine Dexter McCormick (1875—1967)的资助下，Gregory Pincus 博士带领一个研究团队研究某些化学合成物的激素样作用。生物学家 Min Chueh Chang(张明觉，山西太原人，清华大学学士，后留学欧美，1908—1991)负责在动物身上筛选合成的各类激素药物作用。

经过多次挫折和失败，Min Chueh Chang(见图 8-7)发现有一种叫作"炔诺酮"的化合物，能明显抑制排卵，可以作为一种有效的妇女避孕药。这种化合物是由美国 Carl Djerassi 博士(1923—)合成。但这种药容易产生不良反应，会使服药妇女子宫出血。为解决这个问题，Min Chueh Chang 又在这种避孕药中加进了合成雌激素。

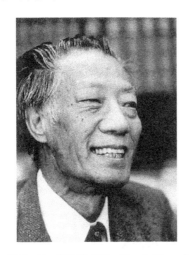
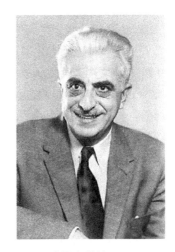

图 8-7　张明觉(Min Chueh Chang)　　图 8-8　哈佛大学的 Gregory Pincus

1955 年，这种由合成的雌孕激素组成的避孕药终于研制成功。为了在人身上检验其有效性和安全性，Gregory Pincus(见图 8-8)博士找到他自己在那里当顾问的 G. D. Searle 公司，由公司牵头在海地(Haiti)、波多黎各(Puerto Rico)、墨西哥城(Mexico City)和纽约布鲁克林(Brookline)，总共 6 万名妇女中进行了试验。结果表明，服用避孕药的妇女，每年只有千分之一的人受孕。

1960 年，美国 Searle 公司推出的第一种口服避孕药——Enovid 被美国 FDA 批准上市。1961 年，当柏林墙将德国分为两半，苏联宇航员 Yuri Gagarin 在地球外盘旋时，德国先灵公司在澳洲和德国被批准上市的欧洲第一款避孕药——Anovlar 诞生了。

短短的半个世纪，现代避孕方式在方方面面使得女人完全能够控制生育，这等同于控制自己的性、工作、声誉,乃至身材和肌肤。在人类跨入 21 世纪的时候,超过 200 位著名的历史学家认为,避孕药的影响力甚至大于爱因斯坦的相对论和原子弹。可就在这样巨大的影响力之下,女性人群的流产率还是高得令人心痛,这种情况不仅存在于刚开始性生活的年轻女孩,也存在于已婚妇女。

三、避孕药的作用机理

避孕药(contraceptive drugs)一般指口服避孕药,有女性口服避孕药和男性口服避孕药。实际生活中,以女性采用口服避孕药的方法进行避孕的情况比较多,应用已有近 50 年的历史,它通过抑制排卵,使宫颈黏液变稠阻止精子进入宫腔,影响输卵管蠕动,抗着床等机制起作用。口服避孕药主要分短效、长效、探亲和紧急避孕药四大类。

作用机理是多环节和多方面的,且因其所含成分、制剂、剂量和用法的不同而各异。如雌激素和孕激素的复方制剂以抑制排卵为主,小剂量孕激素以阻碍受精为主,大剂量孕激素以抗着床为主。以上应用机理的分类是相对的。

1. 以抑制排卵为主的甾体性激素

雌激素和孕激素口服吸收后血药浓度增高,通过负反馈作用抑制下丘脑促性腺释放激素的分泌;此外血中性激素对垂体前叶也有直接抑制作用,可使垂体前叶促性腺激素分泌减少,血中卵泡刺激素(FSH)和黄体生成素(LH)的量均减少。由于 FSH 分泌受抑制,妨碍卵泡的生长和成熟,没有成熟的卵泡可供排卵,排卵前雌激素高峰和月经中期的 LH 峰消失,排卵过程受到抑制。

2. 以阻碍受精为主的甾体性激素

小剂量孕激素口服后,改变宫颈黏液的理化性质,阻碍受精。孕激素能抑制宫颈黏液的分泌,使黏液量减少但黏稠度增高,细胞含量增加,不利于精子穿透,达到阻碍受精的效果。在孕激素处于优势情况下,精子获能受到抑制,失去受精能力,因而影响受精。在整个月经周期连续服用小剂量孕激素,可阻碍受精,其优点是不含雌激素,不良反应较少,但避孕效果较雌激素和孕激素的复方制剂差,且不规则出血的发生率较高。已少用。

四、避孕药的利与弊

口服避孕药到现在已经问世 50 多年了,作为给健康的年轻女性长期使用的药物,它是人类迄今为止研究得最广泛和透彻,也是最安全的药物之一。目前全世界约有超过 1 亿妇女正在服用口服避孕药,在西方发达国家的使用尤为广泛,使用率达到 30%～50%,但在中国使用率不足 3%;日本最低,只有 1%。实际上目前最新配方的口服避孕药,对于大多数女性来讲,它是一种非常可靠的可逆避孕方法，只要正确服用，它的可靠性可以达到 99％以上，可与绝育相媲美。

避孕药的历史分两个主要趋势：一方面降低雌激素剂量，另一方面开发选择性更高的孕激素制剂以降低孕激素剂量，同时保持其高效性而良好的周期调控性。体内雌激素的剂量与凝血机制的改变程度相关，因而口服避孕药中雌激素与血栓形成有关，此外许多不严重但却给使用者带来不适感的症状，如恶心、乳房胀痛、呕吐，也主要由雌激素引起。为了降低雌激素的不适反应，口服避孕药中雌激素的剂量从最初的每片 150 μg 逐渐减至 20～35 μg，最新的只有 15 μg。

研究表明孕激素有一定雄激素的功能，能结合雄激素受体；已证实孕激素的雄激素作用越强，对脂代谢的不良影响越大。因此口服避孕药中孕激素剂量与动脉疾病发生率有关，即使是低剂量，老一代的孕激素仍对胆固醇、LDL、HDL 的平衡产生不良影响。以上原因导致更多的研究去开发新的孕激素，从而改善避孕药对脂代谢的影响。已证明，与老一代孕激素配伍，雌激素成分低于 30 μg 则不能达到安全避孕的目的，但与高选择性孕激素——去氧孕烯配伍，使减少雌激素剂量成为可能。选择性指数是与孕激素受体结合的亲和力与雄激素结合亲和力的比值，此比值可反映激素特性的有利性和不利性。临床上高选择性反映了低的雄激素不良作用，如痤疮、多毛，以及对某些与动脉疾病密切相关的脂质参数有更多的有利效果。在第三代孕激素中，3-酮-去氧孕烯是选择性最高的孕激素。这款由欧加农公司最早推出 20 μg EE (Mercilon) 的复合口服避孕药，为妇女提供了非常可靠的避孕效果、良好的调经能力及极低的不良反应。

因此，当今时代对于绝大多数健康的女性而言，口服避孕药所带来的利要远远大于弊。不过这也不意味着它适合每一位女性，在选择避孕药之前，你要确认自己没有口服避孕药的禁忌证：如怀孕，不明原因的阴道出血，肝脏疾病，有血栓或血栓史，糖尿病史，激素依赖性肿瘤，手术，长期卧床等，而有心脑血管疾病等的女性也不适合服用口服避孕药。

口服避孕药常见的不良反应主要有：

（1）早孕样反应：口服避孕药后如出现恶心、呕吐、挑食等，这是避孕药中的雌激素刺激了胃黏膜而引起的，这是一种暂时性现象，等胃黏膜适应了这种刺激，也就习惯成自然了。反应比较强烈的人，需要适当服用一点控制此类反应的药物，如维生素 B_6 及山莨菪碱类药物，或配合吃些含维生素 B_6 丰富的食物，如瘦肉、肝、蛋黄等，可缩短这一不适过程。

（2）月经失调：个别人口服避孕药（尤其是短效避孕药）后，可出现月经失调现象，轻者无须治疗。一般停经两个月以上为重者，要改用其他避孕措施，同时要每天服用氯酚胺 50 mg，连服 5 天，至次月又服 5 天，连服 3 个月即可好转。

（3）出血：避孕药因故漏服后，可能出现子宫出血。若发生于月经周期前半期,可加服炔雌醇 0.05~0.15 mg,直至服完 22 片为止;若发生于月经周期后半期,可于每晚再服 0.5~1 片避孕药,直至服完 22 片为止。如能配合吃些动物肝脏、血等含铁丰富的食物则更好。

(4) 出现妊娠斑:有的妇女服用避孕药后会出现妊娠斑,其实,这种色素沉着斑并非妊娠所特有,体内雌激素和孕激素水平增长率高时均可发生。对这种色素沉着斑,只要停用避孕药,它就会逐渐消退。如能在饮食中增加一些富含维生素 C 的新鲜蔬菜和水果,如青菜、白菜、芹菜、西红柿及橘子、橙子等,色素沉着斑就会消失得更快些。

口服避孕药的优点有:

(1) 成功率比较高,坚持使用,能达到 99% 的避孕率。

(2) 具有可逆性,停药后即可再次怀孕。

(3) 具有一些治疗作用。

(4) 能够做到紧急避孕。

口服避孕药还有保健功能:

(1) 对于平时月经紊乱的妇女,可促进月经规律。

(2) 减少经期血量。

(3) 对于有痛经史的妇女,可以减轻甚至消除痛经。

(4) 促进皮肤光滑。

(5) 降低乳腺癌、卵巢癌和子宫内膜癌的概率

思考和讨论

(1) 历史上哪些要素促成了避孕药的发明?

(2) 为什么堪比相对论和原子弹的避孕药发明没有获得诺贝尔奖?

(3) 避孕的手段现在非常便捷,安全和可靠,为什么医院人流率还是高得惊人?

第九讲　糖尿病从绝症到慢性病：
胰岛素和糖尿病药物

> 成功的科学家往往是兴趣广泛的人。他们的独创精神可能来自他们的博学。多样化会使人观点新鲜，而过于长时间钻研一个狭窄的领域，则易使人愚蠢。
>
> ——威廉·贝弗里奇(*William Beveridge*，1908—2006)

　　糖尿病是严重威胁人类健康的顽症。20 世纪 20 年代以前的糖尿病是给人带来灭顶之灾的绝症。胰岛素的发现是 20 世纪的奇迹，它使无数糖尿病患者的生命被挽救，无数糖尿病患者从失明、截肢和肾功能衰竭的厄运中逃脱，糖尿病由此从无法控制的绝症变成了可以控制的慢性病，这是人类与死亡赛跑和疾病斗争的典范。目前临床上治疗和控制糖尿病及其并发症的药物种类繁多，但迄今为止尚无根治糖尿病的药物和治疗手段。在治疗上强调早期治疗、长期治疗和治疗措施个体化的原则，其治疗的目标是使血糖达到正常或接近正常水平，纠正代谢紊乱，防止或延缓各种并发症发生发展。

一、了解糖尿病

1. 什么是糖尿病

　　糖尿病(diabetes)是一种以高血糖为主要特征的代谢性疾病，机体因胰岛素缺乏和(或)胰岛素抵抗可引发血糖慢性增高，进而导致眼、肾、心脏、血管、神经等器官严重损害和功能障碍。

　　1936 年英国医生 Harold Percival Himsworth 在权威杂志"柳叶刀"(*The Lancet*)发表论文，用实验证明了糖尿病存在不同的发病原因。给糖尿病患者喝一杯糖水，同时注射胰岛素，并在随后的一个半小时内不时地检测血糖水平，结果对胰岛素敏感的身体，血糖下降得很快；反之则下降得慢。前者现在称之为的

Ⅰ型糖尿病,后者为Ⅱ型糖尿病。Ⅰ型糖尿病通常在青少年时代就出现,故常常被叫作青少年糖尿病。Ⅰ型糖尿病患者的胰腺细胞无法产生胰岛素,所以是胰岛素依赖型糖尿病。Ⅱ型糖尿病患者虽然能分泌胰岛素,然而这些胰岛素要么量太少,要么不能被释放出来,或无法妥善利用胰岛素。

糖尿病是目前已知并发症最多的一种疾病,其危害几乎都来自它的并发症。糖尿病并发症有视网膜血管严重损伤、肾脏微血管损伤、心脏冠状血管损伤、脑血管损伤(中风)、大腿糖尿病坏疽等。糖尿病发病后 10 年左右,约有 30%～40%的患者至少会发生一种并发症,而且并发症一旦产生,药物治疗很难逆转。据世界卫生组织统计,糖尿病死亡者有一半以上是心脑血管所致,10%是肾病变所致,因糖尿病截肢的患者是非糖尿病的 10～20 倍。

Ⅱ型糖尿病被认为是文明病,占糖尿病病例总数的 90%左右,虽可能在青少年时代发病,更多见于成年人,尤其是体重过重者。在第二次世界大战期间以及战后初期,Ⅱ型糖尿病很罕见,然而随着生活的日益富裕,其发病率迅速攀升。1980 年全球糖尿病患者为 1.08 亿,约占全球人口 4.7%,而 2014 年这一数字上升为 4.22 亿人,约占全球人口 8.5%。我国糖尿病发病形势十分严峻,Ⅱ型糖尿病发病率在过去数十年中呈"爆炸式"增长,在成年人口中已有近 10%糖尿病患者。2016 年世界卫生组织(WHO)发布《全球糖尿病报告》:全世界各地区糖尿病患者人数都在不断增加,流行程度也不断加剧,并将世界卫生日定为"打败糖尿病"。

2. 人类对糖尿病的认识过程

早在公元前 1550 年前后,古埃及的纸草文献中就已有关于糖尿病症状的记载。公元 2 世纪古希腊卡帕多西亚的名医阿瑞托斯首次将这种病称之为"diabetes"。"diabetes"这个词的词根在希腊语中意为"筛子",因为患病者不停地喝水、又不停地排尿,身体如同筛子一般。此三百年后,古印度的医生发现糖尿病患者的尿液甜如蜂蜜,但是他们尚不知其所以然。在这之后长达一千三百余年的时间里,人类对糖尿病的认识几乎不再有任何进步。

公元 18 世纪,英国人马修·多布森首次发现糖尿患者尿液中甜味的黏稠物质是糖。这一重要发现开启了 19 世纪糖尿病研究的大门。被称为"实验生理学之父"的法国医生克劳德·伯尔纳(Claude Bernard)以非凡的洞察力预言:"有一天我们将能追踪一个分子在我们身体内从进入到排出的全部过程",1846 年伯尔纳揭示了胰腺外分泌物对于糖代谢的关键作用,1856 年伯尔纳断言胰腺可能是糖尿病的病源所在。1869 年,博学的德国病理学家保罗·朗格汉斯(Paul Langerhans)宣布从胰腺中分离出了一种细胞簇,其结构不同于一般制造消化液的酶细胞,在显微镜下这些细胞簇就如海洋中漂浮的小岛,但对其功能并不清楚。1889 年，法国人爱德华·拉基氏再次发现了这种细胞，将其命名为"朗格汉斯岛"(Islets of Langerhans)，并且认为这种细胞能够降低血糖水平。

1899 年，德国医生奥斯卡·敏考斯基(Oscar Minkowski)及其同事约瑟夫·冯·梅林(Joseph von Mering)研究胰脏在消化中的功能。他们在一次偶然的实验中发现摘除胰脏的狗，尿液糖含量出乎寻常的高而吸引了一群苍蝇，这条狗表现出所有糖尿病的典型症状，以难以置信的速度消瘦、干渴、饥饿、无精打采，只剩下抬头喝口水的力气，最终倒下。敏考斯基和梅林的发现确认了胰腺是糖尿病的核心根源，为日后科学家寻找糖尿病的治疗方法打下了基础，一场探寻胰腺中神秘物质的竞赛开始了。20 世纪初叶比利时人让·德梅耶将这种胰腺中的神秘物质命名为"insulin"(胰岛素)。1916 年苏格兰沙比·谢弗(Sharpey Schafer)经研究后认为是胰腺中的"朗格汉斯之岛"产生了胰岛素。

二、胰腺中的胰岛

胰腺是人体十二指肠旁边一个长形的器官，如图 9-1 所示。其表面覆以结缔组织被膜，腺内结缔组织将腺实质分成许多小叶，但人的胰腺小叶分界不清。胰腺由内分泌部和外分泌部组成。外分泌部占大部分，分泌含有多种消化酶的胰液。内分泌部较少，散在于外分泌部之间。

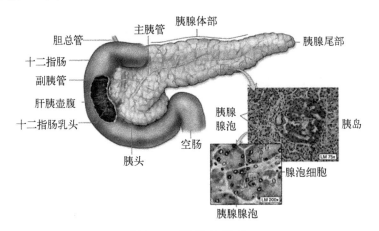

图 9-1　胰腺的结构

胰腺中的内分泌部就是胰岛，即朗格汉斯岛。它分散在胰腺外分泌部之间，大小不一，小的仅由 10 多个细胞组成，大的有数百个细胞，也可见单个细胞散在于腺泡之间。胰岛细胞以形态和染色特点可分为 4 类：α 细胞、β 细胞、Delta 细胞和 PP 细胞。α 细胞占胰岛细胞的 20%，分泌胰高血糖素，能促进肝糖原分解入血液，使血糖升高。β 细胞的数量最多，约占胰岛细胞的 75%，分泌胰岛素，可促进糖原合成及葡萄糖分解,降低血糖。Delta 细胞占胰岛细胞的 5%,分泌生长抑素,调节 α 和 β 细胞之间的分泌;PP 细胞的数量最少,分泌胰多肽,可促进胃酸和胃蛋白酶原的分泌,抑制胆汁及胰蛋白酶的分泌。

三、胰岛素和糖尿病的病因

1. 胰岛素的结构

胰岛素是胰岛 β 细胞所分泌的一种激素。胰岛素的结构极复杂,一直到 1954 年桑格(F. Sanger)经过 10 年的研究才描绘出胰岛素分子中的氨基酸是如何排列的,为此他获得了 1958 年的诺贝尔化学奖,如图 9-2 所示。胰岛素的相对分子量为 5 700,其化学本质是蛋白质,由两条氨基酸肽链组成。A 链有 21 个氨基酸,B 链有 30 个氨基酸。A 链和 B 链之间有两处二硫键相连。

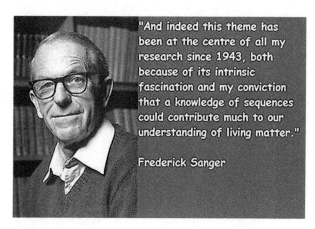

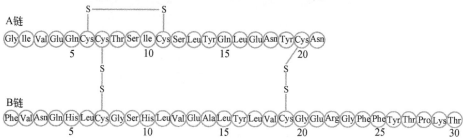

图 9-2　桑格及其胰岛素的结构

2. 胰岛素的功能

胰岛素是调节血糖浓度的主要激素,同时对脂肪和蛋白质代谢也有调节作用(见图 9-3)。① 影响糖代谢。促进组织细胞对葡萄糖的通透性,促进葡萄糖的分解利用,并在糖原合成酶作用下促进肝糖原的合成和贮存,同时抑制糖原分解为葡萄糖，以及抑制甘油、乳酸和氨基酸转变为糖原，还拮抗胰高血糖素、肾上腺素和糖皮质激素的糖异生作用，使血糖的葡萄糖来源减少，而去路增加，血糖降低；② 影响脂肪代谢。促进脂肪的合成，减少脂肪的分解，增加脂肪酸和葡萄糖的转运，使其利用增加，血液游离脂肪酸降低；③ 影响蛋白质代谢。促进蛋白质的合成，抑制蛋白质的分解；④ 促进钾离子穿过细胞膜进入细胞内，故有降血钾的作用。

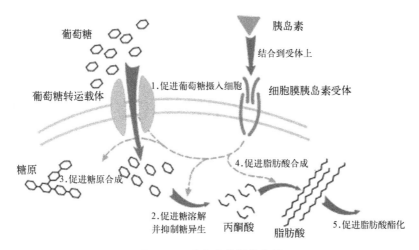

图 9 - 3　胰岛素的调节作用

3. 糖尿病的原因

人体所摄入的大部分食物将转换成葡萄糖，供身体用作能量。胰岛素起到帮助葡萄糖进入人体细胞并促进葡萄糖分解的作用。胰岛 β 细胞中储备胰岛素约 200 U，每天分泌约 40 U。空腹时血浆胰岛素浓度是 $5\sim15\ \mu U/mL$，进餐后血浆胰岛素水平可增加 $5\sim10$ 倍。胰岛素的生物合成速度受血浆葡萄糖浓度的影响，当血糖浓度升高时，β 细胞中胰岛素原的含量增加，胰岛素合成加速。

糖尿病是一种慢性的、有遗传倾向的代谢障碍性疾病，患者无法分泌足够的胰岛素或者无法令胰岛素正常发挥作用，以及胰高血糖素活性相对或绝对过多，导致糖、脂肪及蛋白质等代谢紊乱，严重时常导致酸碱平衡失常。

四、糖尿病的"饥饿疗法"

古埃及人对糖尿病患者推荐的药方是：兽骨、小麦、谷物、泥土各取适量，煮熟食用，4 天为一疗程。经过了数千年之久的医学探索，对糖尿病的了解和诊治进展缓慢，举步维艰，直至 1918 年医生们只能眼睁睁地看着糖尿病患者初次确诊后 1 年左右慢慢死去而束手无策。

当时唯一可行的治疗方法就是控制饮食。美国公认的糖尿病医生弗雷德里克·艾伦医生主张通过节食、限制摄入营养和进行锻炼的组合手段来阻止糖尿病病情的恶化,他认为糖尿病治疗的最佳方案就是根据每个患者的情况找到生存所需的最低饮食摄入量。艾伦医生的《糖尿病患者的总体节食治疗》详尽介绍了 76 个案例,其中最好的病例也只是比预计多生存了几个月。"饥饿疗法"是一种极端的限制患者饮食的疗法,既要平衡新陈代谢,又要维持生命的饮食平衡点,每个患者的饮食配比时时刻刻都在变化波动,感冒、扁桃腺炎等都会扰乱新陈代谢,因此治疗中需要十分精确地计算能量的摄入。病患在饥饿疗法中艰难地延缓生命,体重越来越轻、体力越来越差,然后肌肉萎缩、皮肤干燥、头发掉落,骨瘦如柴、在痛苦中走向死亡。真所谓"治疗之苦甚于疾病本身",惨不忍睹的饥饿疗法只是让患者多维持数月的生命,然而在那时,这种极端疗法是糖尿病患者的唯一希望,毕竟活着。活着,就有希望迎接糖尿病治疗突破性的发现。

五、胰岛素的发现

1. 胰岛素发现前的探索

1906 年,德国科学家乔治·佐勒尔声称分离出了胰岛素,1912 年还为此获得了专利。然而遗憾的是,他始终未能获得足够数量的胰岛素提取液以证明其有效性。美国人欧内斯特·L·斯考特在 1912 年取得了类似的成功,但旋即便遭遇了相似的失败。医学科学至此仍然在苦苦探索究竟如何治疗糖尿病。1921年以前因为胰脏分泌的蛋白水解酶会破坏胰岛素,多少次试图分离胰岛素的实验都失败了,直到 1921 年加拿大外科医生班廷(Frederick Banting)创造了 20 世纪医学史最为伟大的成就之一:发现胰岛素。

1)险些截臂的军医官

班廷 1891 年出生于加拿大阿里斯顿的一个农庄,18 岁那年考进了多伦多大学医学院。时值第一次世界大战,前线迫切需要大批军医的支援。多伦多大学医学院压缩了 1917 届学生第五学年和最后一学年的课程,让医学生提前毕业,奔赴欧洲战场。班廷是 1917 届中一名成绩并不起眼的学生,第一批志愿报名参战。这是他第三次报名参军了。早在加拿大宣布参战的第二天,他就前往征兵处报名,但因视力太差而被拒绝。后来又一次的报名,再次碰壁。这一次,不可能的事情变成了可能。班廷的一生中有着多次这样的经历,坚持不懈、屡败屡战,在明摆着的现实和微乎其微的机会面前不肯认输,最后竟至于成功。

在一次弹如雨下的战斗中流弹飞入包扎所,弹片切入班廷的右前臂,前臂骨间动脉被切断。在清除弹片和止血绷带包扎后班廷坚持处置伤员17小时，结果伤口严重感染，并有轻度的尺神经损伤。在截肢失去一条手臂和不截肢持续感染可能会失去生命的选择前，班廷坚持不截肢，而感染最后也奇迹般地痊愈了。班廷因此获得十字勋章。

2）复员后的落魄生活

战后，班廷复员回到加拿大，在多伦多儿童医院找了份外科医生助理的兼职，但正式工作始终未能如愿。1920年他怀着对工作很高的期望，来到竞争没那么激烈的西安大略省第二大城市伦敦开设诊所，然而开业28天班廷才等来了第一个患者，第一个月才挣了4美元，此后几个月收入提高到几十美元，但总是入不敷出。从一个农村少年到医学院学生，再到加拿大陆军授勋军官，如今却落魄欠债，进退失据。此时西安大略大学生理学系主任给了班廷外科学和生理学讲师的职位，每周能增加8到10美元的薪水。但班廷在这一阶段是很失落的，不仅在生理学的课堂上找不到感觉，对整个人生也迷失了方向。

3）备课时迸发的火花

班廷很难说有讲课的优势，因为这不是他的本行，他心里没底，还总会感到焦虑。不过班廷对待教学很认真，总会十分用心地备课使课程深刻而有趣，而且他向系主任保证一定会勤奋学习。1920年10月30日这天晚上，班廷又在为第二天关于碳水化合物代谢和胰腺关系的专题讲座做准备了。

当时的医学对胰脏了解是：胰脏在消化食物方面具有重要作用，是一座多功能的、了不起的"小型发酵厂"，有一种神秘的分泌液经由胰管流入小肠，它能消化糖、分解脂肪和蛋白质，供人体吸收和利用；切除胰脏会引起糖尿病；胰脏中的胰岛分泌的胰岛素能调节糖代谢，使血液中糖的含量保持一定，不至于太多，也不至于太少。但是由于提取胰岛素时，胰液中的胰蛋白酶会破坏提取液中的胰岛素，致使人们始终无法得见胰岛素的"庐山真面目"。

1920年，美国的病理学家摩西·巴伦（Moses Barron）在做胰导管结石患者的尸体解剖时发现，胰脏产生消化酶的外分泌细胞已经萎缩坏死，但是大部分胰岛细胞仍然存活。这篇长达12页的题为"胰岛和糖尿病的关系：通过胰腺结石案例所作的研究"的文章发表在同年10月的期刊《外科、妇科和产科》上。

班廷备课时看到了这篇文章，顿时受到了启发，在笔记本上潦草地记下了这稍纵即逝的思想火花："糖尿病狗胰管结扎，令狗存活，直到病变腺泡细胞从胰岛中去除。试着分离这些胰岛的内分泌液，以减轻糖尿。"这字迹几乎难以辨认、糖尿病和糖尿两个单词拼写错误的几行字，最终开启解开千年医学之谜的大门，如图9-4所示。

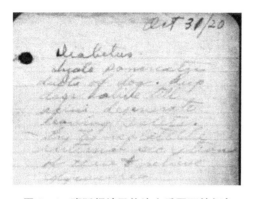

图 9 - 4　班廷阅读巴伦论文后写下的便条

4）寻求支持和帮助

班廷停止了行医，于 1921 年夏天搬至多伦多寻找实验室和实验设备。多伦多大学的生理学和代谢病权威约翰·麦克莱德（John R. Macleod）教授抱着怀疑的态度接待了班廷。麦克莱德是苏格兰人，在英国、德国及美国各地都有过完整的研究资历，当时是美国生理学会的理事长，专长在碳水化合物代谢生理研究。当毫无研究经验的班廷带着不成熟的想法前来找他帮忙时，他直觉的反应是班廷的想法有点天真，因为许多受过更好训练并拥有良好设备的科学家有相似的想法但从来没有在实验室里获得成功。或许他认为班廷的想法至少之前没有人做过不妨一试，或许班廷好歹是个外科医生，给狗动起手术来大概没有问题。当时麦克莱德教授正打算回苏格兰老家过暑假，于是他答应将暑假 2 个月空着的一个实验室和 10 条实验用狗提供给了班廷，还为班廷配备了两名大学生查尔斯·贝斯特（Best）和诺博（Nobel）作为实验助手。麦克莱德教授建议两人轮流为班廷当助理，至于具体如何安排，由他们两人自己商定。贝斯特和诺博决定将暑假分为两个阶段，每人工作四个星期，并用掷硬币的方式决定由贝斯特先做助理。

5）制备有效的胰腺内分泌物——岛素

1921 年 7 月这个炎热的夏天，班廷和贝斯特开始做实验了。每次实验都需要两条狗，一条狗胰导管结扎，消除外分泌腺中胰酶的破坏作用，然后提取胰腺的分泌液。另一条狗的胰脏被摘除，使之变成糖尿病狗，然后接受胰腺提取液的治疗。麦克莱德教授为班廷和贝斯特示范了胰脏摘除手术。班廷和贝斯特（见图 9 - 5）从文献回顾开始，进入了实质性的工作阶段。所有的血液和尿液测试由贝斯特负责，手术由班廷操刀。由于缺乏经验，他们遭遇了很多挫折和失败。麦克莱德教授提供的 10 条狗中 7 条狗因麻醉过度、失血过度、伤口感染、摘除胰脏后没有注入提取液以及胰导管结扎手术而死亡，班廷不得不自己花钱走街串巷买狗，甚至捕捉流浪狗。7 月 11 日班廷和贝斯特为 410 号狗摘除了胰脏，7 月 18 日他俩切除了 410 号残留的胰脏，410 号狗显示出不很严重的糖尿病症状。7 月 30 日他们将胰导管结扎的 391 号狗（胰腺组织已经萎缩）的胰脏切除，将胰脏切片，置于冰冷的生理盐水中进行研磨，然后过滤混合物，结果得到了一种介于粉红和棕色之间的液体。他们将提取液加热到体温后，从颈静脉为 410 号狗注射了提取液 4 mL。注射后不到 1 个小时，410 号狗的血糖从 0.2 下降到 0.12，降幅达到 40%。经过这么多日日夜夜,班廷和贝斯特终于在一个活的"患者"身上获得了数据。接着几天他们又为 406 号和 408 号糖尿病狗注射了提取液,血糖立即得到回落。尽管这 3 只狗在实验中因感染而死亡,但班廷和贝斯特还是获得了足够令人满意的研究成果。班廷和贝斯特为提取液取名"岛素(isletin)"。之后班廷和贝斯特又摘除了 92 号和 409 号狗的胰脏,409 号狗作为对照试验因病情恶化而死去,而 92 号糖尿病狗在胰脏被摘除的情况下整整存活了 20 天,堪称奇迹。

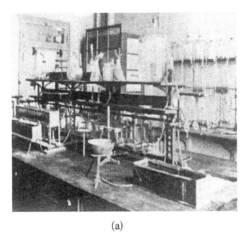 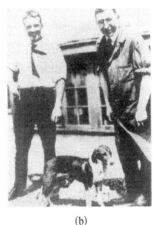

(a)　　　　　　　　　　　　(b)

图 9-5　班廷、贝斯特开展研究的实验室(a)　在多伦多大学教学楼的屋顶上(b)

6) 以多伦多大学特别助理的身份继续研究

9 月药理学系一位低级别的讲师离职,班廷终于以特别助理的身份进入了多伦多大学,而麦克莱德的态度,班廷认为的是不甚信任的,不太情愿继续提供实验人员、实验室等资源。受挫的班廷只好回到实验室,力争以有效的研究成果说服麦克莱德。10 月班廷为胰岛素的研究提供一个新创意。农场出生的班廷知道,牛的胚胎从母牛获得营养,不需要消化酶。班廷和贝斯特以牛胚胎胰脏为原料制备了提取液,为糖尿病狗注射,结果狗的血糖明显下降了。麦克莱德终于被打动了。11 月班廷和贝斯特的研究成果在多伦多大学生理系期刊俱乐部的集会上半公开发表,这一重大发现的消息不胫而走。12 月班廷和贝斯特经过摸索后发现,酸化酒精能抑制对"岛素"有破坏作用的消化液,如果用酸化酒精来处理牛的胰脏,便可提取所需的"岛素",于是尝试用酒精从新鲜而又完整的牛胰脏中提取岛素,并在麦克莱德教授的坚持要求下把"岛素"改名为"胰岛素(insulin)"。所有的难题在解决之后都显得那样简单,然而这耗费了班廷和贝斯特多少心血谁也不清楚。他们用从牛胰脏中提取的胰岛素给糖尿病狗注射后,狗的高血糖直线下降了。麦克莱德教授确信了班廷和贝斯特的研究发现,组建了生机勃勃的团队,生化教授科利普(James B. Collip)也加入了这个团队,他们的目标是开发能持续大量生产纯度足够高、药效稳定胰岛素的方法,用于人体试验。

7) 亮相美国医学界

1921年12月美国生理学年会在康涅狄格州举办。班廷、贝斯特和麦克莱德的论文"特定胰腺提取液对摘除胰脏导致的糖尿病的疗效"入选年会。麦克莱德首先发言,对两位年轻人在暑假所做的工作进行了说明,并用"我们"作为主语介绍了实验研究。在满座的学术权威面前,班廷紧张地做了报告。然而演讲结束后,几乎所有人蜂拥包围住了麦克莱德,麦克莱德熟练地回答了提问。这明显让班廷感到不安,开始怀疑麦克莱德正在窃取他的荣誉。

2. 康纳特实验室里生产胰岛素

1922年1月科利普找到了制备有效的、高纯度的胰岛素的方法。班廷的支持者敦促班廷为胰岛素制剂和提纯方法申请专利。班廷认为作为医生这是有违希波克拉底誓言的,同时他认识到应当保护研究成果,以防不择手段的机会主义者窃取胜利果实。4月班廷等联名致信校长,建议以贝斯特和科利普两人的名义申请专利,因为两人都未曾发过希波克拉底誓言,可以不受约束,专利一旦获得授权,立即以一美元转让给多伦多大学。校方基于掌握专利权并控制胰岛素的开发和生产的想法,由下属的原为加拿大的医疗卫生部门免费提供白喉抗毒素的康纳特实验室进行胰岛素的大规模生产。

3. 第一个接受胰岛素治疗的患者

在美国生理学年会报告之前,班廷和贝斯特曾在自己身上注射了少量的胰岛素,以检测这种药物可能存在的不良反应,结果注射后除了针尖处有轻微的红肿外,没有什么反应。1922年1月多伦多总医院13岁的糖尿病男孩莱尼·汤普森(Leonard Thompson)在进行糖尿病激进的饥饿疗法后,病情不见好转,体力越来越虚弱,已经进入到了病程的最后阶段。除非奇迹发生,否则无从施救。人类历史上第一例糖尿病患者接受了胰岛素治疗,虽然注射处出现了大面积的脓肿,但血糖有了下降。随后在多伦多总医院陆续收治了6位患者,注射了胰岛素后,每个人的病情出现了好转。《多伦多每日星报》发表了第一篇关于治愈糖尿病的详尽报道"糖尿病患者听到了希望的福音"。

1922年5月3日在华盛顿召开的美国生理学学会上再次宣读的论文《胰腺提取液对糖尿病的疗效》说明了关于胰岛素的所有研究,从班廷最初的灵感迸发,到胰岛素过量导致的低血糖昏迷,到按照呼吸商数确定标准剂量单位的极度困难,直至肝糖原的发现等。论文宣读一结束,与会者全体起立,掌声雷动。世界各地的糖尿病孩子可以在多伦多找到最后的希望,虽然他们一生都离不开胰岛素，但除此之外已经能过上健康人的生活了。

4. 独具慧眼的礼来公司

美国礼来(Lilly)公司在1921年12月班廷的研究成果第一次亮相美国生理学年会时就有意和科学家合作开发胰岛素，屡次遭到多伦多大学的拒绝。然而多伦多大学在制备胰岛素的过程中，提取液的药效稳定性时常波动，甚至曾几个星期没能制备出一滴有效提取液。经过长达两个月的挫折和失败之后，多伦多大学把美国人挡在门外的坚定意志开始松动了。多伦多大学和礼来公司签订了为期一年的合同，允许礼来公司独享在美国、墨西哥、古巴乃至整个中南美洲制造、使用和销售胰岛素的权利；礼来公司生产的胰岛素每批次都送交多伦多大学检验审批，其中的28%免费送给多伦多大学使用；礼来公司投入20万美元帮助康纳特实验室和胰岛素发现小组研发实用的大规模生产方法；礼来公司冠名胰岛素的商品名为"Iletin"，以确保药房和执业药师的用药安全，以及一年独享期期满后仍有竞争优势。

5. 诺贝尔奖颁给谁

胰岛素的发现成绩卓著，但究竟应当归功于谁？激烈的纷争开始从最初的小圈子扩散开来，多伦多的学术界、政界、医学界的重要人物都卷入其中，然后波及全世界。1923年诺贝尔生理和医学奖的提名单纷纷飞向斯德哥尔摩。胰岛素发现的归属各方意见不一，为解决这一问题，诺贝尔奖委员会召集了两次关于胰岛素发现的独立评估，最终经世界闻名的十九位教授的无记名投票，班廷和麦克莱德(见图9-6)共同获得1923年的诺贝尔奖。班廷震怒了，麦克莱德获了奖而贝斯特排除在外，班廷公开发表了自己的不满意见并宣布要与贝斯特分享自

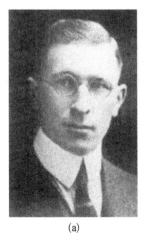 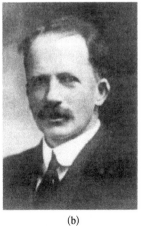

(a)　　　　　　　　(b)

图9-6　班廷(a)　麦克莱德(b)

己的那份奖金,麦克莱德随即也宣布将奖金分一半给科利普。然而班廷和麦克莱德都没有去斯德哥尔摩参加授奖仪式,主要原因是班廷拒绝与麦克莱德同台受奖,而麦克莱德又不敢代班廷领奖,唯恐被人指责抢风头。即使在多伦多大学的庆功宴上,胰岛素发现小组没有留下一张合影照片。1972年诺贝尔基金会的官方承认:"尽管在获奖者中加上贝斯特也许是正确的,但这是不可能的,因为没有人提名他,这一环节可能使委员会对贝斯特分享这一发现的重要性产生了错误的认识。"

从1921年12月班廷在美国生理学会年会上第一次正式报告算起,在不到两年的时间里胰岛素的发现就获得了诺贝尔奖的肯定,可以说是前无古人、后无来者,更不要说授奖时胰岛素正式应用于临床试验只有1年多一点的时间,实在难以评估其长期的效益。但今日看来绝无可能之事,的确发生了,究其主因,乃是因为糖尿病危害的严重性。1924年3月以后班廷已不再从事胰岛素的临床研究,全力投入到班廷研究基金会的工作中,这个基金会的宗旨是扶持具有想象力的科学研究。为纪念班廷发现胰岛素,1991年世界卫生组织和国际糖尿病联盟决定把班廷的生日11月14日定为联合国糖尿病日,让全球糖尿病患者永远将他的名字牢记在心中。

班廷在胰岛素发现中起到了至关重要的作用。虽然他最初的想法既不是原创,也不成功,但他的勤奋、决心和坚持不懈为他找到了一种解决方案。在班廷之前就不断有人尝试分离胰脏的神秘内分泌物质,也陆续有报道指出胰脏的萃取物具有降血糖的作用,但不是效果不够好,就是不良反应大,都没有得到同行的认可。如果没有生化学家提供的技术,班廷也不可能制得高纯度的提取物,因此班廷在正确的时间、正确的地点与正确团队的协作对胰岛素的成功也是必需的。

麦克莱德获奖后离开了多伦多回到苏格兰成为伦敦皇家内科学院的成员,入选爱丁堡皇家学会。贝斯特虽然没有获得诺贝尔奖,但是金子总是会发光的,他在多伦多大学继续从事研究,科学生涯漫长而成功,年仅29岁就成为多伦多大学的生理学教授,在卵磷脂与脂肪肝的关系、胆碱在新陈代谢中的作用和抗凝药肝素的纯化等方面有着卓越的成绩。

六、通往人胰岛素之路

1. 几个氨基酸区别的动物胰岛素

动物胰岛素的生产始于加拿大的康纳特实验室,大量生产主要在美国的礼来公司。生产胰岛素的原料主要是牛或猪的胰脏。为抑制胰酶的水解作用,提取胰岛素的溶液是70%的酸性乙醇。动物来源的胰岛素得率非常低,1万磅胰脏只能提炼出 1 磅胰岛素的结晶。

　　动物胰岛素与人胰岛素虽在生物活性上没有多大差别,但与人胰岛素相比,猪胰岛素和人胰岛素只有 1 个氨基酸是不同的,而牛胰岛素有 3 个氨基酸不同(见图 9-7),但由于化学结构的差异,使不少患者产生免疫反应。将猪胰岛素第 30 位丙氨酸,置换成与人胰岛素相同的苏氨酸,即为半合成人胰岛素。人胰岛素不可能从人胰脏大量提取,化学方法合成费用高,所以很难得到人胰岛素。随着生物技术的兴起,用基因工程方法生产人胰岛素成为可能。

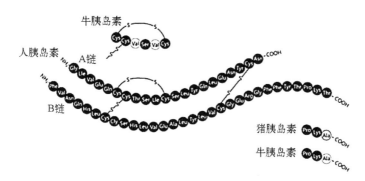

图 9-7　人胰岛素和猪胰岛素、牛胰岛素的氨基酸不同

　　2. 基因工程生产人胰岛素

　　1) 用大肠杆菌和酵母生产胰岛素

　　重组 DNA 技术的出现为利用微生物生产人胰岛素铺平了道路。重组 DNA 技术的基本特征是在活体外建造新的 DNA 分子并准确地把遗传信息从一种生物转移到另一种生物。1972 年美国斯坦福大学的科学家利用 DNA 连接酶和限制酶首先在活体外产生了重组 DNA 分子。

　　1979 年,美国 Genentech 公司的科学家将胰岛素两条肽链的基因插入到大肠杆菌的基因中,将基因表达产物分离纯化之后分别获得胰岛素的 A 链与 B 链,再将 A 链与 B 链经二硫键连接起来成为人胰岛素。1982 年美国批准礼来开发的第一个重组人胰岛素 Humulin 上市,将胰岛素的临床应用推进到前所未有的速度,也标志着制药工业应用基因工程技术生产重组药物的崭新历史阶段的到来。基因工程生产人胰岛素如图 9-8 所示。

　　由于胰岛素 A、B 两条链在体外连接的效率比较低。因此对 DNA 重组技术生产胰岛素进行改进,首先在大肠杆菌中表达胰岛素原,然后在体外用胰蛋白酶和羧肽酶 B 去除连接的 C 肽和多余的碱性氨基酸后使胰岛素原变为胰岛素。在大肠杆菌中,表达产物形成包涵体,须变性和复性,因此,表达产物的后加工和纯化较复杂。为改进重组人胰岛素的生产,丹麦的诺和诺德(Novo Nordisk)公

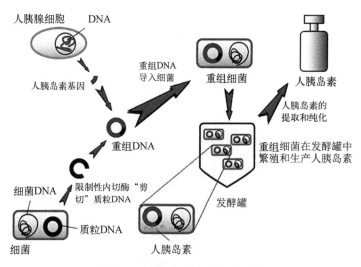

图 9-8　基因工程生产人胰岛素

司用酿酒酵母真核细胞表达一种胰岛素单链前体,在前体中 B1 至 B29 通过甘-甘-赖三肽和 A1 至 A21 相连接。表达产物在体内经过酶加工,形成二硫键的正确配对后分泌至培养基中。由于是分泌表达,前体的分离纯化比较简单。基因重组的人胰岛素取代了传统的从动物胰脏提取胰岛素,彻底解决了动物胰岛素原料的限制和容易使人体产生抗体的问题,为全世界糖尿病患者提供了一条可靠的、大量而又稳定的人胰岛素供应源。

2) 速效的单体胰岛素类似物

在正常情况下,胰岛素在血液循环中的浓度是 10^{-9} mol/L,此时它以单体存在。虽然重组人胰岛素替代内源胰岛素已在临床上广泛应用,但是由于胰岛素分子容易聚合,在浓度较高的胰岛素注射液中主要以二聚体和六聚体的形式存在。在皮下注射后,不能迅速进入血流,必须经扩散稀释由 10^{-3} mol/L 降低到 10^{-8} mol/L 解聚成单体后才能进入血流。这样就使皮下注射的胰岛素在血液浓度的变化比体内胰岛分泌的胰岛素的作用相对滞后。

20 世纪 90 年代末,在对人胰岛素结构和成分的深入研究中发现,改变胰岛素肽链上某些部位的氨基酸组合、改变等电点、增加六聚体强度、以钴离子替代锌离子,以及在分子中增加脂肪酸链等均有可能改变胰岛素的特征,从而研制出更适合人体生理需要的胰岛素类似物。例如将胰岛素分子中与聚合有关的氨基酸突变或去除,使胰岛素在浓度较高的注射液中以单体形式存在。美国礼来公司将 B 链 28 位的脯氨酸和 29 位的赖氨酸互换,开发了聚合能力降低的赖脯胰岛素 Humalog。丹麦的诺和诺德公司将 B 链 28 位的脯氨酸突变成天冬氨酸,开发了天冬脯胰岛素 NovoRapid。

七、胰岛素只能注射吗

1. 胰岛素注射器

糖尿病是一种进展性疾病，胰岛素是目前治疗Ⅰ型糖尿病必备药物，许多Ⅱ型糖尿病患者也需要用胰岛素来治疗，而且在目前医学水平对糖尿病无法根治的情况下，患者需终生用药。

胰岛素属于蛋白质类药物，在胃酸和消化道蛋白酶的作用下易降解失活，而且分子量较大、脂溶性差、分子间具有很强的聚合趋势因而多以聚合体形式存在，难以通过肠道吸收屏障，因此自 1921 年首次应用于临床以来，胰岛素是一直以皮下注射途径给药的。从普通的注射器到胰岛素专用注射器，再到胰岛素笔，胰岛素的注射方式和注射装置不断改进。胰岛素笔就如普通的钢笔一样，墨水贮存器含有 300IU 胰岛素，打开笔盖，调好需要量后按下按钮就可以注射了。一个贮存器根据需要量约可用 2～3 个星期。在胰岛素笔的基础上，采用人工智能控制的胰岛素输入装置，持续皮下输注胰岛素，那就是胰岛素泵。它可以减少胰岛素的注射次数，使治疗方案更加合理，但终究离不开注射途径。

2. 黏膜给药和微针给药

长期的注射给患者带来了诸多的不便和痛苦，为提高患者的依从性和避免注射给药带来的许多不良反应，世界各国竞相研制胰岛素非注射的给药方式，如口服给药、肺部给药、黏膜给药以及经皮给药等。

美国 Diasome 公司将胰岛素包裹在脂质双分子层中，通过脂质体的肝靶向作用，将胰岛素分子送达到肝细胞中，这种胰岛素胶囊现在正处于Ⅲ期临床研究中。

2006 年美国 FDA 批准了首个非注射途径给药的胰岛素制剂 Exubera。这种制剂的胰岛素以干粉形式储存在衬箔的水泡眼的独立包装内，可被迅速吸收，但其作用时间短，只能替代糖尿病患者日间的餐前胰岛素注射，糖尿病患者仍需要继续注射长效胰岛素。上市一年后，由于患者的耐受性较差，产品被召回。此外，美国辉瑞（Pfizer）及 Nektar 公司研究发现，使用吸入性 Exubera 糖尿病患者肺癌的发生例数增加，2008 年辉瑞花费 28 亿美元 16 年时间研发的胰岛素吸入剂也撤出市场。

口腔、鼻腔、眼睛等黏膜给药有利于胰岛素直接吸收进入血液循环，避免了肝脏的首过效应，提高生物利用度，达到全身治疗的效果。同时黏膜给药方法简单，患者易接受。例如，由加拿大 Generex 公司开发的胰岛素口腔喷雾剂添加了卵磷脂、低分子量醇类等吸收促进剂的药物，通过特殊装置实现了口腔喷雾给药。

经皮给药是一种安全且方便的给药方法,皮肤中的水解酶活性很低,可以避免胰岛素的失活,但胰岛素相对分子质量较大,并且容易形成聚集体,皮肤表面的致密角质层结构使其难以渗入。为了突破角质层的屏障作用,需增加药物在皮肤中的渗透性。微针、离子导入、电穿孔技术、超声波法等物理促渗技术通过改变皮肤角质层的物理状态或增加药物分子的能量来增加药物的透皮量,在经皮给药领域已显示出良好的应用前景。美国佐治亚大学研究 $100\sim1\,000$ 微米微针列阵(比人的头发直径还要细)组成的 $1\sim2\,cm^2$ 的透皮贴片。微针能够嵌入到皮肤里,胰岛素逐渐被注射到体内。2015 年美国北卡罗来纳大学和北卡罗来纳州立大学的研究人员在美国国家科学院院刊发布了可响应血糖浓度的胰岛素微针贴剂如图 9-9 所示。这种方形的"智能胰岛素贴片"覆盖有一百多个微小的针。这些"微针"载

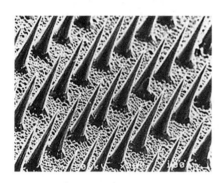

图 9-9　胰岛素贴片

有胰岛素和葡萄糖传感酶存储单元,当感应人体血糖水平太高时,贴片适当剂量的胰岛素进入血液。上海交通大学药学院的相转化微针技术在胰岛素非注射给药方面也取得了突破。

八、口服糖尿病药物

1. 对胰岛素敏感性的降低

在 1921 年班廷发现胰岛素并在 1923 年成功在临床应用之后的很长一段时间里,胰岛素成为糖尿病治疗的黄金标准。学术界主流观点都一厢情愿地认为糖尿病患者主要依靠外源性补充胰岛素或刺激胰岛分泌胰岛素。的确,Ⅰ型糖尿病是胰岛素依赖性的,可以通过胰岛素注射得到有效控制,但糖尿病患者往往由于基因缺陷、机体功能衰竭、环境等因素而造成对胰岛素敏感性及反应性降低,使药物继发性失效(胰岛素使用一段时间后效果却越来越差)以及出现一系列相应不良反应。另外一种更为普遍的糖尿病Ⅱ型糖尿病不是胰岛素依赖性的,是患者慢慢地失去分泌胰岛素的功能,并对分泌的胰岛素失去敏感性。即便如此,由于没有合适对症的药物,当时这两类糖尿病的治疗都仍然采用胰岛素。

2. 山羊豆碱修饰后的温和降糖药物二甲双胍

有意思的是,早在 20 世纪 20 年代也就是胰岛素被发现的时候,美国牧民就发现来自欧洲的牧草山羊豆是有害植物,牲口吃了会出现肺水肿、低血压、甚至

麻痹和死亡。德国科学家唐累特研究了这种牧草的化学成分后发现，山羊豆中的山羊豆碱（异戊烯胍）能剧烈地降低血糖，这是导致牲畜死亡的原因。1937 年有机化学家成功地修饰了山羊豆碱的结构，找到了作用温和的二甲双胍（metformin）能安全有效地降低血糖。由于胰岛素在糖尿病治疗领域的统治地位，二甲双胍生不逢时对 II 型糖尿病的治疗作用被淹没在浩瀚的学术声潮中。

　　1957 年法国物理学家和药学家斯特恩（Jean Sterne）偶然看到菲律宾医生报道用二甲双胍治疗流感时，有不少患者会出现严重的低血糖，从而促成了 60 年代二甲双胍治疗糖尿病的临床试验，获得成功，并由当时的施贵宝公司组织推出，命名为"Glucophage"（葡萄糖吞噬者），1995 年二甲双胍正式进入美国市场。这类药物通过增加基础状态下糖的无氧酵解，增加组织对葡萄糖的摄取和利用，抑制糖原异生，改善对胰岛素的敏感性，此外还有降血脂作用。这类药物对正常人不降低血糖，在治疗的过程中同时可以有效地控制体重，所以是肥胖型 II 型糖尿病患者首选药物。

　　3. 磺胺药治疗伤寒引起低血糖

　　1942 年法国蒙彼利埃大学的教授詹邦（M. J. Jambon）在给士兵使用抗菌药物磺胺药以缓解伤寒引起的发热时发现，有些患者服药后感到疲惫和头晕，出现严重的低血糖反应。于是他敏感地假设：磺胺类药物有可能用来治疗糖尿病。为了确证他的想法，詹邦的博士研究生研究了磺胺类药物和低血糖之间的联系，并发现异丙基二唑可以用来治疗糖尿病。此后赫希斯特、礼来、罗氏、辉瑞、拜耳等著名医药公司研制出了第一代磺酰脲类口服降糖药物，并通过临床试验进入市场销售，但由于不良反应较多，给药频次高，使用受到局限。目前临床上主要使用的磺酰脲类药物，如格列美脲，耐受性好，低血糖的发生率较低，且具有较强的胰腺外作用，可与胰岛素联用以降低胰岛素的用量。

　　4. 抑制碳水化合物分解和吸收的阿卡波糖

　　食物在胃肠道内消化分解为葡萄糖才能被人体吸收，抑制分解淀粉或糖的酶，可以减慢淀粉类食物的消化分解，减少餐后血糖的升高。20 世纪 70 年代德国拜耳公司研制出一种新的治疗糖尿病的药物阿卡波糖，它阻碍小肠黏膜刷状缘的 α-葡萄糖苷酶对碳水化合物的分解，延缓碳水化合物的吸收，因此餐后血糖的升高就缓慢得多。阿卡波糖 1996 年被 FDA 批准上市后作为 II 型糖尿病的一线药物，尤其适用于空腹血糖正常而餐后血糖明显升高的患者。

　　拜耳公司生产的阿卡波糖商品名为拜糖平。从首创的医药企业冠以药品的商品名可以看出，现代药物的发现不像以往那样主要是以科学家个人为主体的发明创造，而是以某个带头人的团队、以制药集团的利益为目的的集体行动，所以在现代药物的发现很少提到是某一个人的首要贡献。

5. 格列奈类和噻唑烷二酮类降糖药

另外二类口服降糖药是促胰岛素分泌的格列奈类和噻唑烷二酮类药物。格列奈类药物如瑞格列奈除了与磺酰脲类作用相似外,并不抑制机体调节胰高血糖素,因此引起低血糖的危险性较小、降糖作用快。噻唑烷二酮类药物如罗格列酮是胰岛素增敏剂,通过改善胰岛素信号转导,提高骨骼肌、脂肪组织等外周组织对胰岛素的敏感性,使得脂肪组织葡萄糖氧化增加、肌肉组织对葡萄糖摄取和利用增加,肝糖输出减少而降低血糖。

表 9-1 为几种口服糖尿病药物的作用机制。

表 9-1　几种口服糖尿病药物的作用机制

药品名称	类　别	作　用　机　制	FDA 批准时间
二甲双胍	双胍类	抑制肠壁细胞吸收葡萄糖,促进外周组织无氧糖酵解,促进胰岛素与胰岛素受体结合增加对葡萄糖的摄取和利用,降低血浆中胰高血糖素水平	1959 年英国、法国上市
格列美脲	磺酰脲类	作用于胰岛 β 细胞膜上的磺脲受体,促进钾通道关闭,抑制钾离子内流,从而促进 β 细胞释放胰岛素,但不增加胰岛素的合成	1996 年
阿卡波糖	α-糖苷酶抑制剂	抑制小肠黏膜刷状缘的 α-葡萄糖苷酶,从而延缓葡萄糖和果糖的吸收	1996 年
瑞格列奈	格列奈类	关闭胰腺 β 细胞中 ATP 依赖性钾通道,刺激胰腺释放胰岛素	1998 年
吡格列酮	噻唑烷二酮类	增强组织对胰岛素敏感性,改善胰岛素抵抗,提高机体对葡萄糖的利用能力,降低空腹及餐后血糖	1999 年

随着对糖尿病认识的不断深入,对于糖尿病治疗已经从原来单纯的降低血糖转变为血糖、血脂、血压、体重等多方面的良好控制全面达标,不但关注降糖效果,还关注防治慢性并发症、改善胰岛素抵抗和延缓 β 细胞功能衰竭。目前临床上治疗和控制糖尿病及其并发症的药物种类繁多,每类药物在降糖、控糖方面各具特色,同时存在不同程度的缺陷和不良反应,均不能完全治愈糖尿病及阻止或减少并发症的产生。这些都对糖尿病药物的研发提出新的挑战。相信随着人们对糖尿病发病机制认识的不断深入及新思路、新靶点、新技术、新方法的不断出现,将来会涌现出更多的抗糖尿病药物,为广大医药科研人员和患者优化糖尿病

治疗方案提供更多的选择。

思考和讨论

(1) 请查阅文献，了解重组胰岛素生产的两条基本思路。

(2) 你认为班廷发现胰岛素的运气在哪里？

(3) 胰岛素的最大不良反应是什么？

第十讲 远离疼痛：麻醉药和镇痛药

> 一切推理都必须从观察与实验中得来。
>
> ——伽利略·伽利雷(*Galileo Galilei*，1564—1642)

疼痛是机体对损伤组织或潜在损伤产生的一种不愉快的反应，它是一种复杂的生理和心理现象，对人的精神、心理、行为及正常生理功能均可产生不同程度的影响。疼痛既是许多疾病的症状，也是疾病诊断的重要依据。人类对于减除疼痛的探索已有很久的历史，但是临床麻醉和镇痛真正走向发展的道路，却还是近百余年的事情。纵观麻醉药和镇痛药的发展历程，道路曲折。现代麻醉虽仍存在一些潜在的危险因素，如心脏病患者在实施麻醉时会增加心脏病的发病率，但因麻醉而致死的比例从30多年前的万分之一降低到二十五万分之一至四十万分之一。现代的麻醉技术已经是十分安全和可靠的了。在镇痛治疗上尽管取得了种种进步，但有些现状仍难遂人愿，例如风湿患者是最难治愈并且常常是最痛苦的患者，需要几代人甚至几十代人的共同努力来带给他们解除痛苦的希望。

一、了解疼痛

疼痛是由多种原因所致的常见症状，是机体受到伤害性刺激的一种警告，它不是一个独立的感觉，常伴有不愉快的情绪活动和防御性的保护反应，一方面给患者带来不适或痛苦，甚至危及生命，另一方面对于保护机体是重要的。从生理过程来看，疼痛由痛感觉和痛反应两部分组成。痛感觉是对痛的存在以及痛的性质、强度、范围和持续时间的感受。痛反应是指伤害刺激引起的躯体和内脏活动变化以及逃避、反抗等一系列的行为表现。

1. 疼痛的诱因

引起疼痛的原因是多种多样的，主要有外部刺激因素和内部病理因素两大类，其他如受凉、受潮湿、过度劳累，甚至纯属是心理因素也可能引发疼痛。

外部因素包括一些机械性地直接刺激，如跌打损伤、车祸等外伤，手术、注射、检查等医源刺激，组织器官、腔隙间隔的压力变化，消化道痉挛这样的肌张力异常，牵引移位，等等；冷、热、光、电等物理因素；强酸强碱、有毒气体、药物等化学因素。内部因素有机体组织细胞的炎症如感冒、组织器官缺血或出血如心脏病、机体的异常代谢如痛风、生理功能障碍如神经性头痛、免疫功能障碍如风湿及类风湿、退行性骨关节炎，等等。致痛的因素是多种多样的，但共同特点是导致组织细胞的损伤破坏，释放致痛物质，这些物质在组织中达到一定浓度时，即可产生疼痛。常见的致痛物质有：① 钾离子、5-羟色胺、组胺、三磷酸腺苷、乙酰胆碱、去甲肾上腺素等受损伤细胞直接释放的物质；② C 纤维释放的 P 物质；③ 机体受到伤害刺激后合成的物质如缓激肽、前列腺素和白三烯等。

2. 痛觉的感受

在机体的皮肤、肌肉、关节、内脏和血管壁上广泛分布痛觉感受器。所谓痛觉感受器即是一些游离神经末梢。表层痛感受器（见图 10-1）分布在皮肤及黏膜的游离神经末梢，肌膜、关节囊、韧带、肌腱、肌肉、脉管壁等处分布着深层痛感受器，内脏器官的被膜、腔壁、组织间分布内脏痛感受器。表层痛感受器平均平方厘米有 100～200 个，深层痛感受器的密度低于表层痛感受器，内脏痛感受器更少一些。

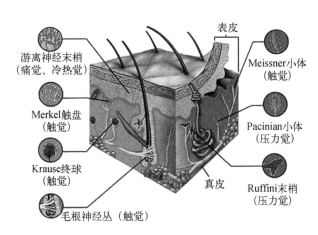

图 10-1　表层痛觉感受器

3. 痛觉的传导

疼痛的感知成分（是否痛、何处痛）和情绪成分（痛苦的程度）是分别由游离神经末梢通过两条不同的通路由脊髓传向脑部的，分别称为外侧痛觉系统（产生痛知觉）和内侧痛觉系统（引起痛情绪）。外侧痛觉系统起源于脊髓背角的深层，

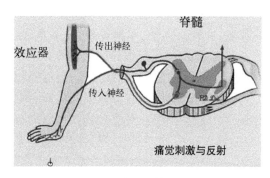

图 10-2　痛觉的传入和传出

沿脊髓丘脑束上行,交叉到对侧到达外侧丘脑,再转到大脑皮层的体感区,产生疼痛的空间定位,并确定其性质。内侧痛觉系统由脊髓背角的浅层经比较弥散分布的上行通路到达双侧的内侧丘脑,再转到大脑的岛叶和扣带回的前区,引起不愉快的情绪反应,如图 10-2 所示。这两条通道虽然是平行传递,但在多个水平上具有相互联系。

4. 急性疼痛和慢性疼痛

日常生活中很多人经常被各种各样的疼痛所困扰。国际疼痛研究协会把新近产生并持续时间较短的疼痛定义为急性疼痛。急性疼痛通常与损伤或疾病有关,包括手术后疼痛,创伤、烧伤后疼痛,分娩痛,心绞痛、胆绞痛、肾绞痛等内脏痛,骨折痛,牙痛等,其特点是定位清楚、受刺激后 0.5～1 s 被感知,疼痛发生在损伤到康复的过程。

慢性疼痛是损伤痊愈后续存在的一种疼痛,它不是损伤或疾病的一个简单症状,已转变成一种疼痛综合征或与躯体和组织损伤有关的精神过程。其特点是定位不明确、疼痛的发生比较缓慢以及消退也要有一个过程,而且往往伴有明显的焦虑、抑郁等精神心理改变以及心血管和呼吸等方面的变化。

内脏疾病往往引起身体远隔的体表部位发生疼痛或痛觉过敏,这种现象称为牵涉痛(见图 10-3)。例如,心肌缺血时,可发生心前区、左肩和左上臂的疼痛;胆囊病变时,右肩区会出现疼痛;阑尾炎时,常感上腹部或脐区有疼痛。

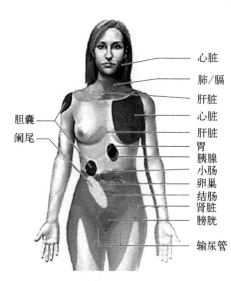

图 10-3　内脏器官疾病时的牵涉性疼痛区

二、不让痛觉发生的全身麻醉

疼痛的发生归根结底是在神经系统,阻断神经冲动的发生或传导,或抑制中枢神经系统的功能，可使整个机体或机体局部暂时性、可逆性失去知觉及痛觉，麻醉药就能起到这个作用。外科麻醉是 19 世纪医药上两个最为重大的发明之一。

在麻醉药出现之前的外科手术是骇人听闻的，患者只能被捆绑在手术台上，以至于那些最坚强的汉子宁可自杀而不接受手术，如图 10 - 4 所示。那时手术室常常特意安置在医院的塔顶，以免他人听到那些凄惨的叫声。患者因剧烈的疼痛而休克或死在手术台上，医生在撕心裂肺的嚎叫声中加快速度匆忙完成手术。

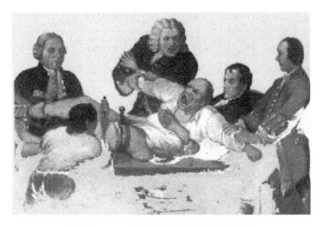

图 10 - 4　麻醉剂发明前的外科手术

1. 早期的麻醉方法

我国很早就有临床麻醉的记载。传说公元前 5 世纪战国时代的扁鹊让患者饮毒酒，"迷死三日，抔胃探心，然后投以神药，既悟如初"。东汉末年华佗用酒服"麻沸散"的方法将患者全身麻醉后，施行刮骨剖腹手术。据《后汉书·华佗传》记载："若疾发结于内，针药所不能及者，乃令先以酒服麻沸散，既醉无所觉，因刳（kū，剖开）破腹背，抽割积聚（肿块）。"服用麻沸散后，患者不知人事，任人劈破不知痛痒，说明麻醉作用很强。当时华佗用的麻沸散是由什么药配制的，久已失传。可能是张骥所著《华佗传补注》中记载的"世传华佗麻沸散，用羊踯躅（zhizhu）三钱、茉莉花根一钱、当归三两、菖蒲三分，水煎服一碗。"如图 10 - 5 所示。

此后历代草本都有中药麻醉和镇痛的记载。李时珍的《本草纲目》记述：八月采曼陀罗花，七月采火麻子花，阴干后用酒调服三钱，少顷皆昏如醉。虽然古时鸦片、曼陀罗、颠茄、大麻等也已被广泛使用，但是其剂量达到昏迷程度时已远远超过中毒剂量，只有极有经验的医生才敢使用。

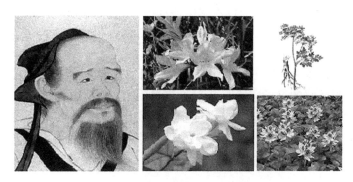

图 10 - 5　华佗和可能组成的麻沸散草药

在西欧,19 世纪以前采用压迫神经使肢体麻木,或放血法使患者昏迷而起到麻醉的作用。这两种办法都无可逆性,不能使患者恢复如初。拿破仑军队的军医 D. J. 拉里发现因冻伤而在四肢生有坏疽的士兵对疼痛不那么敏感,于是开始尝试在手术前先用冰对患者进行麻醉处理,这一做法很快被其他医生所仿效,并得到普及。现在看来其原理是,冷减缓了神经纤维传导神经冲动的速度,从而达到镇痛目的。

2. 娱乐用的"笑气"能麻醉吗

英国牧师约瑟夫·普里斯特是一个刻苦勤勉的人,靠自学成为伟大的化学家,发现了氧气、氨、氯化氢、二氧化硫、二氧化碳等 20 多种气体,1775 年他制成了氧化亚氮(一氧化氮)。1799 年年仅 21 岁的英国化学家戴维(Humphrey Davy)在贝多斯气体研究所开始研究氧化亚氮等各种气体的作用。当时,有人说氧化亚氮对人是有害的,而有人认为是无害的,各持己见,莫衷一是。戴维以自己为实验对象,勇敢地吸入氧化亚氮,发现不纯的氧化亚氮是有毒的,纯化后的氧化亚氮吸入后会不自觉地产生无法控制的发笑现象,因此把氧化亚氮取名为笑气(laughing gas)(见图 10 - 6)。戴维还发现在吸入笑气后他的牙痛消失了,他在关于笑气的精彩著作中讨论:"氧化亚氮在其广泛功效上,似乎能解除身体的痛苦,可有效地用于外科手术上",但这个建议被埋没了 43 年而无人注意。

笑气很快成为"笑气嬉戏"娱乐用品,19 世纪中期美国开始流行"笑气杂耍表演",如图 10 - 7 所示。1844 年美国的一次"笑气杂耍表演"为了吸引观众,让观众自愿上台尝试。有个年轻人库列吸入笑气后变得异常兴奋,绕圈跳起舞来。牙医维尔斯(Horace Wells)注意到库列的脚被撞伤还流了不少的血,但他完全没有感觉到受伤。这激发了维尔斯对笑气可能具有麻醉作用的设想,"也许外科手术可以在无痛的状态下进行"。维尔斯没有浪费任何时间,第二天即吸入笑气

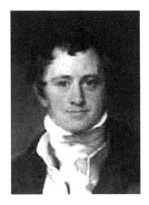

$$N \equiv\!\!\!= N \cdots O$$

图 10-6　英国化学家戴维和他的"笑气（氧化亚氮）"

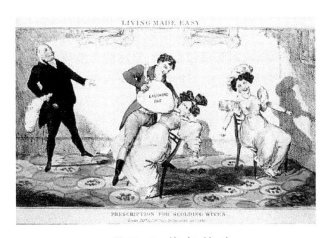

图 10-7　笑 气 嬉 戏

后拔去了一颗智齿。当他醒来时没有感觉到任何疼痛，于是宣称"拔牙的新时期来临了！"，这一发现改变了整个医药的历史。

在为 4 个患者成功地实施无痛拔牙后，1845 年维尔斯在美国波士顿麻省总医院为哈佛大学医学院的高年级学生作演讲介绍无痛拔牙手术并进行现场公开表演。然而一个满怀疑虑的学生在吸入笑气后的拔牙中痛得哇哇大叫。在一片嘘声中，表演失败，如图 10-8 所示。我们现在也不知道那次无痛拔牙失败的确切原因，但是这场倒霉的演示让人们低估了氧化亚氮的麻醉效果。维尔斯的自信彻底被摧毁了，笑气成为阻碍他继续前进的绊脚石，他不再行医，生活艰辛而难以维生，个性也变得反复异常、飘忽不定，3 年后最终因精神错乱而自杀。在他死后仅仅几天，他的厄运得到了补偿，法国医学会授予他使用全麻醉药进行无痛手术第一人的荣誉称号。1873 年英国授予他麻醉剂发现者的荣誉。

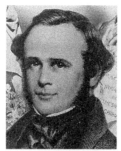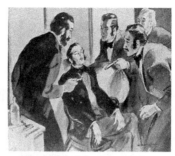

图 10 - 8　维尔斯和他失败的无痛拔牙

3. "笑气"应用于临床

直至 19 世纪 40 年代,氧化亚氮才首次在口腔科手术中用于麻醉,是应用时间最长的吸入性麻醉药,吸入 30%～50%笑气有镇痛作用,大于 80%时有麻醉作用,而且起效快,吸入后 30 秒左右即显效,停止后约 3 分钟作用完全消失。氧化亚氮不与血红蛋白结合,对呼吸和心、肺、肾功能无损害,在镇痛分娩、人工流产、胃镜检查、宫内节育器取出术、口腔科手术中与氧气等混合作为广泛应用的吸入麻醉药之一。

笑气为什么具有这些特性呢? 原来氧化亚氮作为挥发性气体被吸入体内后,通过抑制中枢神经系统兴奋性递质的释放和神经冲动的传导,改变离子通道的通透性而产生镇痛作用。这种能暂时可逆地抑制中枢神经系统功能,达到意识、感觉消失的药物属于全身麻醉药。

4. 具有争议的醚麻醉剂发现者

朗格(Carwford Long)[见图 10 - 9(a)]是美国的乡村医生。在"笑气杂耍表演"时期,他因手头没有这种笑气用乙醚代替笑气,结果吸入乙醚的效果与笑气引起的现象相仿。朗格是一位善于观察和思考的人,乙醚是否可以作为麻醉药应用于外科手术? 1842 年,朗格用一块浸有乙醚的布覆盖在肿瘤患者颈部的肿瘤上,在患者失去知觉以后,只用 5 分钟摘除了肿瘤。这是乙醚用作麻醉剂的第一个病例,但是朗格收取患者 25 美分的麻醉费和 2 美元的手术费后,却没有发表他的成果。直至他死后,人们才认可他的醚麻醉术是医药上最重要的发现之一,由此可见,发表成果是科学发现中一个十分重要而且不可缺少的内容。

第二个可以享有醚麻醉剂发现者称号的是莫顿(William Morton)。莫顿[见图 10 - 9(b)]还是一个大二学生时亲眼看到维尔斯的笑气拔牙失败,但对这次麻醉试验印象深刻。作为牙医的他试验氧化亚氮时发现不易控制,这时医学家杰克逊(Charles Jackson)教授[见图 10 - 9(c)]建议莫顿尝试乙醚麻醉。莫顿在对狗乙醚麻醉成功后,用浸有乙醚的手帕捂住自己的口鼻,使自己失去知觉七八分钟之久，苏醒过来后他非常兴奋，开始实施乙醚麻醉拔牙，并请患者在手术记录上签名作证。为了保守秘密莫顿在乙醚中加入了颜色，在征得哈佛大学允许维尔斯做示范拔牙的沃伦教授同意后，1846 年 10 月 16 日在麻省总医院的圆形手术厅中乙醚麻醉切除先天性下颌瘤的手术开始了。患者罩上一个可调控的乙醚吸入器后约四五分钟就进入了麻醉状态，沃伦教授用 5 分钟为患者切除肿瘤，手术过程中没有任何令人害怕的尖叫声。沃伦教授坚定地宣称："先生们！这可不是骗人的"。1847 年第一本麻醉专著《乙醚吸入麻醉》刊行。乙醚麻醉被认为是近代麻醉学的开端，麻醉从此进入了历史的新纪元。

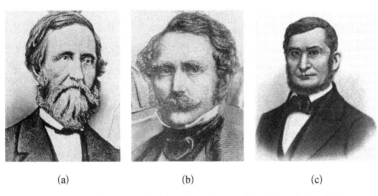

图 10-9　发现乙醚麻醉剂的朗格(a)　莫顿(b)　杰克逊(c)

　　然而谁应该享有发现乙醚麻醉剂的殊荣，却引起了师生反目和一场旷日持久的争议。沃伦教授可以作证莫顿是首先将乙醚用于外科手术的人，可是杰克逊教授宣称是他建议莫顿使用乙醚的，并在莫顿发表乙醚麻醉拔牙的结果之前，已把建议莫顿使用乙醚替代氧化亚氮的事报告了法国医学科学院。莫顿辩解杰克逊建议的是局部使用乙醚用于拔牙，而且在申请专利时发明权的 10% 已让给了杰克逊。当时欧洲医学界对北美的影响是很大的，法国的证明不容忽视。这样长时间的争论没有什么结果，最后谁也没有得到美国政府的 10 万美元奖励。莫顿因长期诉讼在贫困和烦恼中患脑溢血而死亡，杰克逊因精神失常在精神病院度过余生。他们对科学做出了很大的贡献，但被贪婪和追求名誉攫住了灵魂令人遗憾。

　　尽管莫顿掩盖了乙醚的颜色和气味，以冀获得大笔收入，但是秘密没有保持多久。美国用乙醚进行无痛外科手术的成功传到英国。伦敦大学医院的李斯通第一次用乙醚麻醉进行截肢，爱丁堡大学妇产科主任辛普森将乙醚用于无痛分娩，均获得了成功。

　　5. 退出舞台的乙醚麻醉药

　　乙醚是一种吸入性的全身麻醉药物。美国斯坦福大学研究人员在人脑中找到一种蛋白质,它能够让乙醚在人的躯体中发生麻醉作用。这是人类经过100多年使用乙醚作为麻醉剂做外科手术以来,研究人员首次发现乙醚为什么能使人麻醉的原因。乙醚麻醉的诱导期和苏醒期较长,麻醉浓度的乙醚对呼吸功能和血压几无影响,对心、肝、肾的毒性也小,但随着药物浓度的增加出现各种神经功能受抑制的现象,易燃易爆,易发生意外,已逐渐退出麻醉药的舞台。

现在使用最为广泛的两种吸入麻醉药是异氟醚和安氟醚。异氟醚和安氟醚的麻醉作用强,麻醉诱导快速、苏醒也迅速、平稳,临床适用于各种手术的麻醉,是目前最安全、理想的吸入麻醉药。

6. 辛普森和"氯仿晚会"

由于乙醚的易燃性,19世纪乙醚麻醉的烛光下手术火灾频频发生,于是爱丁堡妇产科医生辛普森(James Simpson)(见图10-10)开始寻找新的乙醚替代

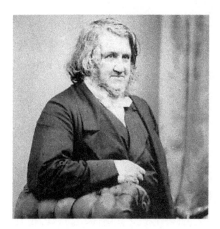

品。他常常大量试验吸食丙酮、苯、碘仿等挥发性液体,这是一种相当冒险的方法,因为不知道哪种物质有严重的毒性或会危及生命。化学家瑞德刚研制出乙烯二溴化物时,辛普森曾迫不及待要吸食,遭到瑞德的拒绝提出必须先用兔子做试验。乙烯二溴化物很快把兔子麻醉了。辛普森非常兴奋,马上就要自己亲身试验。助手建议等第二天看看兔子的情况再说,结果第二天兔子死了,辛普森吓出了一身冷汗。由于迫不及待要找乙醚的替代品,辛普森仍旧采用自己试的方法,以致他的邻居不得不

图10-10 发现氯仿麻醉作用的辛普森

每天来敲门确信他是否还活着。1847年辛普森有次邀请助手、朋友和邻居参加他的试验晚会。氯仿的香甜气味让晚会参加者欣快而健谈,但一会儿热烈的晚会变得安静了,大家都倒下了。辛普森醒过来后的第一个念头就是"它比乙醚的作用更强得多。"科学家的奉献精神乃至生命的付出是值得敬仰和敬佩的,但新药研究中应始终坚持新药必须经过系统的、长期的动物试验,证明它的毒性很低和没有严重副作用后才能用人进行试验。

7. 吸入氯仿的无痛分娩

1858年《氯仿及其他麻醉剂》一书刊行。乙醚和氯仿哪个是更好的麻醉剂引起了争论。有人比较了乙醚和氯仿的动物试验后,发现氯仿的毒性大、麻醉后的动物死亡率比乙醚高。赞成使用氯仿的人却不顾这个实验结果,只强调乙醚易燃性的缺点。最后在美国主要使用乙醚,而氯仿主要在欧洲使用。

辛普森将氯仿用于麻醉分娩，遭到宗教界的反对，理由是分娩的剧痛是上帝对女人的惩罚，无痛分娩违反了上帝的意志。辛普森巧妙地回答了宗教界的反对：上帝让亚当沉睡，从他身上取出一条肋骨做了夏娃，可见上帝是第一个使用麻醉方法的。但这平息不了宗教界的反对，直到 1853 年英国维多利亚女王使用氯仿麻醉生产第八个孩子后，氯仿用于无痛分娩才被大多数人接受。

氯仿虽然有效，但与乙醚和笑气相比，安全性却不尽如人意。随着氯仿的广泛使用，心脏病和肝脏损伤的情况变得越来越严重，于 20 世纪 50 年代被淘汰。

8. 静脉注射的全身麻醉药

在应用乙醚、氯仿等全身麻醉的阶段，由于施用方法简陋，经验不足，患者不够安全。这期间 1853 年 Pravaz 和 Wood 发明了注射针筒，为静脉注射麻醉提供了工具。

1864 年德国化学家拜耳（Adolf von Baeyer）合成了化合物巴比妥酸，但没有发现它的药物用途，搁置在一边。直到 1903 年，德国化学家菲歇尔（Emil Fischer）和梅林（Joseph von Mering）发现了二乙基巴比妥酸能让狗很快沉睡。此后巴比妥酸衍生物成了当时最有效的安眠药，以后的几年内 2 500 多种巴比妥类药物被合成。1932—1933 年间美国合成了现代医药最为重要的麻醉剂之一——硫喷妥钠。与笑气、乙醚和氯仿不同，硫喷妥钠不易燃烧、不易爆炸、运输方便，较易注射。二战中 78% 的手术用它来麻醉，而致死率仅为 0.018%。以后普尔安（1956 年）、羟丁酸钠（1962 年）、氯氨酮（1965 年）、乙醚酯（1972 年）、异丙酚（1977 年）等静脉全麻药相继问世，丰富了全身麻醉药的内容。

静脉麻醉药硫喷妥钠脂溶性高，极易通过血脑屏障，静脉注射后几秒钟后即可进入脑组织，诱导期很短，无兴奋期。因为它麻醉作用时间短暂，一般在 10 分钟内可清醒，临床上主要用于诱导麻醉、基础麻醉和一些小手术及某些外科处理。

三、局部进行麻醉

全身麻醉药抑制的是中枢神经系统的功能，如果控制局部组织的神经被阻断，是否可以达到局部麻醉的效果？局部麻醉药就是这样一类麻醉药，它作用于局部的神经末梢或神经干，通过抑制 Na^+ 的内流，能暂时、完全和可逆性地阻断神经细胞膜电位的产生和神经冲动的传递，在意识清醒的条件下，使局部痛觉暂时消失。

一般来说，局麻药的作用局限于给药部位，用于手术中、术后及验证引起的疼痛。例如，在咽喉、鼻腔、眼睛、呼吸道等手术中，将黏膜穿透力强的局麻药，喷或涂在黏膜表面，使黏膜下感觉神经末梢产生麻醉。在浅表小手术中，在手术区皮下或组织注射局麻药，使感觉神经末梢受药物浸润而产生局麻作用。在四肢、面部和口腔等手术中将局麻药注射到外周神经干附近，阻断神经冲动传导，使该神经所分布的区域麻醉,将局麻药注入腰椎蛛网膜下腔,麻醉该部位的神经根,来实施下腹部和下肢手术。

1. 古柯树中的可卡因

古柯树是南美洲哥伦比亚中部地区一种重要的药用植物。古柯碱(可卡因)是古柯树叶中的一种植物碱,秘鲁的印第安人用它作为中枢神经兴奋剂由来已久,后传入欧洲。1860 年德国化学家尼曼(Alert Niemann)从古柯叶中成功地分离出纯的古柯碱(可卡因)结晶,如图 10-11 所示。

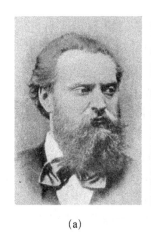 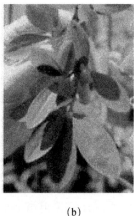 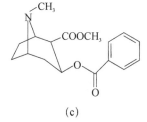

(a) (b) (c)

图 10-11　德国化学家尼曼(a)及其从古柯树叶(b)提取的可卡因(c)

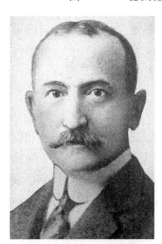

图 10-12　第一个使用局部麻醉剂的美国医生柯勒

可卡因是一种碱性有机化合物,人们把这种从植物中分离出的碱性有机化合物统称为生物碱。当时人们认为可卡因是和咖啡因(从茶叶和咖啡中分离出的生物碱)相似的温和兴奋剂,把它放在饮料和酒中饮用,完全不知道它具有成瘾性。

发现可卡因的局麻作用是药物发现史的重要部分。1884 年俄国眼科医生卡察洛夫第一次临床应用可卡因。同年,美国医生柯勒(Carl Koller)(见图 10-12)在探究古柯树叶解除疲劳问题时,了解到可卡因使人的舌头麻木。就在这一瞬间,柯勒意识到他可能无意中发现了一个能用于眼睛的麻醉药。他立即用盐酸可卡因进行了蛙眼实验,蛙眼滴入这种溶液后几秒钟后反射消失,1 分钟后对针刺没有反应,而未滴加溶液的另一只眼则和平常一样。盐酸可卡因在兔和狗眼睛上的实验得到了同样的结果。柯勒和他的助手彼此向对方的眼中滴入可卡因溶液,对着镜子用大头针的头触摸角膜,没有任何感觉,也没有任何的不适感。该结果在1884 年 9 月的海德堡眼科会议上宣读后 1 个月内,可卡因便在全欧洲乃至美国普遍使用,柯勒在全世界的医学界成了著名人物。

2."瘦身"可卡因

可卡因的缺点是成瘾性,毒性也大,服用者可因呼吸中枢的麻醉而死亡,还有许多不良反应如兴奋大脑、放大瞳孔等;可卡因不稳定水溶液煮沸灭菌时易水解,此外古柯树的资源也有限。于是制药工业开始致力于寻找起效快、毒性小的可卡因替代品。1885 年起默克公司开始对可卡因的麻醉作用进行研究,确定了苯甲酸酯化是可卡因类化合物产生局麻作用的基础。药物化学家们的研究方向越来越明确,他们一点点移去可卡因的分子片段,在保留它局麻作用的基础上消除成瘾性,发现了很多成瘾性小的局麻药。

3. 第一个合成的局麻药普鲁卡因

1894 年德国化学家埃因霍恩(Alfred Einhorn)尝试可卡因的类似物,终于首次合成了普鲁卡因(见图 10 - 13)。普鲁卡因虽然起效时间没有可卡因快,但没有可卡因的强成瘾性。针对普鲁卡因使用几分钟

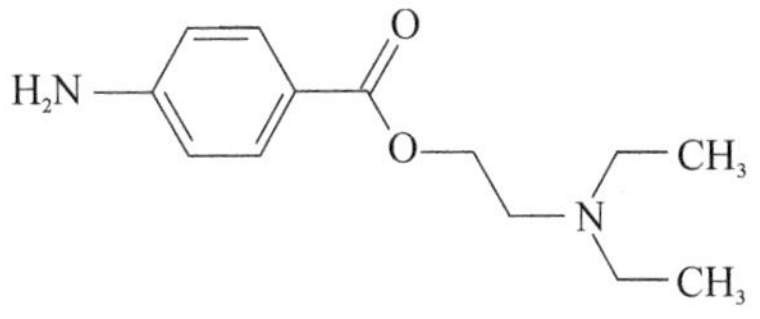

图 10 - 13　普鲁卡因的结构

后就会失效的问题,美国科学家将其结构中的酰基改变为作用更强的酰胺基团,于是得到了长效的普鲁卡因胺。

普鲁卡因的使用和普及掀起了一股合成卡因类药物的浪潮,1928 年 Firsleb 合成了丁卡因,1943 年 Lofgren 和 Lundguist 合成了利多卡因,1948 年用于临床。以后相继出现的局麻药有甲哌卡因(1956 年)、丙胺卡因(1960 年)、布比卡因(1963 年)、罗哌卡因等。由于新的局麻药不断涌现,使用方法不断改进,局部和神经阻滞麻醉,包括椎管内阻滞,已成为目前临床上应用较多的一种麻醉方法。

四、受管制的麻醉性镇痛药

疼痛是疾病的症状,病情未确诊前应慎用镇痛药,以免掩盖病情,贻误诊治。对于剧烈的疼痛如心肌梗死、晚期癌症及外伤等,应及时应用镇痛药,以缓解和减轻患者痛苦,防止一些严重生理功能紊乱甚至休克和死亡的发生。

镇痛药是一类主要作用于中枢神经系统,选择性地消除或缓解疼痛以及疼痛所引起的精神紧张和烦躁不安等情绪,在镇痛时意识清醒,其他感觉不受影响,多用于剧痛。该类药物镇痛作用强大,反复应用易成瘾,故也称为成瘾性镇痛药或麻醉性镇痛药。

药 物 的 发 现

1. 梦神之花和镇痛药

美丽的罂粟花原产于小亚细亚,苏美尔人称之为快乐植物,罗马时代被认为能带来神圣而安宁的睡梦。罂粟科植物罂粟未成熟蒴果浆汁的干燥物为阿片,又叫鸦片。公元前两世纪的古希腊名医盖仑就记录了鸦片可以治疗头痛、目眩、耳聋、癫痫、中风、弱视、支气管炎、气喘、咳嗽、咯血、腹痛、黄疸、脾硬化、肾结石、泌尿疾病、发烧、浮肿、麻风病、月经不调、忧郁症、抗毒以及毒虫叮咬等疾病。在《圣经》与荷马的《奥德赛》里,鸦片被描述成为"忘忧药"。有关鸦片的使用和上瘾在罗马时代就已经很普遍了。16 世纪的瑞士医生和炼金师帕拉塞尔苏斯(Paracelsus)发明了鸦片酊(鸦片的酒精制剂),促使鸦片在欧洲广泛使用。1680年英国医生西德纳姆(Thomas Sydenham)用鸦片解除患者的痛苦。

1806 年德国药剂师泽尔蒂纳(Friedrich W. Sertürner)第一次分离出了白色、有淡淡苦味粉末,并将它在狗身上进行实验,结果狗很快昏昏睡去。他本人吞下这些粉末后也久睡不醒。因为吸食此粉末后会引起欣快的梦幻般的感觉,于是他用希腊神话中的梦神吗啡斯(Morpheus)的名字来命名这种新化合物为"吗啡"。1925 年英国化学家罗宾逊(Robert Robinson)提出了吗啡的分子结构(见图 10-14),并由于其他一系列的化学合成成就而获得 1947 年的诺贝尔奖。虽然 20 世纪 50 年代初化学家通过 27 个步骤可以合成吗啡,但迄今吗啡的生产仍然依靠从罂粟中提取。

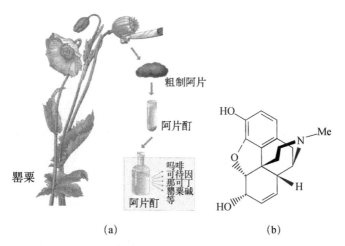

图 10-14 罂粟花中的生物碱(a)和吗啡的结构(b)

2. 吗啡是如何发挥镇痛作用的

1) 阿片受体的发现

长期以来,国内外学者对吗啡类药物的作用机理进行了深入研究。1962 年我国学者邹冈等发现,用微量吗啡注入家兔第三脑室周围及导水管周围灰质时,可明显消除疼痛反应,因此首先提出吗啡镇痛的作用部位主要在丘脑第三脑室周围灰质。70年代初期药理学家们从药物作用的基本原理出发,综合前人研究成果,大胆地想象脑内或脊髓内有立体性专一的阿片受体存在,它们与吗啡特异性结合,出现镇痛等药理作用。于是美国和瑞典等科学家开始了寻找阿片受体的研究计划,1973年美国药物学一门四代五位杰出的学者发现了阿片受体的存在。谁是真正的第一个发现者? 这在美国引起了激烈的辩论。尽管精确确定谁是真正的第一个发现者有点困难,最终公认施奈德(Solomon Snyder)和他的学生帕特(Candace Peter)是动物体内具有阿片受体的发现者。发现阿片受体是一项划时代的贡献,然而为什么人脑中有与外源性的阿片相结合的受体存在,这是偶然的巧合吗? 正确的答案应是机体内本来就存在着内源性能与阿片受体相结合的物质,这些物质与受体结合,调节生物体的生理功能。许多吗啡类药物与这样的内源性物质相似,因此能与阿片受体结合,活化或抑制这些受体,以发挥药理作用。

2) 内源性阿片样物质脑啡肽的发现

1975年英国Hguhes首先从猪脑分离到具有吗啡活性的两种多肽物质甲脑啡肽和亮脑啡肽,它们在脑内的分布与阿片受体相一致,并能和阿片受体发生特异性结合而产生镇痛及神经情绪效应。

至此阿片受体与内源性阿片样物质的研究进入了一个蓬勃发展的时期。仅10年的时间科学家发现阿片受体在脑组织、胃肠道、血管、心脏等组织器官中广泛存在;机体内的不下30种的内源性阿片样物质在正常情况下作为一种神经介质参与调节情绪反应、垂体激素分泌、体温调节、呼吸功能等多种生理机能。

3) 人体的自助抗痛

人们对这样的场景并不陌生：剧烈的疼痛驱使患者去就医,当候诊室的门打开时,突然间疼痛像是消失了。在事故中受伤的人开始根本不觉得疼痛,往往过了较长的时间后疼痛才会出现。这可能有心理上的解释,但从生理上应该归因于机体的自助抗痛。在机体内中枢神经系统存在着"抗痛系统",它由脑啡肽神经元、脑啡肽及阿片受体共同组成。去极化或刺激脑啡肽神经通路可引起脑啡肽释放,脑啡肽与阿片受体发生特异的结合,起着疼痛感觉的调控作用,发挥生理性止痛机能,如图10-15所示。

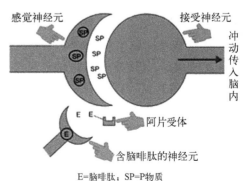

E=脑啡肽；SP=P物质

图 10-15　人体内的"抗痛系统"

4）吗啡是这样镇痛的

吗啡的镇痛机理是作用于脊髓、延髓、中脑和丘脑等痛觉传导区的阿片受体，提高痛阈，减弱机体对内外环境刺激的感受性，而呈现镇痛作用。

吗啡可口服，也可注射，临床上主要用于外科手术和外伤性剧痛、晚期癌症剧痛等，也用于心绞痛发作时止痛和镇静作用。吗啡除了镇痛作用，还有明显的镇静作用，能消除疼痛所引起的焦虑、紧张、恐惧等情绪反应，还能引起某种程度的惬意和欣快感。

3. 寻找吗啡的安全替代品

吗啡有强烈的镇痛作用，但其不良反应也是明显的，它可以导致便秘、抑制呼吸、头晕、呕吐以及造成注意力、思维和记忆性能的衰退。反复及连续使用吗啡易产生耐受和成瘾，使得长期吸食者无论从身体上还是心理上都会对吗啡产生严重的依赖性，且停药后出现戒断症状，常迫使成瘾者不择手段获取药物，危害极大。

为了寻找吗啡的安全替代用品，1874 年英国医生 Wright 将醋酸与无水吗啡相互作用产生二乙酰吗啡（海洛因）。二乙酰吗啡被认定具有抑制呼吸、降低血压、制止剧烈咳嗽的作用，且无任何不良反应。1898 年德国拜耳药厂作为商品生产出售了海洛因。人们本以为它比较安全，实则比吗啡还要危险，而在临床上不复应用。

化学家艾斯雷普（Otto Eisleb）在研究吗啡结构后认为吗啡分子中的环状结构是止痛作用的来源，1939 年他研发镇痛药哌替啶（度冷丁）。哌替啶作为一种人工合成的麻醉药物，已普遍使用于临床，适用于创伤痛、手术后疼痛、心绞痛、癌症后期疼痛和分娩疼痛。它的作用机理与吗啡相似，但镇疼、麻醉作用较小，仅相当于吗啡的 1/10～1/8，作用时间维持 2～4 h 左右，不良反应也相应小些，恶心、呕吐、便秘等症状均较轻微，对呼吸系统的抑制作用较弱，一般不会出现呼吸困难及过量使用等问题。度冷丁的耐受性和成瘾性虽比吗啡轻，但仍不宜长期使用，连续使用 1～2 周便可产生耐受性和成瘾性。

1945 年德国化学家艾哈特（Gustav Erhart）研制成镇痛剂美沙酮。美沙酮是人工合成的，其镇痛作用的强度和持续时间与吗啡相当，而且不易产生耐受性、药物依赖性低，对阿片类成瘾者的戒断症状治疗效果显著。现主要用于创伤、手术后、晚期肿瘤及其各种原因引起的剧烈疼痛，还可作为戒断吗啡和海洛因成瘾时的替代药物。

吗啡、哌替啶和美沙酮属于麻醉性镇痛药，其使用受到国家法律严格监督，即使缓解癌痛患者的疼痛也需合理使用。

1832 年罗比奎脱（Robiquet）从鸦片中分离得到的一种叫作可待因的生物

碱,其镇痛作用为吗啡的 1/12,镇咳作用为吗啡 1/4,其抑制呼吸及成瘾性均较弱,常用于中等程度疼痛以及中枢神经镇咳药用于剧烈干咳或胸膜炎引起的干咳。临床使用的可待因是由阿片提取或者由吗啡经甲基化制成。

1967 年美国温斯洛普公司推出的镇痛药喷他佐辛(镇痛新)和德国格伐克制药生产的托美丁能减轻强烈的急性和慢性疼痛,是非成瘾性镇痛药,已列入麻醉药品。

五、亲民的解热镇痛抗炎药

解热镇痛抗炎药是一类具有解热、镇痛作用的药物,大多数还有抗炎、抗风湿作用。该类药物的作用机理是通过抑制花生四烯酸(arachidonicacid, AA)代谢过程中的环氧化酶(cyclo-oxygenase, COX),使前列腺素(prostaglandin, PG)合成减少,发挥解热、镇痛、抗炎等共同的药理作用。各国疼痛防治指南中将其作为首选镇痛药物,全球每天服药人数达 3 000 万之多。

1. 解热作用

人体的下丘脑体温调节中枢可通过对产热和散热过程进行精细调节,使体温维持在相对恒定的 37℃ 左右。发热可由多种疾病引起,当外源性致热源如细菌和病毒进入机体或体内其他病理因素(如组织损伤、炎症、抗原抗体反应和恶性肿瘤等),可刺激中性粒细胞产生和释放内热源(如白介素 1、白介素 6 和肿瘤坏死因子)。内热源可通过血脑屏障,作用于下丘脑体温调节中枢,使 PG 合成与释放增多。PG 作用于体温调节中枢,使体温调节点提高到 37℃ 以上,这时产热增加,散热减少,引起发热。解热镇痛药对内热源引起的发热有解热作用,通过抑制下丘脑体温调节中枢处的环加氧酶,减少 PG 的合成和释放,使异常升高的体温调节点恢复到正常水平,此时散热增加,如体表血管扩张、出汗增多,导致退热,如图 10 - 16 所示。本类药能使发热者的体温降低,但对正常体温几无影响。

发热是机体的一种防御反应,也是诊断疾病的重要依据之一,因此,一般发热不宜急于应用解热药。解热仅作为对症疗法,由于体温过高或持久发热致消耗体力,并引起头痛、失眠、谵妄及昏迷,小儿高热易致惊厥甚至危及生命时,应及时应用解热镇痛药以缓解症状,同时进行对因治疗。对幼儿、老年和体弱患者,用药量不宜过大,以防止体温骤降及出汗过多所致的虚脱。

2. 镇痛作用

当组织损伤或发炎时,局部产生并释放致痛的化学物质(即致炎介质),如缓激肽、前列腺素 PG 和组胺等。这些化学物质作用于神经末梢,引起疼痛。缓激肽作用于痛觉感受器即可引起疼痛。PG 除本身有致痛作用外,主要通过提高

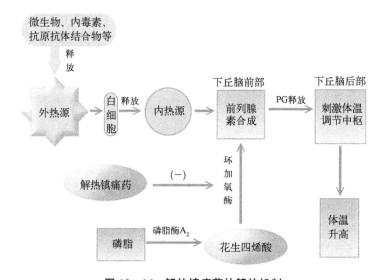

图 10-16　解热镇痛药的解热机制

痛觉神经末梢对缓激肽等致痛物质的敏感性而发挥作用,产生持续性钝痛。即前列腺素对缓激肽等导致的疼痛起到了放大作用。英国科学家人维恩(John R. Vane)、瑞典科学家贝格施特勒姆(K. Sune Bergstrom)及其学生萨缪埃尔松(Bengt I. Samuelsson)因发现前列腺素和相关生物活性物质而同获 1982 年诺贝尔奖。

　　解热镇痛抗炎药的镇痛作用与吗啡类不同,其镇痛作用部位主要在外周神经系统,通过抑制炎症局部 PG 的合成,降低痛觉感受器对致痛物质的敏感性而发挥镇痛作用,对慢性钝痛,如牙痛、头痛、神经痛、肌肉痛、关节痛及痛经等有较好的效果;但对创伤引起的剧痛(如骨折)和内脏平滑肌绞痛(如肾结石引起的绞痛)无效。长期应用,耐受性和依赖性的产生较慢,程度较低。

　　3. 抗炎和抗风湿作用

　　炎症反应是各种伤害性因素引起的一种常见病理过程。在这病理过程中,PG 是参与炎症反应的重要生物活性物质,它们不仅能使血管扩张,通透性增加,引起局部充血、水肿和疼痛,还能增强缓激肽等的致炎作用。解热镇痛抗炎药通过抑制 PG 合成,减轻炎症的红、热、肿、痛等反应,故可明显缓解风湿性关节炎及类风湿性关节炎的症状,但不能根除病因,也不能阻止病程的发展或并发症的发生,仅有对症治疗作用。

　　4. 世纪传奇的阿司匹林

　　1) 能退烧的柳树皮

　　古希腊和古埃及时代的人们就知道用柳树皮缓解疼痛,古希腊的希波克拉底建议咀嚼柳树皮缓解分娩时疼痛和产后热，古罗马盖伦曾记述过柳树皮退热、抗炎作用。1757 年英国牧师斯通（Reverend Edward Stone）意外地品尝了苦味的柳树皮，受金鸡纳树皮治疗疟疾的启发，他将烘干了的柳树皮磨成粉末给人们治病，发现患者们的烧退了，如图 10-17 所示。5 年后向英国皇家学会报告柳树皮对疟疾（症状为发烧并伴有疼痛）有疗效，这是现代科学意义上第一次描述柳树皮的药效。

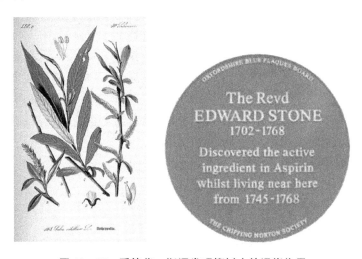

图 10-17　爱德华·斯通发现柳树皮的退烧作用

2) 药效成分是水杨酸

随着化学技术的发展，1826 年意大利路易吉·布鲁尼亚泰利 Brugnatelli 和若阿内斯·德·丰塔纳 Fontana 发现柳树皮含有一种名为水杨苷（salicin）的物质。1828 年，德国约瑟夫·布赫纳从柳树皮中提取获得黄色晶体——水杨苷。1829 年法国化学家 Henri Leroux 改进了提取技术从 1 000 g 干柳树皮中获得 25 g 水杨苷。该物质虽味道苦涩，却可治疗发烧和疼痛。1838 年意大利化学家拉法莱埃·皮里亚（Refael Piria）发现，水杨苷水解成的水杨酸（salicylic acid）药效要比水杨苷更好。1853 年德国化学家赫尔曼·科尔柏（Hermann kolbe）首次用苯酚和二氧化碳化学合成水杨酸成功，开辟了一条大量且廉价合成水杨酸的途径。1874 年这种生产方法被工业化，这样水杨酸就变得非常便宜，被广泛地应用于治疗关节炎等疾病引起的疼痛和肿胀，以及流感等疾病引起的发烧，然而水杨酸及其盐类对胃有很大的刺激，甚至可导致胃出血。

3) 德国拜耳的阿司匹林

当时德国的拜耳公司还是一个小型的染料公司，费里克斯·霍夫曼（Felix Hoffmann）是拜耳公司制药部的化学家（见图 10-18）。他的父亲因患风湿病服

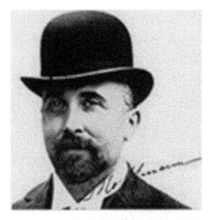

图 10 - 18　拜耳公司的化学家霍夫曼

用水杨酸对胃造成了很大的伤害,不得不停止用药。1897 年霍夫曼查阅了大量化学文献,试图解决水杨酸对胃的刺激作用这一难题。当时的观点认为水杨酸刺激胃黏膜的原因是在于它的酸性,在制药部主任化学家艾兴格林(Arthur Eichengrun)的指导下,霍夫曼尝试在化学反应中加入乙酰基将水杨酸的某个酸性部分覆盖(见图 10 - 19),结果发现最终生成的乙酰水杨酸不但没有产生严重的胃刺激,而且抗炎镇痛效果反而更强于水杨酸。药理部主任德莱塞(Heinrich Dreser)和公司老板认为所有的水杨酸类化合物都对心脏有不良反应,反对乙酰水杨酸的进一步研究及推向市场,因此乙酰水杨酸问世后竟被雪藏了两年。

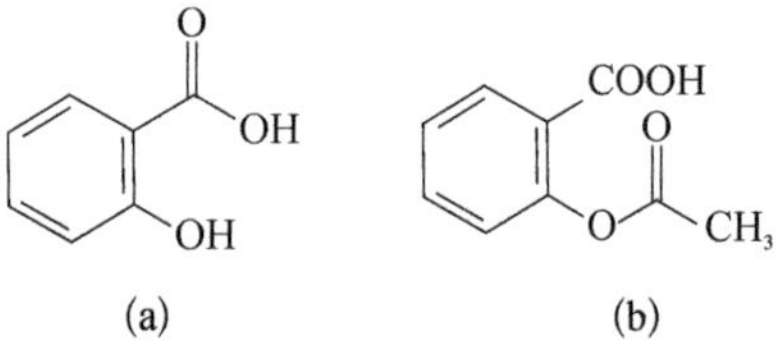

制药部主任艾兴格林(Arthur Eichengrun)反感德莱塞等人的顽固,他有着那一代人对长期冒险使用药物的心安理得,也有着能够正确预测药物作用的乐观,自己试用了乙酰水杨酸,发现它没有引起心脏的毒副作用,

图 10 - 19　水杨酸(a)和乙酰水杨酸(b)的结构区别

于是秘密安排柏林的医生给患者使用,结果乙酰水杨酸的效果好于艾兴格林的预期。至此德莱塞才对乙酰水杨酸进行了药理研究,发现乙酰水杨酸是水杨酸的前药,进入人体后被分解为真正发挥作用的化合物水杨酸。拜耳公司在进行了动物和人体试验后将这种新药推向市场,并将乙酰水杨酸改名为阿司匹林(aspirin)(见图 10 - 20)。阿司匹林从此成为世界上最畅销的药物,拜耳公司在世界各地设立了阿司匹林的生产厂家。

阿司匹林的临床应用标志着解热镇痛治疗时代的开始,然而它的作用机理直到 1971 年才被英国科学家万恩(John R. Vane)揭示。万恩发现阿司匹林的主要作用是抑制前列腺素的合成,前列腺素具有极广泛的作用,包括导致红肿、发热和对产生疼痛物质的敏感。阿司匹林最大的优点是经常服用而无严重不良反应,它的解热、镇痛作用强,常用剂量(0.5 g)即有显著的解热镇痛作用。对感冒发热,可增强散热过程,使发热的体温降到正常。阿司匹林对轻、中度疼痛,尤其是炎性疼痛,如头痛、牙痛、神经痛、月经痛和术后创口痛等有明显镇痛作用。

4) 世界大战中改变命运的阿司匹林

第一次世界大战影响了阿司匹林的命运,阿司匹林因为是德国产品而一度

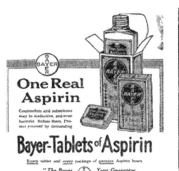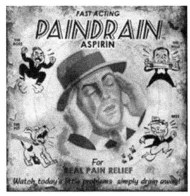

图 10 - 20　拜耳公司生产的阿司匹林及其广告

不受欢迎。战争中由于德国供应的原料被切断，拜耳美国子公司阿司匹林的生产原料苯酚很难搞到，曾发生通过充当间谍的化学家用来自德国秘密机构的经费购买托马斯·爱迪生生产的苯酚事件。此事的细节被美国获知并公诸于世后，爱迪生取消了这项交易，而将苯酚卖给了美国军队，拜耳公司在美国受欢迎的程度一落千丈。

战争结束后，美国最高法院裁决阿司匹林成为乙酰水杨酸的同义语，用以取消战败国德国对此药的专利权，同盟国签署的凡尔赛条约中迫使拜耳公司的海外资产（包括专利和商标）赔偿给战胜国。当阿司匹林的专利过期以后，市场上充斥了各厂家生产的乙酰水杨酸。虽然后来拜耳公司逐步获得了 70 多个国家的阿司匹林商品名，但在美国这个世界最大的药物市场上，战后的几十年里它不得不以另一个名字来销售阿司匹林。直到 1994 年，拜耳公司以十亿美元的天价才从美国公司买回了阿司匹林的产权。

5）发明阿司匹林是谁的贡献

1853 年法国科学家弗雷德里克·杰哈德（Charles Gerhardt）第一次用水杨酸与醋酐合成了乙酰水杨酸，但没能引起人们的重视，他也没有继续将之向前推进。以后几个德国化学家重复并改进了杰哈德的方法，但同样他们没有意识到它的药用潜力。

德国拜耳公司发明阿司匹林后，在阿司匹林的发明权归属上也曾发生过争论，并打上了纳粹和种族歧视的烙印。根据文献记载，阿司匹林的发明人是霍夫曼。霍夫曼的确合成了乙酰水杨酸，但他是在犹太人上司艾兴格林的指导下，并且完全采用艾兴格林提出的技术路线才获得成功的。拜耳第一份有关生产阿司匹林的报告时间是 1933 年，那一年纳粹开始掌权，纳粹统治者更不愿意承认阿司匹林的发明者有犹太人这个事实，所以报告中没有提及他。1934 年霍夫曼宣称是他本人发明了阿司匹林,在这种情况下发明家的桂冠戴到了霍夫曼一个人的头上。纳粹统治者为了堵住艾兴格林的嘴,还把他关进了集中营。直到 20 世纪 90 年代英国药物历史学家瓦尔特·斯尼德(Walter Sneader)几经周折获得德国拜耳公司的特许,查阅了拜耳公司实验室的全部档案,终于以确凿的事实查明了这项发明的历史真相。他指出:在阿司匹林的发明中,阿图尔·艾兴格林功不可没。

6) 阿司匹林和心脏病的纠葛

阿司匹林发明时曾因被认为对心脏有损害作用,即使上市后拜耳公司在其标签上写着:"阿司匹林对心脏有毒副作用",没有想到阿司匹林有一天居然成了治疗心血管疾病的药物。20 世纪 40 年代美国医生克莱温(Lawrence Craven)发现大量服用阿司匹林的患者在手术后伤口很难愈合。这种现象激发了克莱温的兴趣,他怀疑是阿司匹林使血液不容易发生凝块,未加思索乐观地把阿司匹林应用于肥胖而缺乏锻炼的患者。奇迹发生了,1 465 例患者中没有一例患冠状动脉阻塞或冠状动脉供血不足,于是他在一本名不见经传的期刊上发表了自己的研究结果。然而不幸的是杂志读者群太小,而且他的临床观察缺乏严谨的科学论据而受到质疑,更何况奖励研发新药而不是发现已有药品的新用途的专利制度的设置阻碍了人们对阿司匹林的关注。从 1967 年起有关阿司匹林抗凝血作用的研究报道陆续出现。80 年代美国哈佛大学和耶鲁大学进一步研究了阿司匹林溶解凝血的功能,严谨的科学数据坚实地证明了阿司匹林确实可以预防心肌梗死和脑血栓。在 11 000 人中的随机双盲临床试验表明阿司匹林使心脏病患者的病死率降低 25%。这是一个重大的突破,1985 年美国宣布:每天服用一片阿司匹林可以预防两次心脏病。由此 1987 年阿司匹林又成为著名的抗血栓药物,阿司匹林热潮再次掀起。

古老的阿司匹林经历百余年而不衰,科学家们又把视线投向了阿司匹林抗癌的研究。目前已有大量的实验表明,阿司匹林可能对结肠直肠的肿瘤有一定的预防作用,阿司匹林在穿越了百年的风雨沉浮之后历久弥新。

5. 来自非那西丁的对乙酰氨基酚

对乙酰氨基酚又称扑热息痛是解热作用强度与阿司匹林相似而镇痛作用较弱的解热镇痛药,它虽没有阿司匹林那样的悠久历史和传奇色彩,但其发现过程同样充满波折。

1883 年德国赫希斯公司的研究人员在试图人工合成奎宁的试验中发现了一种具有止痛作用的药物安替比林。拜耳公司也不甘落后,1887 年他们的研究人员从一种废弃的颜料生产中间产品获得了有止痛作用的药物——非那西丁。

非那西丁作为一种镇痛药单独或和阿司匹林、咖啡因组成复方应用了半个多世纪,直到 20 世纪 50 年代因瑞士等欧洲国家发现非那西丁引起肾损伤,几百人死于慢性肾功能衰竭，更多的临床病例证实长期服用非那西丁可致肾乳头坏死、尿毒症等，甚至会对肾脏及膀胱有致癌作用。自此1986年几乎所有国家采取紧急措施，限制非那西丁的使用。

1837年Harmon Northrop Morse曾通过对p-硝基酚和冰醋酸在锡催化下反应合成了扑热息痛，但是在二十年之内扑热息痛并没有用于医学用途。1893年美国科学家Von Meting通过一个偶然的机会发现某些服用了的患者尿液中存在着对乙酰氨基酚，并浓缩成白色、稍有苦味的晶体。1899年发现非那西丁口服经吸收后，大部分在肝内去乙基而变成对乙酰氨基酚，小部分脱去乙酰基而变为对氨基苯乙醚（见图10-21）。但是这些发现在当时并没有引起重视。

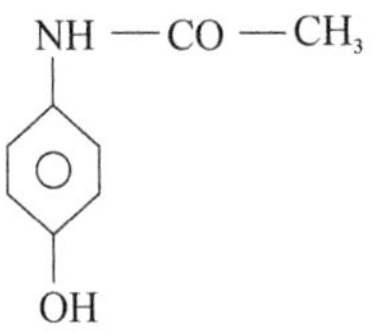

图 10-21
对乙酰氨基酚的结构

1946年美国止痛和镇痛研究所拨款给纽约市卫生局开展镇痛剂研究。1948年科学家布罗迪（Bernard Brodie）和爱梭罗德（Julius Axelrod）发现非那西丁的作用归功于他的代谢产物对乙酰氨基酚，由此对乙酰氨基酚由于其解热镇痛功效优越而不良反应小开始引起临床注意。1955年对乙酰氨基酚在美国上市，1956年在英国上市。1960年作为OTC药物被公认推荐为临床剂量安全、胃肠道不良反应较少的解热镇痛药。对乙酰氨基酚和阿司匹林一样可以通过抑制下丘脑体温调节中枢前列腺素合成酶，减少前列腺素、缓激肽和组胺等合成和释放，使中枢体温调定点下降，然后通过神经调节引起血管包括外周血管扩张、出汗而达到解热。

六、如何选用镇痛药

1. 对症下药远离疼痛

2004年国际疼痛学会（IASP）把10月中旬的一周定为"世界镇痛周"，旨在提高人们防治疼痛的科学意识。疼痛是人们最常见的症状之一，在不影响对病情诊断的前提下，使用镇痛药可以减缓或消除疼痛。引起疼痛的原因很多，使用镇痛药应对症下药。

一般对于头痛、牙痛、肌肉痛、关节痛、月经痛等钝痛可以使用抑制或减少前列腺素合成而起到镇痛作用的阿司匹林、对乙酰氨基酚、布洛芬等解热镇痛药。由风湿性关节炎、类风湿性关节炎、骨关节炎等非特异性炎症所引起的疼痛使用非激素类抗炎镇痛药，如消炎痛（又名吲哚美辛）、消炎灵、炎痛昔康、抗炎酸钠（又名甲氯芬那酸、甲氯灭酸）、双氯灭痛（又名双氯芬酸、扶他林）、消痛灵（又名奈普生）、布洛芬（又名芬必得）、抗炎灵、氟灭酸、保泰松等，这类药消炎作用较强、镇痛效果显著。解热镇痛药和非激素类抗炎镇痛药的不良反应是胃痛、呕吐、恶心、胃出血、哮喘、延长凝血时间、抑制血小板凝集等，因此胃、肝、肾、血液等疾病患者，以及孕妇应避免使用。

对于平滑肌痉挛所引起的内脏绞痛，如胃肠痉挛性疼痛、肾绞痛、胆绞痛等选用阿托品、东莨菪碱、颠茄酊、普鲁苯辛、溴苯辛等平滑肌解痉药。但这类药物使用剂量过大时可出现口干、心悸、视力模糊、眩晕、排尿困难等不良反应，因此青光眼、前列腺肥大、幽门梗阻等疾病的患者应禁用，老年人及心功能不全的患者也应慎用。

吗啡、可待因、哌替啶、美沙酮等麻醉性镇痛药对大脑痛觉中枢具有抑制作用，起到强大的镇痛效果，常用于外伤性剧痛（如严重创伤、烧伤、骨折等）、内脏绞痛（如心绞痛、肾绞痛、胆绞痛时与阿托品合用）、癌症剧痛、手术后疼痛等。但这类药物必须在医生指导下凭处方服用，避免药物耐受和成瘾。

2. 减缓癌痛提高生命质量

癌痛是癌症患者必须要经历的一个阶段，尤其是在癌症晚期，疼痛程度高达75.5%。让癌症患者不再感受到癌痛是衡量一个国家医疗水平的重要指标。1986 年世界卫生组织在世界范围内推荐"三阶梯止痛原则"。根据癌症疼痛的剧烈程度将其分为轻、中、重 3 个等级，镇痛药的使用按阶梯用药、联合用药和交替用药原则，根据实际需要，在确保安全的前提下，药物剂量由小到大，直到患者止痛为止。

（1）阶梯用药。对于轻度疼痛的癌症患者而言，主要应用阿司匹林、消炎痛、扑热息痛、非甾体类抗炎药以及布洛芬等止痛药物，让癌症患者能够忍受疼痛正常生活；对于中度疼痛的癌症患者而言，主要应用可待因、曲马多以及布桂嗪等弱阿片类药物，让癌症患者能够保证充足的睡眠，避免持续性疼痛；对于重度疼痛的癌症患者而言，主要应用吗啡、哌替啶等强阿片类药物，让癌症患者的疼痛加剧状况降到最低，保证其正常的饮食以及睡眠。

麻醉性镇痛药具有一定的不良反应，易造成依赖性，因此对于中、重度癌痛患者，最好两种以上镇痛药物联合用药，以减少其用量及并发症，增强止痛效果。长时期反复使用同一种镇痛药物身体会产生耐药性，这时不应依靠增加剂量实现止痛效果，而应交替用药改用其他镇痛药物。

（2）按时用药。对于癌痛以前往往有一种错误的想法，那就是在疼痛发生时再服止痛药。实际上对于癌痛患者，目标是让患者不痛，而不是在疼痛时减轻疼痛，因此镇痛药应该有规律地按计划间隔给予，而不是等患者要求时才给。按时用药可使体内药物浓度维持恒定，有助于预防疼痛的反复。突发剧痛者可临时按需给予止痛药。

（3）个体化用药。镇痛药用量个体间差异很大，不同患者的有效止痛剂量有很大差别，因此对每一个癌痛患者应选定个性化的合适剂量，使镇痛效果能维持 4 小时以上且无明显不良反应。强阿片类药剂量可不受限度地增加。

思考和讨论

（1）汉弗莱·戴维是一位伟大的科学家,除了发现有麻醉作用的"笑气"氧化亚氮,发明了煤矿安全灯,开辟了电解法制取金属元素的新途径,从而发现了钾、钠、钡、镁、钙、锶等元素,为英国皇家学会主席和彼得堡科学院名誉院士。然而他认为："我最大的发现是一个人——法拉第!"法拉第从戴维实验室的助手到电磁学方面的伟大成就,成为与伽利略、牛顿、麦克斯韦和爱因斯坦齐名的科学家。戴维的伯乐精神至今仍是科学界乃至各界的楷模。然而,戴维以 25 个人中唯一的反对票反对法拉第当选英国皇家学会会员。这位伟大的人物留给我们的不仅有成就,还有他的教训。一个科学家在向科学领域进军的同时,也要不断进行主观世界的改造,特别是在有了名誉、地位以后,则更应如此。长江后浪推前浪是历史的必然。识别人才是对科学的贡献,为人才开路也是对科学的贡献,鼓励并创造条件让更多的人,包括自己的下属和学生,超过自己,更是对科学的贡献。对于有的科研团队大树底下不长草,你的看法是什么?

（2）科学史上不少科学家、发明家以悲剧告终。争夺发现乙醚麻醉剂的殊荣是其中最典型的例子。美国牙医莫顿受笑气麻醉作用的启发,向化学家杰克逊请教。杰克逊告诉他一次化学实验时因吸了点乙醚,顿时感到很舒服,一会儿就睡着了。莫顿亲身做试验后确证了乙醚具有理想的麻醉效果,申请了专利。当美国政府决定奖给发明人 10 万美元时,两人竭力争夺,打了多年官司,都弄得身心交瘁、烦恼不堪。莫顿因长期诉讼花去了他所有的钱,最后不得不靠医学团体的救济生活,在烦恼中因脑溢血而死亡。杰克逊由于精神失常,在精神病院里度过了他生命的最后 7 年。请从乙醚麻醉剂之争讨论导致莫顿和杰克逊悲剧的原因。

第十一讲　攻克癌症：抗肿瘤药物

> "难"也是如此，面对悬崖峭壁，一百年也看不出一条缝来，但用斧凿，能进一寸进一寸，得进一尺进一尺，不断积累，飞跃必来，突破随之。
>
> ——华罗庚(1910—1985)

根据 2012 年的统计，中国大陆癌症发病率为 285.91/10 万，按人口基数换算成具体的总数为 312 万，平均每天每分钟有 6 人被诊断为恶性肿瘤。另外，根据 2015 年的中国大陆记载的死亡人数和因肿瘤死亡人数，分别是 970 万和 285 万，也就说国内每年死亡的人群中，有近 30% 是死于肿瘤，换句话说，几乎每 3 人有一人将死于肿瘤，肿瘤已经成为国人主要死因。对于肿瘤的防治已经到了刻不容缓的地步。

防治肿瘤需要了解肿瘤的治疗发展史，但在学习肿瘤治疗发展史之前，我们需要大致了解一下肿瘤的基本知识。首先肿瘤的病因是什么？引起肿瘤的宏观病因主要有 5 大类，分别是遗传基因，辐射，化学毒物，病毒和慢性炎症。其次，肿瘤长啥样？肿瘤发生后在组织器官上的长相，基本形态有这么 6 种，即息肉状，结节状，乳头状，结节分叶状，囊状和浸润性包块状。几千年前中外历史上对肿瘤的记载也正是基于这种形态的描述，比如：中国古代殷墟甲骨文是迄今为止最早出现的文字，这是一种象形文字，里面就有"瘤"字；宋代东轩居士所著的"卫济宝书"，书中以图说形式描述了人体上所见的五种肿块形态，其中就有癌肿的描述。那时中外都不约而同地采用砒霜治疗肿瘤。中国古代采用砒霜，雄黄和轻粉来治疗，即所谓的扶正祛邪，以毒攻毒。这些方法除了在"卫济宝书"里有记载外，在其他医书如"本草纲目"中都有记载。但是砒霜的抗癌疗效真正被发挥出来却是 1 800 年后的事情了。1971 年哈尔滨医学院第一附属医院的药师韩太云下乡巡回医疗，发现一位乡村中医手上一个含砒霜，轻粉和蟾酥方子能治疗癌症。韩药师回到医院后将其制备成一种注射用的针剂用于癌症患者测试。

1972年黑龙江省卫生厅就此事成立了以张亭栋为组长的调查队。张亭栋与韩太云合作，开展了该针剂的动物实验和临床观察。随后张亭栋发现单味药砒霜制备的针剂效果更好，不良反应也小，并于1979年在总结55例患者资料的基础上发现对于急性粒细胞性白血病效果最好。之后，张亭栋将主攻方向锁定在急性粒细胞白血病上，并且发现其对于急性早幼粒细胞白血病效果尤为理想。1994年在一次国内学术会议上，上海瑞金医院的陈赛娟遇见了张亭栋，得知砒霜对白血病有一定疗效，随即合作，发现砒霜能选择性诱导早幼粒细胞白血病的致病蛋白质发生降解，使5年以上存活率从25%上升到95%。图11-1为发现治疗白血病药物的科学家。

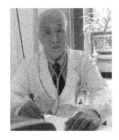

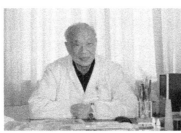
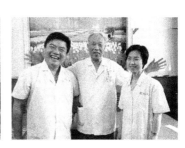

张亭栋
1932-

王振义
1924-

陈竺
1953-

陈赛娟
1951-

图11-1 发现治疗白血病药物的科学家

采用砷剂治疗肿瘤古今中外早已有之，为何只有陈竺他们几人获此成功呢？对此，北京大学的饶毅教授有过一番关于此事的背景调查。饶毅认为砷曾长期为中外使用，但针对的疾病不太清晰：1786年英国的Thomas Fowler发明含砷化钾的溶液，用于疟疾，间歇热和周期性头痛等；1845年发现白血病后，Fowler氏液于1865年曾被用于治疗白血病，并于1931年再度用于白血病，其后砷和放射作为治疗慢性髓性细胞白血病的主要疗法，直至1953年被马利兰(busulfan，白消安)化疗所替代，不再是西方治疗白血病的常规药物；1958年中国哈尔滨医科大学的关继仁试用Fowler氏溶液治疗白血病，结论是砷剂无效；1950年和20世纪60年代，北京的周霭祥和上海的顾德馨使用含硫化砷的中药复方治疗白血病，报告有效，但并未确定是砷的作用；1972年，一个标明"内部资料"的刊物"辽宁抗癌战讯"发表朝阳人民医院儿科的文章，报道用砷剂和化疗合并治疗16例儿童急性粒细胞白血病，但未分开砷剂和其他化疗的作用，不清楚砷剂是否有超出其他化疗已有的效果，也不知道有多大的效果，也未报道16例患者的成功率，仅分析了1例患者的血象；1974年中国中医研究院血液组总结了全国当时已经试过的，基于中医药的白血病治疗途径和药物，其中有硫化砷和蟾酥，以及其他包括完全西方发明的药物,但并没有明确指出砷剂的具体适应证。因此饶毅认为采用砷剂治疗白血病的功劳确凿无疑属于张亭栋和陈竺、陈赛娟。这是作为肿瘤治疗史一个有趣的插曲,下面让我们回到主流的肿瘤治疗发展史介绍。肿瘤治疗经历了手术切除,放射治疗,化学治疗,靶向治疗这么几个发展阶段。

一、手术切除

手术是治疗癌症的第一种可用的方法。在公元 1600 年之前,对于肿瘤的治疗几乎只是最简单的外敷/烧灼/局部切除。1809 年,美国的伊佛雷姆·麦柯道尔在没有麻醉情况下做了一例卵巢肿瘤切除手术,第一次向世人展示肿瘤可以通过手术治愈。之后,1846 年约翰·克林斯·沃伦在手术中使用了麻醉,1867 年约瑟夫·利斯特引入了抗菌法,这些外科进展都为 19 世纪和 20 世纪早期的肿瘤手术治疗铺平了道路。1822 年,Elliott 首次在切除的乳腺癌患者的腋窝淋巴结里,用显微镜发现了肿瘤细胞的浸润。1884 年美国的威廉·霍尔斯德开创了乳癌根治术,他提出:乳癌以一种离心方式从原发肿瘤向邻近结构扩散,手术可以切除整块组织以便清除所有癌细胞,如果股骨头受累也整根切除。后来这种整块切除的癌症手术也被应用于其他癌症的外科治疗。直到过了 74 年以后,这种整块切除手术才受到另一位外科医生伯纳德·费希尔的质疑。他根据动物肿瘤试验,乳癌早期可以进入血液和淋巴组织,这是癌细胞全身扩散的一个征象;根治术不是切得太多,就是切得太少,对于小肿瘤是切多了,对于已经转移的肿瘤则太少了。为了证明他的观点,伯纳德·费希尔在政府资助下开展了一系列临床试验,明确证明如果外科辅以化疗和放疗,则根治性切除的整块组织除了肿瘤物本身之外没有其他作用。他同时证明,不彻底的根治性手术加化疗或放疗同样可以实现治疗目标,并且并发症少得多。这些研究彻底改革了乳腺癌的治疗。自此以后,其他癌症外科也变得更有效而且并发症更少。然后,整个 20 世纪前半叶,外科是癌症治疗的唯一选择,只有少数患者可以通过单纯外科切除肿瘤而被治愈。

二、放射治疗

放射治疗的时代始于 1895 年,当时伦琴报告发现了 X 射线,次年即用 X 线治疗了 1 例晚期乳腺癌。1898 年因皮埃尔和玛丽·居里发现镭,1905 年纽约的 Abbe 医生首次将镭插植在肿瘤中进行治疗,从而诞生了放射源组织间插植疗法。1913 年 Coolidge 研制了 X 线管,1922 年制造了第一台深部 X 线机,同年在巴黎召开的国际肿瘤大会上 Coutard 和 Hautant 报告了放射治疗可治愈晚期喉癌。1923 年 Coutard 首次在治疗计划中应用等剂量分割疗法,并在 1928 年,显示通过分次放疗可以治愈头颈癌，这是该领域的一个里程碑。到 1934 年，Coutard 奠定了每日一次连续分割照射的方法学基础，并一直沿用至今。但现代放疗则开始于 1950 年钴远程治疗的引入。20 世纪 60 年代有了电子直线加速器，70 年代建立了镭射治疗系统，80 年代以来至今发展了近距离治疗，立体定向放射治疗技术，适形调强放射治疗技术，能将射线能量准确地投送到肿瘤，并且保留放射线经过途径上的正常组织，降低了不良反应，提高了疗效，并且可以与其他治疗联合使用。自此以后，外科、放疗，或者两者联合起来的治愈率趋于平稳。但是所有癌症仅约三分之一可通过单纯或联合使用这两种治疗方法而被治愈。

三、化学治疗

抗肿瘤化学药物的发展得益于二战初期的一次意外事件和随后波士顿一位医生的里程碑式的突破。在此之前，虽然已经有人研发出可对抗癌症的化学药物，开创了"化疗"这个词，科学界也早已建立了可移植肿瘤的动物模型和可靠的预测抗肿瘤活性的筛查系统，但都不成功，部分原因在于，在人类中检测新药物的能力受限。但二战初期，一艘携带 100 吨芥子气的美国军用货船在意大利海域被德国空军击沉，芥子气喷到亚德里亚海巴黎港和巴里镇，酿成一次毒气泄露事件，史称"巴里灾难"。

芥子气是一种化学合成物，为糜烂性毒剂，对眼、呼吸道和皮肤都有作用，能引起皮肤红肿，起泡以至于溃烂。美国海军陆战队化学战药物顾问中校亚历山大负责调查此次事件的危害。他发现芥子气破坏了大部分受害人的白细胞。他的这份报告被美国耶鲁大学杰尔曼和菲利普斯看到，受此启发，他们于 1943 年改进芥子气毒剂，以氮原子取代硫原子，形成液态的氮芥制剂，以此治疗晚期恶性淋巴瘤患者，发现有效，从而开启了细胞毒抗肿瘤药物的研究时代。这个研究时代的蓬勃发展又受益于美国波士顿儿童医院的医生西德尼·法伯的猜想。法伯也受氮芥事件的启发，猜想叶酸在肿瘤代谢中也是至关重要，如果给予叶酸是否能抑制肿瘤呢？实验结果表明不但不能抑制肿瘤，还促进了肿瘤生长。于是他又想如果采用叶酸抑制剂效果又会怎样呢？结果发现效果显著。他于 1948 年报道了氨基蝶呤抑制叶酸代谢，对儿童急性白血病有效，引起轰动，并由此引发了从 20 世纪 50—60 年代一波轰轰烈烈的抗肿瘤细胞毒药物的筛选运动。在这场筛选运动中，找到了一批化疗药物，如环磷酰胺，长春新碱，甲氨蝶呤，硫鸟嘌呤，5-氟尿嘧啶，博莱霉素，丝裂霉素，6-巯基嘌呤，柔红霉素，阿霉素，顺铂等。

大量抗肿瘤细胞毒药物的出现，尤其在 20 世纪 60—70 年代联合化疗方案的出现,显示出更好的疗效和更少的不良反应,导致以法伯为代表的学术界专家过度乐观,他们于1969年12月3日,在"纽约时报"刊登整版广告,标题为"尼克松先生,您能治愈癌症",下标题则写道"我们很快找到解药了,只缺送上月球的那种决心,资金和全盘计划"。这项运动最终得到了美国政府的大力支持,1971年12月23日,美国总统尼克松签署了"国家癌症法案",明确美国政府利用联邦资金资助癌症研究的计划,提出要在这个计划下彻底降低癌症的发生率,并发症和病死率。这个计划被认为是美国政府抗击癌症的战争宣言。

然而,整个70年代,化疗耐药现象的出现开始令人不安,而80年代以后再也没有更具临床优势的抗癌新药出现,研究似乎遇到了瓶颈,化疗在肿瘤治疗里面的成功率只有5%,即对治愈的贡献只占5%,让人沮丧。1986年美国生物统计学家John Bailar在"新英格兰医学杂志"上发表论文指出,15年来癌症的发生率和死亡率基本没有什么变化,美国就要输掉这场战役。慈善家的善意,政府的行动都无法保证科学能产生想要的结果,虽然外科手术,放射线和化疗都有一定的功效,但是没有一种方法能像小儿麻痹症疫苗那样药到病除,也无法像青霉素那样对付细菌立竿见影。

四、靶向治疗

得益于美国政府长期持续地对癌症研究投入,癌症的发病分子机理在1986年之后的30年里不断地被揭示出来,有些被迅速地应用于实践,这就是目前最为时尚的靶向治疗。20世纪80年代中期,发现他莫昔芬是特异性结合雌激素受体的化合药,被认为是第一个真正意义上的靶向治疗的开始,用于治疗雌激素依赖型的乳腺癌。大约10年后的90年代末期,一种称作利妥昔的单克隆抗体,在治疗非霍金氏淋巴瘤上效果显著,被认为是第一个靶向治疗肿瘤的蛋白质药物。此后针对肿瘤特异信号传导通路的靶向药物如雨后春笋般涌现出来,已经在临床使用的至少有200种以上,而处于临床前研究和临床Ⅰ期/Ⅱ期/Ⅲ期的这类药物在千种以上。国内常见的已经在临床使用的药物有:格列卫,是2001年推出的用于治疗慢性髓细胞白血病的化合药,使该病的治愈率在98%以上;易瑞沙,是2002年推出的治疗化疗耐受晚期肺癌的化合药物;而最近几年推出的伊匹莫单克隆抗体和尼伏单克隆抗体则是特异靶向免疫细胞的抗肿瘤抗体,颠覆了以往靶向肿瘤特异抗原的靶向治疗理念,达到了比之前所有靶向药物效果都要出色的效果。这也让科学家重新认识到了免疫在抗肿瘤治疗中的决定性作用,从而成为肿瘤治疗史的一个重要的里程碑。

基于目前喜人的进展,新英格兰杂志曾发表评论说,癌症之战现在才算刚刚开始,虽然要想取得胜利还有很长的路要走,但分子靶向治疗是我们能否取得最终胜利的重要转折；而英国帝国医学院肿瘤学教授 Karol Sikora 则乐观地估计，到了 2025 年，癌症将会和糖尿病、心血管疾病以及哮喘一样成为慢性病，虽然会影响患者日常生活，却不会必然导致死亡；美国总统奥巴马则更加信心十足，他于 2015 年 1 月的国情咨文中宣布实施新的项目——精准医疗计划，继而在 2016 年 1 月 12 日的国情咨文中更是满怀信心地宣布，要加大医学研究的经费支持和统一指挥，让美国成为能彻底治愈癌症的国家。从目前进展来看，这似乎是一个可预见的事实。

思考和讨论

（1）世界卫生组织（WHO）的《全球癌症报告 2014》称，2012 年全球癌症患者和死亡病例都在令人不安地增加，新增癌症病例有近一半出现在亚洲，其中大部分在中国，中国新增癌症病例高居全球第一位。请分析癌症患者数目不断攀升的原因，以及预防在癌症治疗和控制中的作用。

（2）慢性病是一类起病隐匿，病程长且病情迁延不愈，缺乏确切的传染性生物病因证据，病因复杂，且有些尚未完全被确认的疾病的概括性总称。2006 年 WHO 把原来认为是不治之症的癌症重新定义为可以治疗和控制、甚至可以治愈的慢性病。你是如何理解 WHO 将癌症定义为慢性病的？

第十二讲　抢救生命：急救药

　　科学绝不是也永远不会是一本写完了的书。每一项重大成就都会带来新的问题。任何一个发展随着时间的推移都会出现新的严重的困难。

　　　　　　　　　　　　　　——阿尔伯特·爱因斯坦(*Albert Einstein*,1879—1955)

　　我们在平时生活中会遇到各种各样的"意外"，严重的直接有生命危险，比如窒息，溺水，煤气中毒，高处坠落，车祸，机械事故，触电，严重烫伤等；也会发生危及生命的突发疾病，比如脑梗死，脑出血，心肌梗死，休克等。这个时候就需要进行生命的抢救。生命的抢救涉及两个方面：一个方面是及时去除病因；第二个方面是维持生命体征。在争分夺秒的急救过程中，尤以维持生命的体征最为关键。生命的体征包括心跳、呼吸、血压、体温、瞳孔反射和角膜反射。在急救过程中只有维持住心跳，呼吸和血压，才有可能挽救回一条生命。那么有哪些药物可以帮助医生控制住患者的心跳，呼吸和血压呢？急救的药物有好多种，每种都有不可替代的作用，如地塞米松控制体液渗出，硝酸甘油缓解心梗，阿托品解除肌痉挛，异丙肾上腺素消除哮喘，利多卡因去除房室震颤，等等，但最重要的急救药物非肾上腺素，去甲肾上腺素和多巴胺莫属。在本讲就介绍这三种药物的发现历史。

一、肾上腺素和去甲肾上腺素的发现

　　肾上腺素的发现历史实际上就融合在人类对激素这类化学递质的发现历程之中，尽管在当代狭义的激素定义中，肾上腺素并不属于激素概念范畴。激素，"hormone"，音译"荷尔蒙"，源于希腊文，是"刺激""兴奋""奋起发动"的意思。在古代，人们出于经验，认识到人体的脏器能分泌一些物质，这些物质能调节器官的功能。我国医生在 11 世纪就能使用皂角苷从人尿中提取"性类固醇激素制剂"用于治疗目的；1853 年，法国的巴纳德研究了各种动物的胃液后，发现肝脏具有多种不可思议的功能；1880 年，德国的奥斯特瓦尔德从甲状腺中提取到了大量含有碘的物质，并确认这就是调节甲状腺功能的物质。1889 年，巴纳德的学生西夸德发现动物睾丸抽提液中含有一种能活跃身体功能的物质，但一直未能找到这种物质。

　　但在当时年代，学术界权威思想认为神经反射调节是人体功能调节的主要方式。这个思想起源于俄国著名的生理学家巴甫洛夫。早在 1888 年，巴甫洛夫就发现：如果把盐酸放进狗的十二指肠，可以引起胰液分泌明显增加。他认为，这个现象是由于神经反射造成的。可是，实验中切除神经以后，进入十二指肠的盐酸照样能使胰液分泌增加。巴甫洛夫认为是神经没有去除干净的原因。当时还有好几个科学家也发现了类似的现象。但由于他们都拘泥于巴甫洛夫"神经反射"这个传统概念的框框，最终失去了一次发现真理的机会。

　　英国生理学家 William Maddock Bayliss（贝利斯，1860—1924）和 Ernest Henry Starling（斯塔林，1866—1927）对这个问题也怀有极大兴趣，但他们思想不保守，不迷信权威，大胆设想，革新实验。1900 年，斯塔林以崭新的思想方法设计了实验：把一条狗的十二指肠黏膜刮下来，过滤后注射给另一条狗，结果这条狗的胰液分泌量明显增加。无论如何不能说两条狗之间也有什么神经联系吧。但对这个实验，也有不少人持不同意见，巴甫洛夫就强烈反对。但是斯塔林不畏压力，又经过 2 年实验，1902 年他和贝利斯一起证实了促胰液激素的存在。当酸性食糜进入十二指肠，肠黏膜细胞即分泌促胰液素，通过血液的运送促使胰腺分泌更多的胰液。促胰液素是内分泌学史上一个伟大的发现。它不仅使人类发现了一个新的化学物质，而且发现了调节机体功能的一个新概念、新领域，动摇了机体完全由神经调节的思想。它指出，除神经系统外，机体还存在着一个通过化学物质的传递来调节远处器官活动的方式，即体液调节。为了寻找一个新名词来称呼这类"化学信使"，斯塔林于 1905 年采纳了同事哈代的建议，创用了"hormone"（激素）一词，用来指促胰液素这类无导管腺分泌的特殊化学物质。从此，便产生了"激素调节"这个新概念，后来，新的激素又不断地被发现，人们对激素的认识不断加深、扩大。现在把凡是通过血液循环或组织液起传递信息作用的化学物质，都称为激素；但狭义的激素概念是指：在动物体内的固定部位（一般在内分泌腺内）产生，而不经导管直接分泌到体液中，并输送到体内各处，使某些特定组织活动发生一定变化的化学物质。

　　回过头来再来说肾上腺素的发现。说到肾上腺素，首先要谈到一个日本人——高峰让吉（1854—1922）。高峰让吉的父亲是加贺郡（今日本石川县）的郡医，母亲出身于酿酒世家。童年时常到外公家玩，对酒的酿造一直有着极大兴趣。高峰让吉在大学时主修应用化学，毕业后到英国格拉斯哥大学留学。回国后,任职于农业商务部,在研究日本酒的酿造方法时,因钻研利用小麦的麦慷来制造曲子的方法而获得特别专利。1890年受聘至美国的酿造厂并运用此特别方法来改良威士忌酒的酿造。而在此改良研究过程中,他又发现了可以分解多糖类的酵素,即"淀粉酶"的新制造法。1894年他利用此新制造法,成功地利用"淀粉酶"制造出强力的消化药剂"高峰淀粉酶"。此一消化药剂在美国发售后极受欢迎,几乎成为家庭的必备药。当时,虽然早就知道从动物肾上腺绞榨出的汁液,含有提升血压、强化心脏功能等对人体有益的成分,但世界上却无人可以成功析取出此种有益的成分。

1900年,原本在日本东京卫生试验所做研究的上中启三(Keizo Uenaka)专程前往美国协助高峰让吉。他们利用牛的肾上腺素进行减压蒸馏,在分解出各种不同的成分后,终于成功地析取出一种荷尔蒙最初步的结晶精粹,并将此精粹命名为"肾上腺素"。这种"肾上腺素"是世界上最早被发现的荷尔蒙;现在知道,它不仅有提高血糖的作用,还具备对抗胰岛素以调节血糖量的功能;此外,"肾上腺素"因具备升高血压强化心脏及扩张气管的功能,可以利用来制造强心剂、止血剂及气喘的镇静剂。

至此,关于肾上腺素的发现并没有结束,进一步的研究发现肾上腺素不仅是一种体液递质,也是一种神经递质。其发现过程充满传奇色彩。时间倒回至1904年英国剑桥大学,一位年轻生理学工作者 Thomas Renton Elliott(托马斯·埃利奥特,1877—1961)在研究动物的膀胱和尿道的神经支配时,发现刺激交感神经的反应与注射肾上腺素的作用是相似的。他提出一个设想:肾上腺素可能是交感神经末梢释放的化学刺激物(英国生理学杂志,31:20,1904)。这是

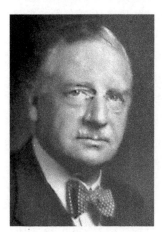

图 12-1　Otto Loewi
(奥托·洛伊维,
1873—1961)

一个极为重要的发现,也是有史以来关于神经递质存在的最早暗示。但遗憾的是:他没有重视这个设想,而他的导师——著名的生理学家 John N. Langley(约翰·兰格利)也不鼓励他做这样的推想,因而他没有继续深入做下去,而转入临床工作,1922年成为了伦敦大学医学院内科学教授。

然而这个在英国瞬息即逝的思想火花,却在一个外国留学生的心中激起了浪花,这就是德国的年轻科学家 Otto Loewi(奥托·洛伊维,1873—1961)(见图 12-1)。1903年他在伦敦斯塔林(Starling)实验室进修,遇到几位英国著名的生理学家,了解了他们的工作。埃利奥特(Elliott)的新发现对他启发很大。Loewi 于是想到,如果刺激迷走神经,或许其

末梢会释放一种化学物质以产生传递神经冲动的效应。但他这种想法在回到德国后渐渐淡忘了，特别是在第一次世界大战中，他在军中服役，更无暇顾及科学问题。而在战后恢复实验室工作时，他苦苦思索原来在英国的那个设想，但总没有想出一个解决的办法。忽然，在1920年的某一天，他在梦中获得了实验设计，欣喜万分。根据他本人在自传中的描述：他翻身起床，开亮了灯，在一片小纸上匆匆记录下梦中所想到的，一躺下又进入了梦乡。第二天早晨6点钟起床后，想起晚间曾写下一些很重要的东西，但由于写得太潦草，无法辨认。第二天晚3点钟，这个想法又在梦中出现。这是一个实验设计，目的是验证我于17年前所设想的那个化学传递假说是否正确。醒后，我立即起床，奔赴实验室，按照梦中的设计用蛙心完成了这个简单的实验……将两个蛙心分离出来，第一个带有神经，第二个没带。两个蛙心都装上蛙心插管，并充以少量任氏液。刺激第一个心脏的迷走神经几分钟，心跳减慢；随即将其中的任氏液吸出转移到第二个未被刺激的心脏内，后者的跳动也慢了下来，正如刺激了它的迷走神经一样。同样地，刺激心脏的加速（交感）神经，而将其中的任氏液转移至第二心脏，后者的跳动也加速起来。这些结果无疑地证明神经并不直接影响心脏，而是在其末梢释放出特殊的化学物质，后者产生众所周知的刺激神经所特有的心脏功能的改变，如图12-2所示。Loewi把这个物质称为"迷走物质"。

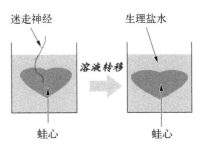

图 12-2 1920 年 Otto Loewi 的蛙心实验

Loewi后来回忆说：如果他在白天经过深思熟虑，想到这种梦中的设计，他肯定不会动手去做它，因为从神经末梢释放的物质，数量一定很少，也许仅仅够影响它的效应器官，不会有多余的量溢出到心腔的液体中，而且还要被任氏液所稀释。但事实上这个被稀释的物质居然能抑制另一个心脏的跳动，这实在是没有想到的。但他又说："幸运的是：在梦中预感到的东西，我没有去思考它，而是立即动手去做了"，竟获得完全成功。根据Loewi自己的说法："一个新思想可以在下意识中沉睡几十年，但会在无意中突然出现"，这就是所谓"灵感"的作用。

在发现"迷走物质"后，Loewi积极进行研究，以探索此物质的本质。同年（1920年）即指出，它可能是胆碱或与胆碱有关的物质。但他又发现，即使高浓度的胆碱，对心脏也只有比较弱的作用，对刺激迷走后的任氏液进行分析，其中的胆碱浓度也很低，因此认为，它可能是一个胆碱酯。在Loewi发表了一系列论文后，终于在1926年用各种方法证实，"迷走物质"与乙酰胆碱的性质是相似的。

在英国，特别是Henry Dale（戴尔），早在1914年就已经深入地研究了胆碱衍生物对组织的作用,他还强调乙酰胆碱的作用与一部分植物性神经的作用相似。这时已有人发现,乙酰胆碱的降血压作用十分强大,它比胆碱要强 10 万倍,它的降压作用要比等量肾上腺素的升压作用强 100 倍。在 Loewi 发现"迷走物质"的影响下,Dale 和 Dudley(杜达利)于 1929 年发现乙酰胆碱是动物机体内一个正常组成成分,进一步支持了洛伊维的乙酰胆碱极可能是一个神经递质的观点。由于发现了神经递质,1936 年 Loewi 与英国的 Dale 分享诺贝尔生理学奖。

当 Loewi 于 1920 年发现迷走物质时,也曾同时刺激了灌流蛙心的加速(交感)神经,从而也发现了加速心跳的"交感物质"。这样,就支持了十余年前英国 Elliott 的设想:交感神经的作用是由化学物质传递的。

关于"交感物质"究竟是什么,由于技术上的困难,各实验室结果很不一致,争论很多,因而进展一直很慢。工作最多的是 30 年代美国哈佛大学的 Cannon (坎农)实验室。他们最初指出,这个神经递质就是肾上腺素;但不久又指出,这个物质并不完全与肾上腺素相同,因而命名为交感素 (sympathin)。Loewi 也于 1936 年指出,在蛙心提取液中的交感活性物质是肾上腺素。直至 1946 年,瑞典的 Ulf Svante Von Euler (冯·阿勒尔,1905—)才成功地分离出这个拟交感物质,认为无论从生物学作用上还是化学结构上都不是肾上腺素,而是与肾上腺素最接近的去甲肾上腺素(noradrenaline)(见图 12-3),这是兴奋交感神经引起的主要递质。这样,一扫过去多年的争论而成为定论,从而与德国的 Bernard Katz(卡茨)以及美国的 Julius Axelrod(阿克西尔罗德)共同获得 1970 年诺贝尔生理学或医学奖,以表彰他们关于神经递质的发现及其贮存、释放、和失活机制的研究成果。

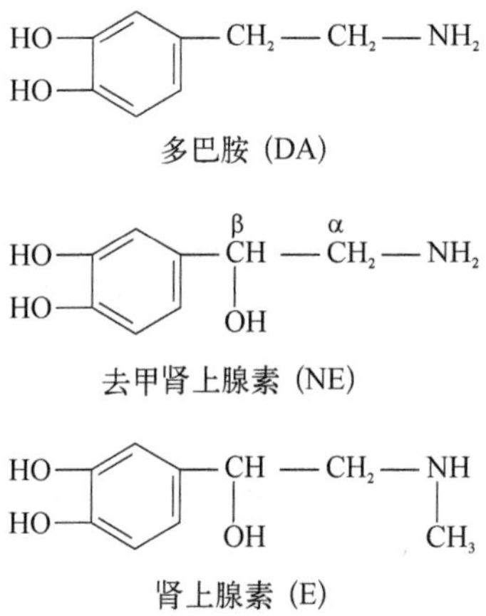

图 12-3 多巴胺、去甲肾上腺素和肾上腺素的结构

肾上腺素(adrenaline 或 epinephrine,简称 AD)是肾上腺髓质分泌的主要激素,主要是在髓质嗜铬细胞中合成:首先,酪氨酸在酪氨酸羟化酶催化下发生羟基化得到二羟基苯丙氨酸(L-DOPA);二羟基苯丙氨酸在磷酸吡哆醛和 DOPA 脱羧酶作用下脱羧生成多巴胺;最后多巴胺在多巴胺-β-羟化酶和辅助因子抗坏血酸存在下,发生羟基化,得到去甲肾上腺素;形成的去甲肾上腺素,进一步经苯乙胺-N-甲基转移酶(phenylethanolamine N-methyl transferase,PNMT)的作用,使去甲肾上腺素甲基化形成肾上腺素。髓质只分泌少量去甲肾上腺素 (norepinephrine 或 noradrenaline,NE 或 NA),体内去甲肾上腺素主要由交感神经节后神经元和脑内肾上腺素能神经末梢合成和分泌,但外周血循环中的去甲肾上腺素主要来自肾上腺髓质分泌。

肾上腺素的一般作用是使心脏收缩力上升;心脏、肝和骨骼肌的血管扩张和皮肤、黏膜的血管收缩。在药物上,肾上腺素在心脏停止时用来刺激心脏,或是哮喘时扩张气管。肾上腺素能使心肌收缩力加强、兴奋性增高,传导加速,心输出量增多。对全身各部分血管的作用,不仅有作用强弱的不同,而且还有收缩或舒张的不同。对皮肤、黏膜和内脏(如肾脏)的血管呈现收缩作用;对冠状动脉和骨骼肌血管呈现扩张作用等。由于它能直接作用于冠状血管引起血管扩张,改善心脏供血,因此是一种作用快而强的强心药。肾上腺素还可松弛支气管平滑肌及解除支气管平滑肌痉挛。利用其兴奋心脏收缩血管及松弛支气管平滑肌等作用,可以缓解心跳微弱、血压下降、呼吸困难等症状。治疗量的肾上腺素能提高机体代谢,可使耗氧量升高 $20\% \sim 30\%$,在人体,由于 α 受体和 β_2 受体的激动都可能致肝糖原分解,而肾上腺素兼具 α、β 作用,故其升高血糖作用较去甲肾上腺素显著。此外,肾上腺素尚具降低外周组织对葡萄糖摄取的作用,激活甘油三酯酶加速脂肪分解,使血液中游离脂肪酸升高。肾上腺素和去甲肾上腺素作用区别如图 $12-4$ 所示。

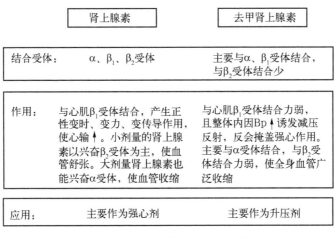

肾上腺素	去甲肾上腺素
结合受体:　α、β_1、β_2受体	主要与α、β_1受体结合,与β_2受体结合少
作用:　与心肌β_1受体结合,产生正性变时、变力、变传导作用,使心输↑。小剂量的肾上腺素以兴奋β_2受体为主,使血管舒张。大剂量肾上腺素也能兴奋α受体,使血管收缩	与心肌β_1受体结合力弱,且整体内因Bp↑诱发减压反射,反会掩盖强心作用。主要与α受体结合,与β_2受体结合力弱,使全身血管广泛收缩
应用:　主要作为强心剂	主要作为升压剂

图 12 - 4　肾上腺素和去甲肾上腺素作用区别

二、多巴胺作为神经递质的发现

多巴胺作为重要功能的神经递质的发现得益于瑞典科学家阿尔维德·卡尔森(见图 12-5),在他的工作之前,科学家们普遍认为多巴胺只是另一种递质去甲肾上腺素的前体。阿尔维德·卡尔森(Arvid Carlsson)1923 年出身于瑞典的

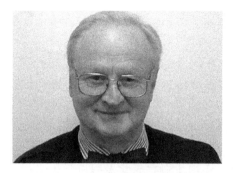

图 12－5　Arvid Carlsson，2000 年度诺贝尔生理学或医学奖获得者

乌普萨拉（Uppsala），在 4 个孩子中排行老三。父母亲分别是家乡乌普萨拉大学（University of Uppsala）的博士和硕士。3 岁那年，他父亲在隆德大学（University of Lund）得到一个历史学教授职位，全家随即搬迁到那里生活，母亲也因此辞去工作，在家全力照顾 4 个孩子。1941 年在进入隆德大学（University of Lund）的时候，阿尔维德·卡尔森并没有因为家里浓厚的人文气氛而像他的哥哥姐姐一样选择文科专业，而是选择了学医，对于这个选择，后来用他自己的话解释说，一半是由于逆反心理，一半是由于他认为学理科比学文科更有用。

在卡尔森学医的本科阶段，第二次世界大战正在进行，瑞典虽然是中立国，但还是由于需要在军队中服役而被迫中断了几年。1951 年，卡尔森获得了瑞典的医学博士和美国的哲学博士双重学位，并随后成为隆德大学的教授。1957 年，进过一系列开创性工作后，卡尔森提出多巴胺是大脑中的一种重要递质。卡尔森发明了一种高灵敏度的测定多巴胺的方法，发现多巴胺在大脑中的含量高于去甲肾上腺素，尤其集中于脑部基底核，而后者是控制运动机能的重要部位。他由此得出结论：多巴胺本身即为一种神经递质。这一发现说明，帕金森综合征和精神分裂症的起因，是由于患者的脑部缺乏多巴胺。卡尔森还进一步做出了其他几项工作，使人们更清楚地意识到多巴胺在脑部中起到的重要作用，以及精神分裂症可以通过药物进行有效的治疗。卡尔森在实验中用"利血平"来降低实验动物神经递质的浓度，受试动物丧失了自主运动能力，但当运用左旋多巴（多巴胺前体，能够在大脑中转变为多巴胺）治疗，动物的运动能力得到了恢复。另一方面，运用另一种神经递质 5－羟色胺治疗并不能改善动物的运动能力，实验中还发现摄入左旋多巴的量决定了多巴胺的浓度。

卡尔森的发现为美国神经科学家保罗·格林加德（Paul Greengard）、埃里克·坎德尔（Eric Kandel 的）工作奠定了基础。保罗·格林加德揭示了信号通过突触时分子的级联活动，突触是神经细胞间的联结；埃里克·坎德尔的研究表明突触机能的变化对学习和记忆功能是至关重要的。卡尔森自己承认，诺贝尔奖多年来也影响了他的精神状况。在得知获得诺贝尔奖不久，卡尔森告诉《科学》杂志说："我在 60 年代就认为我应该获得诺贝尔奖，自从那时开始，我为此忐忑不安了好多次。"从 1959 年至今，卡尔森一直在哥德堡大学任教授。

三、多巴胺概述

多巴胺(Dopamine)分子式为 $C_6H_3(OH)_2-CH_2-CH_2-NH_2$，正式的化学名称为 4-(2-乙胺基)苯-1,2-二醇，简称 DA，是体内合成去甲肾上腺素的直接前体；具有 β 受体激动作用，也有一定的 α 受体激动作用；能增强心肌收缩力，收缩外周血管，舒张内脏血管(肾、肠系膜、冠状动脉)，增加血流量，使肾血流量及肾小球滤过率均增加，从而促使尿量及钠排泄量增多。此外它是大脑分泌的最丰富的儿茶酚胺类神经递质，调控中枢神经系统的多种生理功能，包括运动、认知、情感、正性强化、摄食、内分泌调节等许多功能，与情感、学习/记忆、成瘾性有密切关系；多巴胺系统调节障碍涉及帕金森病，精神分裂症，Tourette 综合征，注意力缺陷，多动综合征和垂体肿瘤等。

四、多巴胺产品

多巴胺分子及其类似物多巴胺受体激动剂或拮抗剂可以化学合成，因此目前全国能生产多巴胺药物的厂家众多。一些多巴胺受体激动剂/拮抗剂，是国外专利产品，尤其最新的激动剂/拮抗剂，涉及知识产权，因此国内企业生产存在一定的障碍。

> **思考和讨论**
>
> (1) 肾上腺素最早的发现者是日本人高峰让吉，但与肾上腺素相关的诺贝尔奖却给了德国的 Loewi 和英国的 Dale，为什么？
>
> (2) 多巴胺既可以作为急救药用于生命抢救，又可以作为精神抑郁药用于精神疾病治疗，对吗？

第十三讲 健康要素：维生素

> 科学决不能不劳而获，除了汗流满面而外，没有其他获得的方法。热情、幻想、以整个身心去渴望，都不能代替劳动，世界上没有一种"轻易的科学"。
>
> ——亚历山大·赫尔岑(*Anekcáhдp*,1812—1970)

一、维生素的发现

人类对维生素的认识始于 3 000 多年前。当时古埃及人发现夜盲症可以被一些食物治愈，虽然他们并不清楚食物中什么物质起了治疗作用，但这是人类对维生素最朦胧的认识，所以在第一种维生素被发现之前，许多特定食物预防疾病的作用就早已被人们发现，比如中国唐代医学家孙思邈(公元 581—682 年)曾经指出，用动物肝可以防治夜盲症，用谷皮熬粥可以防治脚气病。实际起作用的因素正是维生素，动物肝中多含丰富的维生素 A，而谷皮中多含维生素 B_1，分别是夜盲症和脚气的对症良药。但是在过去几千年的大部分时间里，人们仍然把疾病归罪于鬼神、巫术、空气、体液，以至命运，直到近代分子生物学的发展，逐渐揭开了维生素、矿物质、氨基酸和 DNA 的秘密，并使我们认识到在某些程度上吃些什么决定了身体状况。

1519 年，葡萄牙航海家麦哲伦率领的远洋船队从南美洲东岸向太平洋进发。3 个月后，有的船员牙床破了，有的船员流鼻血，有的船员浑身无力，待船到达目的地时，原来的 200 多人，活下来的只有 35 人，人们对此找不出原因。诸如此类的坏血病，曾夺去了几十万英国水手的生命。1747 年英国海军军医 James Lind 总结了前人的经验，建议海军和远征船队的船员在远航时要多吃些柠檬，他的意见被采纳，从此未曾发生过坏血病。但那时还不知柠檬中的什么物质对坏血病有抵抗作用。后来知道是维生素 C。

脚气病的病因：日本明治年间，海军部队流行脚气病，使日本海军的战斗力大受挫折，平均每年有 1/3 的水兵患有脚气病。为了控制疫病蔓延，日本将领根据前人经验，利用两年时间，为舰艇上的官兵实施严格的饮食管制试验，结果饮牛奶那组的官兵患脚气病的人数急速下降。因此日本海军下令每人每天饮用牛奶 500 ml，自此脚气病在日本海军销声匿迹。

无独有偶，美国医学家也对脚气病的研究产生了浓厚的兴趣，因为美国官兵食用精白米，脚气病的患者也日渐增多，后来服用米糠提取液或食用糙米和豆类，脚气病得以控制。由此他们也认为脚气病的发生，与营养的关系甚为密切。然而，脚气病的罪魁祸首并未查清。

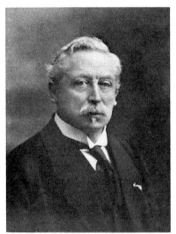

荷兰医生克里斯蒂安·艾克曼（Christian Eijkman，1858—1930）（见图 13 - 1）通过家禽试验，认为糙米中含有一种能预防和治疗脚气病的微量物质。他的研究起于 19 世纪 80 年代，当时荷兰统治下的东印度群岛上的居民们长期受着脚气病的折磨。为解除这种病对荷属东印度群岛的威胁，1896 年，荷兰政府成立了一个专门委员会，开展研究防治脚气病的工作。克里斯蒂安·艾克曼也参加了这个委员会的工作。当时科学家和医生们认为脚气病是一种多发性的神经炎，并从脚气患者血液中分离出了一种细菌，便认为是这种细菌导致了脚气病的蔓延，它是一种传染病。然而艾克曼总感觉问题没有得到完

图 13 - 1　**Christian Eijkman**
（艾克曼）

全解决。这种病如何防治？是否真是传染病？这些问题一直在他脑海盘旋，于是，他继续着这种病的研究工作，并担任了新成立的病理解剖学和细菌学的实验室主任。

1896 年，就在艾克曼做实验的陆军医院里养的一些鸡病了，这些鸡得的就是"多发性神经炎"，发病症状和脚气病状相同。这一发现使艾克曼很高兴，他决心从病鸡身上找出得病的真正原因。起先他想在病鸡身上查细菌。他给健康的鸡喂食从病鸡胃里取出的食物，也就是让健康的鸡"感染"脚气病菌，结果健康的鸡竟然全部安然无恙，这说明细菌并不是引起脚气病的原因。

究竟是怎么一回事呢？就在艾克曼继续着他的实验的时候，医院里的鸡忽然一下子都好了。原来在鸡患病之前，喂鸡的人一直用医院患者吃剩的食物喂鸡，其中包括白米饭。后来，这个喂鸡的人调走了，接替他的人觉得用人吃的上好的食物来喂鸡太浪费了，便开始给鸡吃廉价的糙米。意想不到的是，鸡的病反

而好了。埃克曼分析：稻米生长的时候，谷粒外包裹着一层褐色的谷皮，这种带皮的米就是糙米。碾去谷皮，就露出白色的谷粒，这就是白米。这里的人喜欢吃白米饭，给鸡吃的剩饭也正是这种白米饭。结果一段时间后，就会得多发性神经炎。这样说来，很可能在谷皮中有一种重要的物质，人体一旦缺乏后，就会得多发性神经炎。考虑了这些情况后，埃克曼决定再做一番实验。他选出几只健康的鸡，开始用白米饭喂它们。过了一阵子，鸡果然患了多发性神经炎。他随即改用糙米来喂鸡，很快，这些鸡都痊愈了。艾克曼反复这样的实验，最后，他可以随心所欲地使鸡随时患病，随时复原。于是，艾克曼把糙米当作"药"，给许多得了脚气病的人吃，果然这种"药"医好了他们。1897 年，艾克曼把上述的研究成果写成了学术论文公开发表。他的论文发表后，引起了世界各国的轰动，大家都对研究这个问题很感兴趣，并争先恐后地开展了研究。

1906 年，英国生物化学家 Frederick Hopkins 用纯化后的饲料喂食老鼠，饲料中含有蛋白质、脂类、糖类和矿物质微量元素，然而老鼠依然不能存活；而向纯化后的饲料中加入哪怕只有微量的牛奶后，老鼠就可以正常生长了。从而证明食物中除了蛋白、糖类、脂类、微量元素和水等营养物质外还存在一种必需的"辅助因子"。

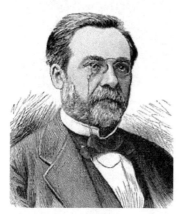

图 13 - 2　Casimir Funk

1911 年，波兰科学家 Casimir Funk（见图 13 - 2）在艾克曼的基础经过千百次的试验，终于从米糠中提取出一种能够治疗脚气病的白色物质，这是一种含氮化合物。Funk 提议将这种化合物叫作 Vitamine，意为"Vital amine"，中文意思就是"致命的胺"，即言它的重要性。这个名词迅速被普遍应用于所有的这种"辅助因子"。然而随后发现，许多其他的维生素并不含有"胺"结构，但是由于 Funk 的叫法已经广泛采用，所以这种叫法并没有废弃，而仅仅将 amine 的最后一个"e"去掉，成了"vitamin"（维生素，音译为"维他命"）。这是人类第一次发现的维生素，现在我们称它为硫胺素，即维生素 B_1（Vitamin B_1）。随着时间的推移，越来越多的维生素种类被人们认识和发现，维生素成了一个大家族。人们把它们排列起来以便于记忆，维生素按 A、B、C 一直排列到 L、P、U 等几十种。现代科学进一步肯定了维生素对人体的抗衰老、防止心脏病、抗癌方面的功能。

为了赞誉艾克曼医生发现维生素的先驱作用，1929 年，他荣获了诺贝尔医学和生理学奖。

二、维生素的发展史

公元前 3500 年——古埃及人发现防治夜盲症的物质，1600 年有医生鼓励以多吃动物肝脏来治夜盲症，1747 年苏格兰医生林德发现柠檬能治坏血病，1911 年波兰化学家 Casimir Funk 为维生素命名，此后维生素不断被发现并进入应用于治疗疾病的轨道。

1915 年——科学家认为糙皮病是由于缺乏某种维生素而造成的。

1916 年——维生素 B 被分离出来。

1917 年——英国医生发现鱼肝油可治愈佝偻病，随后断定这种病是缺乏维D引起的。

1920 年——发现人体可将胡萝卜转化为维生素 A。

1922 年——维生素 E 被发现。

1928 年——科学家发现维生素 B 至少有两种类型。

1933 年——维生素 E 首次用于治疗。

1948 年——大剂量维生素 C 用于治疗炎症。

1949 年——维生素 B_3 与维生素 C 用于治疗精神分裂症。

1954 年——自由基与人体老化的关系被揭开。

1957 年——辅酶 Q_{10} 被发现。

1969 年——体内抗氧化酶超氧化物歧化酶被发现。

1970 年——维生素 C 被用于治疗感冒。

1993 年——哈佛大学发表维生素 E 与心脏病关系的研究结果。

三、维生素的定义

维生素又名维他命，是维持人体生命活动和健康必需的一类有机物质，各种维生素的化学结构及性质虽然不同，但它们却有着以下共同点。

（1）维生素均以维生素原的形式存在于食物中。

（2）维生素不是构成机体组织和细胞的组成成分，它也不会产生能量，它的作用主要是参与机体代谢的调节。

（3）大多数的维生素，机体不能合成或合成量不足，不能满足机体的需要，必须经常通过食物中获得。

（4）人体对维生素的需要量很小，日需要量常以毫克（mg）或微克（μg）计算，但一旦缺乏就会引发相应的维生素缺乏症，对人体健康造成损害。

（5）许多维生素是辅基或辅酶的组成部分。

维生素与碳水化合物、脂肪和蛋白质 3 大物质不同，在天然食物中仅占极少比例,但又为人体所必需。有些维生素如 Vitamin B₆、Vitamin K 等能由动物肠道内的细菌合成,合成量可满足动物的需要。动物细胞可将色氨酸转变成烟酸(一种 B 族维生素),但生成量难以满足需要;维生素 C 除灵长类(包括人类)及豚鼠以外,其他动物都可以自身合成。植物和多数微生物都能自己合成维生素,不必由体外供给。

四、维生素的种类

维生素是个庞大的家族,就目前所知的维生素就有几十种,大致可分为脂溶性和水溶性两大类,主要的十几种维生素见下表。有些物质在化学结构上类似于某种维生素,经过简单的代谢反应即可转变成维生素,此类物质称为维生素原,例如 β-胡萝卜素能转变为维生素 A;7-脱氢胆固醇可转变为维生素 D₃;但要经过许多复杂代谢反应才能成为烟酸(尼克酸)的色氨酸则不能称为维生素原。水溶性维生素从肠道吸收后,通过循环到机体需要的组织中,多余的部分大多由尿排出,在体内储存甚少。脂溶性维生素大部分由胆盐帮助吸收,经淋巴系统到体内各器官。体内可储存大量脂溶性维生素。维生素 A 和 D 主要储存于肝脏,维生素 E 主要存于体内脂肪组织,维生素 K 储存较少。水溶性维生素易溶于水而不易溶于非极性有机溶剂,吸收后体内贮存很少,过量的多从尿中排出;脂溶性维生素易溶于非极性有机溶剂,而不易溶于水,可随脂肪为人体吸收并在体内储积,排泄率不高。

表 13-1　维生素的种类

分　类	名　　称	发现者/年代	来　　源
维生素 A	视黄醇,脂溶性	Elmer McCollum;M. Davis /1912—1914	为一系列视黄醇衍生物,动物肝脏
维生素 B₁	硫胺素,水溶性	Casimir Funk/1911	通常以硫胺焦磷酸盐(TPP)的形式存在。酵母、谷物、肝脏、大豆、肉类
维生素 B₂	核黄素,水溶性	D. T. Smith, E. G. Hendrick/1926	酵母、肝脏、蔬菜、蛋类
维生素 B₃	泛酸,水溶性	Roger Williams/1933	酵母、谷物、肝脏、蔬菜
维生素 B₅	烟酸,水溶性	Conrad Elvehjem/1937	包括尼克酸(烟酸)和尼克酰胺(烟酰胺)两种物质,均属于吡啶衍生物:菸碱酸、尼古丁酸;酵母、谷物、肝脏、米糠

分 类	名 称	发现者/年代	来 源
维生素 B_6	吡哆醇类，水溶性	Paul Gyorgy/1934	包括吡哆醇、吡哆醛及吡哆胺酵母、谷物、肝脏、蛋类、乳制品
维生素 B_7	生物素，水溶性	Vincent Du Vigneaud/1940	也被称为维生素 H 或辅酶 R 酵母、肝脏、谷物
维生素 B_9	叶酸，水溶性	露西·威尔斯/1931	也被称为蝶酰谷氨酸、蝶酸单麸胺酸、维生素 M 或叶精蔬菜叶、肝脏
维生素 B_{12}	氰钴胺素，水溶性	Karl Folkers，Alexander Todd/1948	也被称为辅酶 B_{12}，肝脏、鱼肉、肉类、蛋类
维生素 B 族	胆碱，水溶性	Maurice Gobley/1850	肝脏、蛋黄、乳制品、大豆
维生素 B 族	肌醇，水溶性	D Wooley/1940	环己六醇；心脏、肉类
维生素 C	抗坏血酸，水溶性	James Lind/1747	新鲜蔬菜、水果
维生素 D	钙化醇，脂溶性	Edward Mellanby/1922	亦称为骨化醇、抗佝偻病维生素，主要有维生素 D_2 即麦角钙化醇和维生素 D_3 即胆钙化醇。这是唯一一种人体可以少量合成的维生素鱼肝油、蛋黄、乳制品、酵母
维生素 E	生育酚，脂溶性	Herbert Evans，Katherine Bishop/1922	有 α、β、γ、δ 4 种鸡蛋、肝脏、鱼类、植物油
维生素 K	萘醌类，脂溶性	Henrik Dam/1929	一系列萘醌的衍生物的统称，主要有天然的来自植物的维生素 K_1、来自动物的维生素 K_2 以及人工合成的维生素 K_3 和维生素 K_4。又被称为凝血维生素菠菜、苜蓿、白菜、肝脏

思考和讨论

(1) 过本章的学习，你对现阶段身体保健有何认识？

(2) 为什么说维生素是万年青的药物？

(3) 女性体内具有更多的维生素，这种说法对吗？

第十四讲　药品不良反应和由副作用发现的新药

案例："白加黑"感冒药营销案例

　　感冒的治疗原则是对症治疗，所以通常的感冒药都需要有 4 种成分：解热镇痛、止咳、缩血管和抗过敏成分。而抗过敏成分大多都有嗜睡的药品不良反应，这样就使感冒药在缓解症状发挥治疗作用的同时产生了白天打瞌睡、影响患者学习工作的不良反应。为了解决这一矛盾，众多厂家经过若干年的努力依然百思不得其解。"白加黑"感冒药首先只在夜用片中保留了抗过敏成分、而日用片不再含有该成分，从而很好地解决了嗜睡的不良反应，因此问世之初，在感冒治疗领域和营销领域引起了巨大震撼，再加上极富创意的名称和简洁明快、贴切生活的广告语"白天吃白片不瞌睡，晚上吃黑片睡得香"，使得白加黑在感冒药市场开辟出一片新的天地。

国际上著名的药害事件"反应停"事件

　　反应停与"海豹儿"　反应停（沙利度胺）最早于 1956 年在原西德上市，主要治疗妊娠呕吐反应，临床疗效明显，因此迅速流行于欧洲、亚洲（以日本为主）、北美、拉丁美洲的 17 个国家，美国由于种种原因并未批准该药在美国上市，只有少数患者从国外自己购买了少量药品。到 1960 年左右，上述国家突然发现许多新生儿的上肢、下肢特别短小，甚至没有臂部和腿部，手脚直接连在身体上，其形状酷似"海豹"，部分新生儿还伴有心脏和消化道畸形、多发性神经炎等。大量的流行病学调查和大量的动物实验证明这种"海豹肢畸形"（见图 14-1）是由于患儿的母亲在妊娠期间服用沙利度胺所引起。"海豹肢畸形"患儿在日本大约有1 000名,在西德大约有8 000名,全世界超过1万人。这就是著名的"沙利度胺不良反应事件"。此后,世界各国陆续开展药品不良反应监测工作。

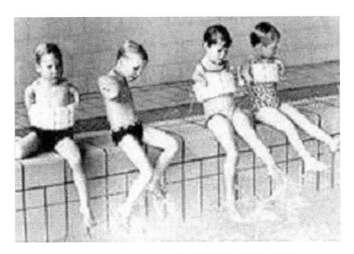

图 14 - 1　沙利度胺引起儿童的"海豹肢畸形"

一、药品不良反应的概念

世界卫生组织(WHO)对药品不良反应(又称 ADR)的定义是:一种有害的和非预期的反应,这种反应是在人类预防、诊断或治疗疾病,或为了改变生理功能而正常使用药物剂量时发生的(A reaction which is noxious and unintended, and which occurs at doses normally used in man for the prophylaxis,diagnosis or therapy of disease,or for the modification of physiological function.)。药品不良反应不能单纯认为只是主要产生效应的药物引起,而且也与制造时的杂质、附加剂、溶剂或该药物的降解产物等有关。

《中华人民共和国药品管理法》所称药品不良反应主要指合格药品在正常用法用量下出现的,与用药目的无关的或意外的有害反应。从药品不良反应的定义来看,药品不良反应既不包括无意或有意超剂量用药引起的有害反应即用药不当引起的反应,也不同于医疗事故以及因药品质量问题(假药、劣药)而引起的有害反应。

1. 从药品不良反应定义来看,药品不良反应这一法定概念包括 3 个要素

一是,药品必须合格。药品,是指用于预防、治疗、诊断人的疾病,有目的地调节人的生理机能并规定有适应证或者功能主治、用法和用量的物质,包括中药材、中药饮片、中成药、化学原料药及其制剂、抗生素、生化药品、放射性药品、血

清、疫苗、血液制品和诊断药品等。合格药品必须具备以下条件：① 经国家药品监督管理部门审查批准并发给生产（或试生产）批准文号或进口药品注册证；② 药品必须按照国家药品标准的生产工艺进行生产，中药饮片必须按照国家药品标准炮制，国家药品标准未规定的，须按省级药监部门制定的炮制规范；③ 药品经质量检验符合国家药品标准，中药饮片按省级药监部门制定的中药饮片炮制规范炮制。

二是，用药必须严格符合药品明示的规定，或遵守医师的正确医嘱。不正常、不合理的用药不在此列。另外，《药品管理法》第 19 条规定："药品经营企业销售药品必须准确无误，并正确说明用法、用量和注意事项，调配处方必须经过核对，对处方所列药品不得擅自更改或者代用。对有配伍禁忌或者超剂量的处方，应当拒绝调配；必要时，经处方医师更正或者重新签字，方可调配。"因此临床或 OTC 用药不合理（如对因对症、配伍禁忌、用法用量等问题）以及其他外部原因引起的人身伤害不属药品不良反应。

三是，发生了有害反应，且这种有害反应是与治疗目的无关的或者是出乎事先预料的，如 20 世纪 60 年代波及欧美十几个国家的反应停事件。

以上三要素缺一不可，必须同时满足才可鉴定为药品不良反应。

2. 药品不良反应与其他药物纠纷的区别

药物纠纷可分为由药物本身引起和因药物使用引起的两类纠纷。药物本身问题包括药品质量问题、药品不良反应及上市前临床实验中没有显现的其他问题；药物使用问题包括运输储藏造成的药品变质失效、临床或 OTC 用药不合理（如对因对症、配伍禁忌、用法用量等问题）以及其他外部原因。可见，药品不良反应属于药物纠纷中的药物本身问题，是药物纠纷的下位概念，两者不属同一层面。由于药品不良反应是限于科技发展水平所不能认识和解决的问题，而其他药物纠纷则多是人为过失所致，因此只有明确界定药品不良反应与其他形式的药物纠纷，才能便于其法律责任的认定。

二、药品不良反应的类型

根据药品不良反应与药理作用的关系，药品不良反应一般分为 A、B、C 三型。

1. A 型药品不良反应（type A adverse drug reactions）

又称为剂量相关的不良反应（dose-related adverse reactions）。该反应为药理作用增强所致，常和剂量有关，可以预测，发生率高而死亡率低。其主要特点是① 常见；② 剂量相关；③ 时间关系较明确；④ 可重复性；⑤ 在上市前常可发现。

A 型不良反应的亚类：

（1）副作用：当一种药物具有多种作用时，除治疗作用以外的其他作用都可以认为是副作用。

（2）毒性反应：指可造成某种功能或器官性损害的反应。

（3）过度作用：药物作用于人体所出现的过强的效应。

（4）首剂效应：某些药物在开始应用时，由于机体对药物作用尚未适应，而引起的较强烈的反应。

（5）继发反应：指药物作用所诱发的反应而不是药物本身的效应。

（6）撤药反应：药物长期使用后，机体对该药物的作用已经适应，一旦停用，会使机体处于不适应状态，主要表现为症状反跳。

2. B 型药品不良反应（type B adverse drug reactions ）

又称剂量不相关的不良反应（non-dose-related adverse reactions）。它是一种与正常药理作用无关的异常反应，一般和剂量无关联，难于预测，发生率低而死亡率高。其主要特点是：较少、非预期、有的较严重、时间关系明确。过敏反应和特异质反应属于此类。

3. C 型药品不良反应（type C adverse drug reactions ）

是指与药品本身药理作用无关的异常反应，一般是在长期用药后出现，其潜伏期较长，药品和不良反应之间没有明确的时间关系，其特点是背景发生率高，用药史复杂，难以用试验重复，其发生机理不清，有待于进一步研究和探讨。

三、20 世纪国外发生的重大药害事件

1. 药物与肢端疼痛病

国外用汞和汞化合物作为药物已经有一千多年的历史，阿拉伯国家应用含汞的软膏治疗慢性皮肤病、麻风等。哥伦布远航归来后，欧洲流行梅毒，汞剂成为治疗梅毒的唯一有效药物。在英联邦，婴儿用的牙粉、尿布漂洗粉中含有汞和汞化合物，并曾经广泛用甘汞（氯化亚汞）作为婴儿的轻泻剂和驱虫剂。

1890 年以后，首先在英国，然后在其他国家不断发现一些儿童发生肢端疼痛，同时还有口腔发炎、牙龈肿胀、流涎、脱发、牙齿脱落的临床症状和体征。经过长期的流行病学调查，证明许多患者是由于使用含汞药物所致。1939—1948年间仅在英格兰和威尔士地区，死于含汞药物中毒的儿童就有 585 人，其中多数是 3 岁以下儿童。

2. 磺胺酏剂与肾功能衰竭

磺胺类药于 20 世纪 30 年代问世。1937 年秋天，美国一家公司用工业溶剂二甘醇代替乙醇和糖来生产一种磺胺酏剂，供应南方的几个州，用于治疗感染性

疾病。当年 9~10 月间,这些地方忽然发现肾功能衰竭的患者大量增加。经调查,由于服用这种磺胺酏剂而发生肾功能衰竭的有 358 人,死亡 107 人。尸检表明死者肾脏严重损害,死于尿毒症,究其原因,主要是二甘醇在体内经氧化代谢成草酸致肾脏损害所致。

3. 氨基比林与白细胞减少症

氨基比林是 1893 年合成的一种解热镇痛药,1897 年开始在欧洲上市,约 1909 年进入美国市场。1922 年以后,德国、英国、丹麦、瑞士、比利时和美国等国家逐渐发现,许多服过此药的人出现口腔炎、发热、咽喉痛等症状,临床检验结果为白细胞减少症、粒细胞减少症,调查证明两者有因果关系。最终证实,氨基比林可导致粒细胞缺乏。从 1931 年到 1934 年,仅美国一个国家死于氨基比林引起白细胞减少症的就有 1 981 人,欧洲死亡 200 余人。

1938 年,美国决定把氨基比林从合法药品目录中取消,1940 年以后,该国白细胞减少症患者迅速减少。在丹麦,从 20 世纪 30 年代起就完全禁用该药,1951 年至 1957 年调查时,没有再发生由氨基比林引起的粒细胞减少症和白细胞减少症。1982 年,我国卫生部也以(82)卫药字 21 号文公布淘汰氨基比林针剂、氨基比林片剂、复方氨基比林(含乌拉坦)针剂和复方氨基比林片剂(凡拉蒙)。

4. 碘二乙基锡与中毒性脑炎综合征

1954 年,巴黎附近一个小镇的药房,自己研制生产一种含二碘二乙基锡的抗感染药物,治疗化脓性感染。使用后发现有 270 多人出现头痛、呕吐、痉挛、虚脱、视力丧失等中毒性脑炎的症状,死亡 110 人。这是一起未经毒理试验评价所带来的严重教训,锡本身无毒,但当与有机碘结合后,就会变成剧毒物质。

5. 氯碘羟喹与亚急性脊髓视神经病

氯碘羟喹是 1933 年上市的抗阿米巴药物,后来发现它能防治旅行者腹泻,迅速风行许多国家,包括日本。50 年代后期,日本医生发现有许多患者患亚急性脊髓视神经病(简称 SMON 病),患者出现双足麻木、刺痛、无力、瘫痪、失明等症状。由于各地报告的类似病例越来越多,日本厚生省于 1967 年拨出专款,成立专门委员会对该病的病因进行流行病学调查,委员会里包括微生物学、药理学、神经病学、神经病理学、流行病学、统计学及其他临床学科等方面的专家 64 人。4 年以后,到 1971 年,才查清氯碘羟喹与 SMON 病的因果关系。据统计,日本各地因服用此药而患 SMON 病的 11 000 余人,死亡数百人。

6. 己烯雌酚与少女阴道癌

己烯雌酚也是一种广泛用于治疗先兆流产的药物。1966—1969 年间,美国波士顿市妇科医院在短时间里遇到 8 个十多岁的女患者患有阴道癌,比同年龄组 20 世纪以来报道的阴道癌总数还多。通过流行病学调查,证明这种情况与患者母亲在怀孕期间服用己烯雌酚保胎有关,服药妇女所生的女儿患此癌的危险性比不服此药的大 132 倍。

在发现这 8 个病历以后,其他医院也陆续有相关报道。到 1972 年,各地共报告 91 名 8～25 岁的阴道癌病历,其中 49 名患者的母亲在怀孕期间肯定服用过己烯雌酚。这个案例说明,己烯雌酚的这种不良反应要在几年、十几年甚至二十年后在下一代身上才暴露出来。

四、药品不良反应报告制度

1. 国家实行药品不良反应报告制度

在药品上市前,制药厂家必须提供动物实验和临床试验的数据,证明申报产品的安全与有效。药品监督管理部门必须组织专家评审资料的质量,以确定报来的资料能否证明药品的安全与有效。药品上市后由药品监督管理部门组织上市后监测,它将涉及用药的患者、处方医生及配方药师等。因此,制药企业、药品监督管理部门、患者、医生及药师等对药品的安全性都有责任。所以说药品的安全性是生产企业、药品监督管理部门、医生、药师及患者共同承担的责任。

《药品管理法》第七十一条规定:国家实行药品不良反应报告制度。药品生产企业、药品经营企业和医疗机构必须经常考察本单位所生产、经营、使用的药品质量、疗效和反应。发现可能与用药有关的严重不良反应,必须及时向当地省、自治区、直辖市人民政府药品监督管理部门和卫生行政部门报告。具体办法由国务院药品监督管理部门会同国务院卫生行政部门制定。

对已确认发生严重不良反应的药品,国务院或者省、自治区、直辖市人民政府的药品监督管理部门可以采取停止生产、销售、使用的紧急控制措施,并应当在 5 日内组织鉴定,自鉴定结论做出之日起 15 日内依法做出行政处理决定。

该条是关于国家实行药品不良反应报告制度和药品监督管理部门对已确认发生严重不良反应的药品采取紧急控制措施、组织鉴定、做出行政处理决定的规定。其中阐明:

(1) 药品不良反应报告制度的实施主体是药品生产企业、经营企业和医疗机构,报告药品不良反应是上述单位的法定义务。因此,这些单位应当设置机构或配备专业人员,经常性地考察药品的质量、疗效和反应,将药品不良反应报告制度作为本单位的一项常规性工作,按照法定程序和要求执行。药品不良反应报告制度的监督主体是国务院和省、自治区、直辖市人民政府的药品监督管理部门、卫生行政部门及其药品不良反应监测中心。

(2) 药品生产企业、药品经营企业、医疗机构发现可能与本单位生产、经营、使用药品有关的严重不良反应,必须及时向当地省、自治区、直辖市药品监督管

表 14-1　国外药害事件列表分析

序号	发生时间	事件名称	品　种	造成的影响	原 因 分 析	对 政 策 影 响
1	1937 年	磺胺(二甘醇)药害事件	"万能磺胺"	造成至少 107 人死亡,其中大部分是儿童	使用工业用二甘醇	国会于 1938 年 6 月通过《食品、药品和化妆品法》。从此,美国法规要求新药必须经过 FDA 安全性检查,批准后方可合法上市
2	1957—1962	反应停事件	沙利度胺,最初由德国 Chemie Gruenenthal 制药公司推出,用于治疗孕早期妊娠呕吐	约 1 万到 1.2 万名因母亲服用反应停而导致出生缺陷的"海豹儿"	未进行致畸毒性试验	美国和当时西欧各国纷纷修改了新药试验内容,即增添了"三致试验"(致癌、致畸、致基因突变)项目;德国在 1976 年制定了欧洲最早的关于药品责任的专门立法——《药品伤害法》;德国于 1978 年 1 月 1 日施行新的《药品法》;美国于 1962 年通过了 Kafauver-Harris 药品修正案,提出了一系列对药物安全性证明的要求
3	1978—1987	白百破疫苗事件	白百破疫苗是指白喉、破伤风、百日咳三合一(DTP)疫苗	792 起	疫苗不良反应	美国政府于 1986 年制定了《国家儿童疫苗接种伤害法案》(NCVIA);美国国会 1988 年 10 月 1 日通过"国家疫苗伤害赔偿计划"(VICP)

续　表

序号	发生时间	事件名称	品　种	造成的影响	原因分析	对政策影响
4	1941年上市。20世纪70年代开始发现	己烯雌酚事件	己烯雌酚(DES)是人类第一个人工合成雌激素类药物	数以百万计的母亲所生女儿随时都可能发生阴道癌	未知的严重的不良反应。服药母亲的女儿阴道癌的发病率高达30%~90%	美国法律体系中的著名案例——《因果关系的证明和市场占有率的责任》
5	1992年美国上市	替马沙星事件	替马沙星是美国雅培公司开发的第三代喹诺酮类广谱抗菌药	3个月内，FDA收到318份不良反应报告	未知的严重的不良反应	瑞典乌普萨拉的监测中心提出了"药学警戒"(pharmacovigilance)这一术语
6	1974年始	HIV病毒污染Ⅷ因子事件	Ⅷ因子浓缩剂替代治疗	上万人感染	未知。未说明血液制品来自于高危人群的有偿献血	中国："批批检"
7	近10年	麻黄碱事件	麻黄碱	FDA收到超过1.6万份投诉；美国约有数百万青少年服用冰毒(甲基安非他明)	药物滥用。长期大剂量使用麻黄碱会导致中毒，可引起药物成瘾及耐受	1997年6月，FDA提议要求含麻黄碱的减肥食品标示"有害健康，不得连续使用"。2003年2月，FDA发布强制性措施，加强对减肥食品的管理。2004年2月6日，FDA禁止销售含麻黄碱的减肥食品。2007年9月30日，FDA规定含麻黄素(伪麻黄素)药品零售商应建立"合账"

续 表

序号	发生时间	事件名称	品　　种	造成的影响	原 因 分 析	对 政 策 影 响
8	1963—1997	芬氟拉明与右芬氟拉明事件	芬氟拉明、右芬氟拉明由法国施维雅、美国惠氏和Interneuron公司	收到几百例对心脏和肺部损伤报告。全球约有7 000万人曾服用	FDA没有批准过联合用药。心血管系统的严重不良反应	
9	1997—2001	拜斯亭事件	西立伐他汀，是由德国拜耳公司生产的一种降血脂（特别是降胆固醇）的他汀类药物	约600万名患者服用过，老年人占多数。全球共有52例死亡报告	未知的严重的不良反应。横纹肌溶解甚至导致死亡	
10	1999—2004	万络事件	罗非昔布是默克公司研制的环氧化酶2（COX-2）抑制剂	上市以来的5年多的时间里，服用人数超过8 000万，上市销售的国家逾80个	未知的严重的不良反应。服用万络确定的患者中发生的心血管事件的相对危险性增加	

理部门和卫生行政部门报告。这里的"严重不良反应"是指有下列情形之一的：① 因服用药品引起死亡；② 因服用药品引发癌症或致畸；③ 因服用药品损害了重要生命器官，威胁生命或丧失正常生活能力；④ 因服用药品引起了身体损害而导致住院治疗；⑤ 因药品不良反应延长了住院治疗时间。这里的"及时"是指一般情况下必须在严重不良反应出现后 24 小时内报告。

（3）对已确认发生严重不良反应的药品可以采取停止生产、销售和使用的紧急控制措施。一方面是为了有效防止该药品使用范围继续扩大而可能导致使用该药品后发生严重不良反应人群的增多；另一方面是药品监督管理部门在采取紧急控制措施期间，可以迅速组织有关专家对此进行鉴定，以利进一步做出行政处理决定。行政处理决定包括以下两种情况：① 经过权衡利弊，以最大可能保证用药者安全为前提，在可控的条件下继续使用该药品，如采取修改说明书、调整用法用量、增加注意事项和给予特别警示等措施后时即可撤销对该药品的紧急控制措施；② 经过鉴定后认为继续使用该药品不能保证用药者安全的，或者有其他更安全的同类药品可以取代的，可依照本法第四十二条的规定，由国务院药品监督管理部门撤销该药品的批准文号或者进口药品注册证书；已经生产或进口的，由当地药品监督管理部门监督销毁或处理。采取紧急控制措施应当由国务院药品监督管理部门制定相应的程序和办法。按照法定要求，药品监督管理部门在采取紧急控制措施后 5 日内（含法定节假日）组织鉴定，即在 5 日内必须进入鉴定程序，自作出鉴定结论起 15 日（含法定节假日）内依法做出行政处理决定。

2. 药品不良反应管理机构和职责

国家食品药品监督管理总局主管全国药品不良反应报告和监测工作，地方各级药品监督管理部门主管本行政区域内的药品不良反应报告和监测工作。各级卫生行政部门负责本行政区域内医疗机构与实施药品不良反应报告制度有关的管理工作。地方各级药品监督管理部门应当建立健全药品不良反应监测机构，负责本行政区域内药品不良反应报告和监测的技术工作。2011 年 5 月 4 日颁布实施的《药品不良反应报告和监测管理办法》中明确规定：

国家食品药品监督管理局负责全国药品不良反应监测管理工作，并履行以下主要职责：① 与卫生部共同制定药品不良反应报告和监测的管理规定和政策，并监督实施；② 与卫生部联合组织开展全国范围内影响较大并造成严重后果的药品群体不良事件的调查和处理，并发布相关信息；③ 对已确认发生严重药品不良反应或者药品群体不良事件的药品依法采取紧急控制措施，做出行政处理决定，并向社会公布；④ 通报全国药品不良反应报告和监测情况；⑤ 组织检查药品生产、经营企业的药品不良反应报告和监测工作的开展情况，并与卫生部联合组织检查医疗机构的药品不良反应报告和监测工作的开展情况。

省、自治区、直辖市药品监督管理部门负责本行政区域内药品不良反应报告和监测的管理工作,并履行以下主要职责:① 根据本办法与同级卫生行政部门共同制定本行政区域内药品不良反应报告和监测的管理规定,并监督实施;② 与同级卫生行政部门联合组织开展本行政区域内发生的影响较大的药品群体不良事件的调查和处理,并发布相关信息;③ 对已确认发生严重药品不良反应或者药品群体不良事件的药品依法采取紧急控制措施,做出行政处理决定,并向社会公布;④ 通报本行政区域内药品不良反应报告和监测情况;⑤ 组织检查本行政区域内药品生产、经营企业的药品不良反应报告和监测工作的开展情况,并与同级卫生行政部门联合组织检查本行政区域内医疗机构的药品不良反应报告和监测工作的开展情况;⑥ 组织开展本行政区域内药品不良反应报告和监测的宣传、培训工作。

五、副作用的分类

1.“良性副作用”——指对机体有利的副作用

既然副作用只是药物选择性低而产生的,因此对某些药物而言,副作用与治疗作用是可以相互转化的。例如,目前在全球广泛应用的治疗男性性功能障碍的药物西地那非,其最初是用来治疗冠心病的。对于冠心病患者而言,则其促进阴茎勃起的功能是副作用,因其与治疗目的无关。但这一副作用并不一定是有害的。对于男性性功能障碍患者而言,则其扩血管促进血压下降的作用为副作用。米诺地尔是治疗高血压的药物,其典型的副作用是促进毛发生长。对高血压患者而言,则其促毛发生长作用为副作用;对于脱发患者而言,则其促毛发生长作用为治疗作用,而其降血压作用为副作用。

阿托品为 M 受体阻断剂,对于患胃肠痉挛的患者而言,其引起的口干、扩瞳作用为副作用;对于流涎的患者而言,扩瞳、舒张胃肠平滑肌的作用为副作用。氯苯那敏作为抗组胺药,其副作用之一是催眠。对于睡眠不好的患者而言,晚上服用则正好对其有利。

2.“无关副作用”——指对机体无利但也无害的副作用

对机体的无害作用通常是指一些对机体没有实质性损伤,仅仅是属于一些轻微的不适的反应。如前所述,高血压患者服用米诺地尔后毛发生长,充其量也只是有点影响美观,对机体并无伤害。又如,金刚烷胺既可抗流感病毒又可抗帕金森氏症。对于帕金森氏症患者来说,其抗流感病毒的作用是无害的,在患者恰好患流感的情况下则是有利的。这样的作用并不影响机体的功能。因此,这一类型的副作用其实也不属于“不良反应”。

3. "不良副作用"——指对机体有害的作用

这一部分实质上相当于当前药理教科书中所述的"副作用",即归入到"不良反应"中的副作用。例如,氨基糖苷类抗生素的典型副作用是肾毒性和耳毒性。这样的副作用是无论如何都不可能对机体有利,也不可能转化为治疗作用。这样的副作用与前面所述的副作用是有本质区别的。因此,这一类型的副作用其实完全属于"不良反应"。

药物的选择性和二重性是药物作用的两个截然不同的范畴。药物的选择性不高不一定对机体不利,这要看疾病的具体情况。药物的二重性则着重于药物对机体的作用是否有利,多数情况下选择性高较好,但少数情况下选择性低反而更好。例如,阿托品是治疗有机磷酸酯类药物中毒的首选 M 受体阻断剂。因为有机磷中毒引起的 M 受体激动作用范围很广,正需要低选择性而作用广泛的 M 受体阻断剂来治疗。如果采用山莨菪碱或东莨菪碱,则其效果不及阿托品。

六、副作用带来的意外惊喜：新药发现

1. 西地那非——从副作用中发现的新用途

西地那非由美国辉瑞制药公司研发,最早是作为一个用于治疗心血管疾病的 5-磷酸二酯酶抑制剂而进入临床研究的。研究者希望西地那非能够通过释放生物活性物质一氧化氮舒张心血管平滑肌,达到扩张血管缓解心血管疾病的目的。但是临床研究显示,西地那非对心血管的作用并不能达到研究人员的预期,作为一个心血管药物,西地那非的表现是令人失望的,无法成长为一个成功的治疗药物。但是临床医生偶然发现了该药的副作用——改善男性患者的性功能作用。在经辉瑞高层许可后,研究人员就西地那非对阴茎海绵体平滑肌的作用展开了研究,并于 1998 年 3 月 27 日获得美国联邦食品和药品管理局的上市许可,成为令辉瑞公司名声大噪的一个产品。该药是从良性副作用中发现的新的药效作用,正是对副作用的研究使得该新药起死回生,并且畅销全球。

西地那非的副作用治疗 ED 的药效学：在性刺激时,阴茎海绵体非肾腺素能非胆碱能神经元以及血管内皮细胞一氧化氮合成酶催化左旋精氨酸合成一氧化氮,后者激活鸟苷酸环化酶使环磷酸鸟苷合成增加,继而引起阴茎海绵体平滑肌和小动脉平滑肌的松弛,血液注入阴茎海绵窦,使阴茎勃起。同时环磷酸鸟苷又受磷酸二酯酶的水解。西地那非（Viagra）是高度选择性磷酸二酯酶 5（PDE5）抑制剂,PDE5 在阴茎海绵体中高度表达,而在其他组织中（包括血小板、血管和内脏平滑肌、骨骼肌）表达低下。西地那非通过选择性抑制 PDE5,增强一氧化氮（NO）- cGMP 途径,升高 cGMP 水平而导致阴茎海绵体平滑肌松弛,使勃起功能障碍患者对性刺激产生自然的勃起反应。

2. 沙利度胺——从灾难性副作用到新药发现

沙利度胺(Thalidomide)即反应停是一个众所周知而又令人心惊胆战、后怕无穷的药物。1953 年首先由西德一家制药公司合成,1956 年进入临床并在市场试销,1957 年获西德专利,作为镇静剂和止痛剂,用于治疗早孕期间的孕吐反应。该药有很好的止吐作用,对孕妇无明显毒副作用,相继在 51 个国家获准销售。1959 年 12 月,首先报告了一例女婴的罕见畸形,婴儿没有臂和腿,手和脚直接连在身体上,很像海豹的肢体,故称为"海豹儿"。随后全世界 30 多个国家和地区共报告了"海豹胎"一万余例,各个国家畸形儿的发生率与同期反应停的销售量呈正相关。调查研究发现,导致这些畸形儿的罪魁祸首就是当时风靡全球的沙利度胺。然而,科学家并未全盘否定沙利度胺,继续对它进行深入研究,特别是在免疫、抗炎、抗血管生成的药理和一些疑难病症上的临床治疗研究中取得了令人欣喜和鼓舞的结果,从而使人们对沙利度胺又有了新的认识。

1) 沙利度胺的免疫调节及抗炎作用

通过对数十种不同种属动物进行的致畸试验表明,反应停对大约 15 个种属的动物有不同程度的致畸作用,并且致畸作用有明显的种属差异。药理学研究表明沙利度胺显示出具有免疫调节活性,抑制 TNF-α 合成并在麻风性结节性红斑(ENL)的治疗中展示效力。研究者提出沙利度胺造成的异常肢体发育源于其抗血管生成特性的设想,并随后证明沙利度胺具有抑制碱性成纤维细胞增长因子(bFGF)介导的血管生成以及对 T 细胞共激活的活性。由于它的这些作用,沙利度胺现在被认定为免疫调节药物。另外,沙利度胺通过下调细胞黏附因子的水平来减少白细胞的外渗,降低白细胞表面整合素亚基的合成,抑制白细胞的移行和黏附,从而减轻炎症反应。后来因发现沙利度胺对麻风结节性红斑患者有快速的抗炎作用以及疗效,此结论也随之被证实对 90% 麻风结节性红斑患者有效。在 1998 年沙利度胺通过了美国 FDA 审查并推荐应用于麻风结节性红斑。

2) 沙利度胺的抑制血管生成及抗肿瘤作用

一些细胞因子如血管内皮生长因子和成纤维细胞因子,均是血管生成的刺激剂,他们和特异性受体结合刺激信号转导,引起内皮细胞的增殖。沙利度胺能够减少他们的分泌,从而抑制血管生成。肿瘤的转移和细胞的恶变与肿瘤细胞和血管内皮细胞的粘连、血管的生成有关。研究发现,沙利度胺不仅抑制血管生成,而且能减少整合素亚基的合成,这也是其抗肿瘤的机制之一。最新研究还表明,沙利度胺可通过环氧化物酶 2 途径,而非抑制血管生成的途径来降低瘤内微血管的密度,从而可以抗肿瘤增生。在 2006 年,美国 FDA 又审查并且通过了沙利度胺可以治疗 Multiple myeloma(简称 MM,又叫多发性骨髓瘤或骨髓瘤)。

3. 米诺地尔——从副作用中发现的新用途

米诺地尔(Minoxidil)是由普强公司在 20 世纪 60 年代率先推出的钾通道开放剂,具有强烈的扩张血管作用,主要用于治疗重度、顽固性高血压。临床发现服药超过 1 个月的患者可出现不同程度的多毛症。1996 年美国食品药品管理局(FDA)批准普强公司生产米诺地尔搽剂用于治疗斑秃和雄激素性脱发,随后,法国和英国等欧洲国家也开始上市销售,近年我国也有 5% 和 2% 的米诺地尔制剂用于临床。

米诺地尔为钾通道开放剂,能直接松弛血管平滑肌,有强大的小动脉扩张作用,使外周阻力下降,血压下降,而对容量血管无影响,故能促进静脉回流。同时,由于反射性调节作用和正性频率作用,可使心输出量及心率增加,但不引起体位性低血压。其作用机制可能是由于在体内代谢成米诺地尔 N－O 硫酸盐,后者增加血管平滑肌细胞膜对 K^+ 的通透性,促进细胞内 K^+ 外流,引起血管平滑肌细胞膜超极化,从而使血管平滑肌松弛和血压下降。

米诺地尔是治疗高血压的血管扩张剂,但其治疗脱发的机制,并不主要是扩张血管的作用。其作用机制可能有以下几种:

(1) 刺激毛囊上皮细胞的增殖和分化:将正常人的毛囊上皮细胞在不同浓度的米诺地尔液中培养,在微摩尔浓度时米诺地尔可刺激毛囊上皮细胞增殖。米诺地尔硫酸盐是刺激毛发生长的活性代谢物,而硫酸转移酶的活性在毛囊中比表皮和真皮中高。动物实验显示:米诺地尔可以增加真皮乳头、毛母质、外毛根鞘和毛周围纤维细胞合成的数量,从而延长毛发生长期,促进毳毛向终毛转化。

(2) 促使血管生成,增加局部血液供应:实验表明,米诺地尔呈剂量依赖性增加血管内皮细胞生长因子 mRNA 及其蛋白的表达,从而促进真皮乳头血管形成,增加局部血液供应。

(3) 开放钾通道:钾通道开放是调节毛发生长的重要步骤,动物模型的体内外实验均显示米诺地尔是钾通道激活剂,可增加钾离子的通透性,阻止钙离子流入细胞内,结果导致细胞中游离钙离子浓度下降,而有钙离子时,表皮生长因子抑制毛发生长。

4. 其他药物

阿司匹林:长期广泛用于感冒发热、头痛、神经痛、关节痛、月经痛等的治疗,是风湿、类风湿性关节炎的首选药,但在用于临床验证的过程中,发现它有抑制血小板聚集的副作用,便将其用于防止血栓形成,预防心绞痛、心肌梗死的发生与脑血栓生成,还普遍用于心脏手术前给药。

普萘洛尔:又名心得安,它能减慢传导,降低窦房结的自律性,治疗室上性及窦性心动过速,主要用于抗心律失常,但同时它对β受体有阻滞作用,能减弱心肌收缩力,减少心输出量,还具有减少肾素分泌的副作用,所以临床上将其用于降血压,是一种作用平稳的降压药,尤其适合心律较快或伴有心绞痛的高血压患者。

帕罗西汀:帕罗西汀是一种选择性血清素再吸收抑制剂,在临床应用发现,帕罗西汀能使更年期妇女热潮红的发生次数减半。试验显示,更年期妇女每天服用 12.5 毫克相对低剂量的帕罗西汀,平均每天发生热潮红的次数可从 7.1 次降到 3.8 次。

异丙嗪:又名非那根,为阻胺受体阻断药,具有较好的抗过敏作用,常用于皮肤黏膜过敏、荨麻疹、血管神经性水肿等,对药疹、接触性皮炎、过敏性鼻炎均有效,并用于抗晕动及止吐。而其有抑制中枢的副作用,于是利用它能抑制延髓咳嗽中枢的反射这种作用特点,将其用于止咳,如常用的非那根止咳糖浆。

米索前列醇:又称息隐或 Ru486,原是一种胃黏膜保护药,后来发现米非司酮具有抗排卵、抗着床、扩张和软化宫颈的作用,便将其作为一种抗孕激素药而用来流产。

硫酸镁:又名泻盐,为容积性泻药,能阻止肠道内水分的吸收,刺激肠壁,反射性地引起肠蠕动而导泻。但在用于临床验证的过程中,发现口服其高浓度溶液,能导致胆总管括约肌松弛、胆囊收缩、促进胆汁排出而呈现利胆作用,用来治疗胆石症、慢性胆囊炎、阻塞性黄疸。若采用静脉点滴注射,则利用其中枢抑制的副作用来抗惊厥,尤其对子痫的惊厥有良好的救治效果,因它能松弛骨骼肌。

思考和讨论

(1)为什么没有在上市前发现药品的不良反应?

(2)是否发现了不良反应的药品就不能使用了呢?

第十五讲　药品安全规制的演进

> 毫无疑问,我们已知的东西远远少于无知。
>
> ——威廉·哈维(*William Harvey*,1578—1657)

案例:"欣弗"药害事件

2006 年 8 月 3 日,卫生部连夜发出紧急通知,要求全国各医疗机构停用上海华源股份有限公司安徽华源生物药业有限公司生产的商品名为"欣弗"的克林霉素磷酸酯葡萄糖注射液。原因是青海、广西、浙江、黑龙江和山东等省、自治区陆续出现部分患者使用该公司生产的克林霉素磷酸酯葡萄糖注射液(又称欣弗)后,出现胸闷、心悸、心慌、寒战、肾区疼痛、腹痛、腹泻、恶心、呕吐、过敏性休克、肝肾功能损害等临床症状,已经严重威胁到使用药品患者的生命健康。

2006 年 8 月 15 日,国家食品药品监督管理局召开新闻发布会,通报了对安徽华源生物药业有限公司生产的克林霉素磷酸酯葡萄糖注射液(欣弗)引发的药品不良事件调查结果。经过调查查明,安徽华源生物药业有限公司违反 GMP 规定生产,是导致这起不良事件的主要原因。国家食品药品监督管理局会同安徽省食品药品监督管理局对安徽华源生物药业有限公司进行现场检查。经查,该公司 2006 年 6—7 月生产的克林霉素磷酸酯葡萄糖注射液未按批准的工艺参数灭菌,降低灭菌温度,缩短灭菌时间,增加灭菌柜装载量,影响了灭菌效果。经中国药品生物制品检定所对相关样品进行检验,结果表明,无菌检查和热源检查不符合规定。该不良事件最终导致十余人死亡。

一、发达国家药事法律制度的历史沿革

鉴于药品的特殊性,世界各国政府对药品都采取严格管制的态度,强调依法治药,加强药事立法,树立了确保药品安全有效的立法宗旨。应当注意的是,这是各国在经历了曲折复杂的药学实践的基础上才得出的经验和教训的总结,特

别是欧美等西方发达国家在 20 世纪经历了多次惨重的药物灾难事件的悲剧之后，才促使国家进一步采取法治手段，对药品加强监督管理，并不断完善药事法律制度。世界卫生组织(WHO)等国际性组织更是不遗余力地将西方发达国家药事立法的经验向其他国家进行推荐，使 GMP、GLP 等药事技术性规范得到普遍的推广，成为药品监督管理的国际惯例。本讲以美国、英国和日本为例，介绍西方发达国家药事立法的发展历程。

1. 美国药事法律制度的历史沿革

美国是世界上药学事业最发达的国家之一，美国的药事法律制度诞生于 19 世纪至 20 世纪初，当时的美国社会开始向工业化社会过渡，医药工业也随之迅速发展，但是，现代医药科学还处于摇篮时期，当时的药品对大多数疾病毫无作用，市场上大量充斥着所谓的"专利药品"。1848 年美国国会通过了《药品进口法案》(Drug Importation Act)，禁止伪劣药品输入美国，并正式认可美国药典(USP)作为官方药品标准规范。1906 年美国国会通过了美国第一部联邦药品法律《纯净食品和药品法》(Pure Food and Drug Act，简称 PFDA)，由美国农业部化学局负责执行。该法案主要针对当时掺假的食品、药品充斥市场的情况，明确规定禁止掺假或冒牌的食品、药品的州间贸易。掺假药是指已列入 USP 但不符合 USP 标准规范的药品，冒牌药是指药品的标签不符合规定的药品。该法案同时授权美国农业部化学局查封或没收违法产品和惩处犯罪来制止违法者。该法的缺陷之处在于并不要求制造商在药品上市前证明所用成分的安全性和有效性，不对药品药效的宣传做任何限制，只是让药品标签提供更多的信息，消费者遵循"行为者当心"(caveat emptor)的原则自负其责。针对 1906 年 PFDA 的缺陷，1912 年国会通过了《Sherley 修正案》，禁止在药品标识上进行欺诈性的夸大宣传，但是，该修正案仍然没有彻底解决虚假药品广告宣传的问题。

1930 年，化学局正式更名为食品药品监督管理局(Food and Drug Administration，FDA)，随后 1937 年美国发生了"磺胺酏剂事件"，酿成了 107 人死亡的悲剧，促使美国国会于 1938 年通过并颁布《食品、药品和化妆品法》(Food，Drug and Cosmetic Act，FDCA)，替代了原来的 PFDA。

1937 年，美国一家公司的主任药师瓦特金斯(Harold Wotkins)为使小儿服用方便，用二甘醇代替酒精做溶媒，配制色、香、味俱全的口服液体制剂，称为磺胺酏剂，未做动物实验，在美国田纳西州的马森吉尔药厂投产后，全部进入市场，用于治疗感染性疾病。当时的美国法律是许可新药未经临床实验便进入市场的。到这一年的 9—10 月间，美国南方一些地方开始发现患肾功能衰竭的患者大量增加，共发现 358 名患者，死亡 107 人(其中大多数为儿童)，成为 20 世纪影响最大的药害事件之一。1937 年的"磺胺酏剂事件"促使美国国会通过《食品、药品和化妆品法》(Food，Drugs，and Cosmetic Act，FDCA，1938)，对西方药学产生了重大影响。

FDCA 要求：在 1938 年后所有的新药在投放市场之前应当向 FDA 提供安全性证明，提交新药申请(New Drug Application，NDA)，经 FDA 批准后方可合法上市；当老药品新剂型投放市场前，其处方、标签和广告均需经 FDA 审查批准；含麻醉药的药品应标出"此药成瘾性"的警示语；建立工厂检查制度。该法还首次将化妆品和医疗器械的管理纳入法律管辖范围。但是 1938 年 FDCA 仅强调了药品的安全性，未强调药品的有效性，导致后来一大批疗效不确切的药品上市，它对新药申请的审查尺度也非常宽松，遵循"原则上允许，例外禁止"的原则，新药审批的底线是通过，除非发现重大问题。

1961 年，前联邦德国发生的"反应停事件"造成的药害灾难震惊了世界。由于 1938 年 FDCA 的实施，美国政府加强了对新药上市前的安全审查，"反应停事件"在美国基本未发生，但它产生的影响仍然促使美国国会对 1938 年 FDCA 进行了修改。1962 年美国国会通过《Kefauver Harris 修正法案》，修改了 1938 年 FDCA 的有关条款，首次规定在新药上市前，药品制造商不仅要向 FDA 提供安全性证明，而且还要提供产品药效证明材料，即保证药品的安全性和有效性。该修正案还明确要求：制药企业应执行药品生产质量管理规范(Good Manufacturing Practice，GMP)；发布处方药广告必须经过 FDA 的审批；新药研究者在进行临床试验以前，应提交研究用新药申请(Investigational New Drug Application，IND)，还应承诺保护受试者的安全。根据该法案，FDA 委托专家对已上市药品的有效性开展了全面审查，淘汰了其中 600 多种药品。

新法案将处方药品广告管理的权限从联邦贸易委员会转移到了 FDA，对所有新药和老药都提出了有效性证据的要求，要求在药品标签上披露不良反应信息，药品公司应保留所有自己药品的不良反应记录。FDA 有权力将已上市的被认为缺乏安全性或者有效性"实质性证据"的药品撤出市场。同时 1962 年之前批准的药品，都应符合新的药品有效性标准。

1962 年之后，FDA 要求药品研究专题负责人先提交一份研究用新药申请(Investigational New Drug，IND)表格，其中包含了药品标准、临床前的动物和组织实验以及人体临床实验研究方案。在这个 IND 表格中，专题负责人应承诺向 FDA 报告任何形式的不良反应，并将每年研究进展报告给 FDA。在 FDA 接到 IND 申请后，如果没有反对意见，那么专题负责人就可以开始进行三期药物试验：Ⅰ期，对健康志愿者的毒理、代谢、吸收、消除、剂量范围和其他药理作用的研究；Ⅱ期，在一定范围内对患者的临床试验，以对药物的安全性和有效性加以验证；Ⅲ期，由执业医师实施的更大规模的临床试验。三期试验都完成之后，

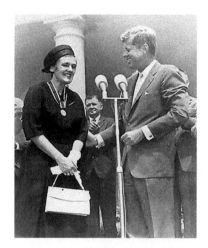

图 15 - 1 肯尼迪总统在白宫授予凯尔西勋章

专题负责人应递交包括所有药物安全性和有效性资料在内的新药申请（New Drug Application，NDA）。

FDA 医学部官员弗朗西斯·凯尔西阻止了反应停在美国的批准，因此避免了成千上万的畸形婴儿在美国诞生，为此肯尼迪总统于 1962 年 8 月 7 日授予她最高荣誉的杰出联邦公民服务勋章（Medal for Distinguished Federal Civilian Service），如图 15 - 1 所示。

《Kefauver Harris 修正法案》的颁布是美国药事立法进程中的里程碑式的事件，随后，美国政府不断加强对药品的监管，形成了一整套国际上公认的科学管理药品的法律制度，使美国的药事法体系日臻完善，如今，美国以 FDCA 为药事基本法，以《正确包装和标签法案》(The Fair Packaging and Labeling Act)、《特殊药物管理法案》(The Controlled Substances Act)、《标准州药房法》(The Model State Pharmacy Act and Model Regulationof the National Association of Boards)、《药品价格竞争和专利期恢复法案》(Drug Price Competition and Patent Term Restoration Act)、《公共卫生服务法案》(The Public Health Service Act)、《医疗器械安全法案》(Safe Medical Devices Act)等法为外周层法律，构成了一个层次分明，体系缜密的药事法体系。

2. 英国药事法律制度的历史沿革

英国很早就通过制定药事法律来管理药品及其药学实践活动，1540 年英国法律授权任命四名伦敦医生为检查员，对"药商、药品和原料"进行检查，以保护消费者免受不法药商的欺骗。17 世纪早期成立的伦敦药剂师协会于 1841 年成为大英药学会，即英国皇家药学会，提出了控制毒药零售供应的法规和药剂师注册的规定。1859 年，英国议会制定通过了《药品、食品法规》，该法明确了对"商人制造出售掺假药物者须给予严厉惩罚"的规定。同年对英国药典的出版作了法律的规定。1925 年在治疗药物法规中提出了对"生物制品"管理的要求，这个法规还规定了对药品生产者的登记注册及对审批产品质量的检查。1961 年的"反应停"事件使英国也深受其害，这一教训引起了英国社会的广泛关注，从政府到公众都认识到制定法律加强药品管理的重要性。1963 年英国成立了药物安全委员会。1968 年英国议会通过颁布了《药品法》(The Medicines Act，1968)，也称为《1968 年药品法》。该法规定有关在英国药品生产、销售、供应或进口都必须具有相关的执照,临床试验的证书或豁免材料,否则为非法,同时还系统地规定了核发执照的程序和要求。

3. 日本药事法律制度的历史沿革

日本的药事法律制度起源于 19 世纪,1847 年,《医务工作条例》颁布,此法律主要明确了药品调剂的原则,对医师调配药品作出规定。1884 年《医药条例》颁布,1925 年,《药剂师法》从《医药条例》中分离出来的,后发展成为 1943 年的旧《药事法》。1948 年日本立法机构对旧《药事法》做了进一步的修订,修订后的《药事法》涵盖了对化妆品和医疗用具的管理。日本也是"反应停事件"的受害国家之一,痛定思痛之余,日本厚生省在 1967 年采取了严格审批新药上市,实行药品再评价以及强制制药企业向国家管理当局报告不良反应等措施,加强对药品的监督管理。

20 世纪 60 年代在日本发生了"SMON 事件",再一次引起了日本各有关方面对药事立法的关注。1977 年 12 月厚生省药物局颁布了《药品副作用受害救济制度试行草案》。1978 年 7 月,日本厚生省发表了《药事法》修改要点后,于1979 年 8 月作为政府提案向第八十八届国会提出。国会于 9 月 7 日通过《药事法》修订案,一年后开始施行,修订案进一步把确保药品的质量、有效性、安全性作为自己的宗旨。

至今,日本国会批准颁布的现行药品管理的法律除《药事法》外,主要的还包括《药剂师法》《麻醉药品控制法》《阿片法》《大麻控制法》《兴奋剂控制法》《药品不良反应受害者救济、研究开发、产品评审组织法》等。

1) 组织系统

根据日本《药事法》,药品和药事监督管理层次分为中央级、都道服县级和市町村级 3 级。权力主要集中在中央政府厚生劳动省,地方政府为贯彻执行权。为加强药品监管,近些年又成立了"药品和医疗器械综合管理局"等机构,形成一个强大的组织保障系统。

(1) 日本厚生劳动省

2001 年 1 月 6 日,作为政府改组方案的一部分,日本卫生福利部和劳动部合并,成立了日本厚生劳动省(The Ministry of Health, Labor and Welfare, MHLW)。始建于 1938 年的厚生劳动省,一直致力于改善和促进社会福利、社会保障和公共卫生,负责药事管理。药品食品安全局(PFSB)承担该部的主要职责和职能。

(2) 药品食品安全局

药品食品安全局(Pharmaceutical and Food Safety Bureau, PFSB)(除食品安全部外),是日本厚生劳动省的 11 个局之一,它负责临床研究、审查批准药品上市和上市后安全性的监管等。PFSB除负责执行有关药品、准药品、化妆品和医疗器械的有效性和安全性的政策以及医疗机构安全政策外,还负责处理与公众生活和健康直接相关的问题,包括与血液供给、血液制品、麻醉品和兴奋剂管理,并且采取措施努力建设一个没有药品滥用的社会。

(3) 药品和医疗器械综合管理局

2004年4月,通过整合药品和医疗器械评价中心(PMDEC)、药物安全研究机构(OPSR)及日本医疗器械促进协会(JAAME),成立了一个统一管理药品、生物制品及医疗器械的机构,即药品和医疗器械综合管理局(Pharmaceutical and Medical Devices Agency,PMDA)。PMDA是一个独立的管理机构,是日本医药产品管理的基础,主管药品不良反应救济、药品和医疗器械的评审及上市后的安全性再评价和药品安全信息发布、寻找对策等工作。

(4) 药政管理和食品卫生委员会

药政管理和食品卫生委员会(Pharmaceutical Affairs and Food Sanitation Council,PAFSC)充当日本厚生劳动省的咨询顾问机构,并审评和讨论重要药政和食品卫生相关事项。由中央药事理事会(CPCA)和食品卫生调查理事会合并后创建该委员会。

2) 监测和评价系统

日本自1967年开始建立全国药物监测系统(NDMS),到1979年以法律手段确立"药品上市后监测制度(Post-marketing surveillance,PMS)"。上市后监测(PMS)旨在进一步确认药品上市后的有效性和安全性,它包括以下3个方面:不良反应报告制度(ADR reporting system)、再审查制度(reexamination system)和再评价制度(reevaluation system)。

二、我国药事法的历史沿革

在我国历史上,运用法律手段以规范药品管理,已有逾千年的历史。我国古代历代政府都有惩罚贩卖假药陈药,误用药物致人死亡的规定。早在西周时期我国就建立了一整套医药行政管理的法律制度,《周礼·天官冢宰》记载:"医师掌医之政令,聚毒药以供医事"。秦汉时期,设太医令和太医丞掌握医药之政令。到了唐朝,颁布了世界上第一部药典《新修本草》。宋朝设了专管药政的机构"尚药局"为全国最高药政机构。后北宋施行王安石变法,推行新政,按"市易法"设立了国家的药物贸易机构——"官药局",后改为"太平惠民局",这是我国历史上最早的国家药局,也使药品管理纳入国家法制管理的范围,由国家控制药品贸易,实行专营,制止商人投机,对制药实行监管。"太平惠民局"还制定了生产药品的法定标准《太平惠民局合剂局方》。

　　"中华民国"成立后,全面继受西方国家药事法律制度是这一时期药事立法的特点。国民政府照搬美国模式成立了卫生部,负责管理全国医药卫生工作,同时设立药品检验机构负责卫生实验及药品检验工作。1930 年卫生部颁布了《中华药典》,它以美国药典 1926 年版为蓝本,参考英国药典和日本药局方等组织编订而成,收载药物 718 种,先后影印 7 次,未作任何修订。国民政府先后公布了一批药品监督的法律、法规,主要包括:《药师暂行条例》(1929 年)、《管理药商规则》(1929 年)、《麻醉药品管理条例》(1929 年)、《管理成药规则》(1930 年)、《购用麻醉药品暂行条例》(1935 年)、《细菌学免疫学制品管理规则》(1937 年)、《药剂师法》(1944 年)。革命根据地和解放区在中国共产党的领导下,也陆续颁发了一些关于医药卫生方面的法规,为新中国成立后的药事立法奠定了基础。如《药材保管节约条例》(1945 年 4 月 10 日冀晋军区公布)、《药材工作会议的决定》(1946 年 2 月 6 日晋察冀军区训令)、《中西药商管理暂行条例》(1948 年 7 月 9 日东北行政委员会公布)、《管理医药广告暂行办法》(1949 年 8 月 4 日天津市人民政府卫生局发布)。

　　1949 年,伟大的中华人民共和国诞生,我国药事立法开始进入历史发展的新阶段。新中国成立之初,党和政府为了促进药学事业的发展,颁布了一系列的药事规范性文件,为新中国药事法体系的发展做出了初步贡献。1950 年,中央人民政府政务院和卫生部先后颁布了《关于严禁鸦片烟毒的通令》和《关于管理麻醉药品暂行条例的命令》,严格禁止非法种植罂粟、贩卖鸦片和吸食毒品,对麻醉药品实行严格管理。20 世纪 50—60 年代,在《宪法》的指导下,我国政府先后颁布了一系列药事规范性文件,如 1953 年,我国政府颁布了新中国第一部药典,即 1953 年版中国药典,它收载了当时国内已能大量生产和短期内能大量生产的品种,卫生部根据医药生产和医疗需要,也陆续审定了一批部颁药品标准。1963 年卫生部下达了《关于药政管理的若干规定(试行)》,其中专设药品新产品一章,对有关新药审批管理问题做出了规定。从 1954 年到 1966 年,国务院和卫生部制定并发布了上百个法律文件,使我国药学事业逐步从行政管理、技术管理向法制管理过渡。但是,随后的 10 年动乱使我国法制建设遭到严重破坏,药政法规和管理制度被废止,药事立法也就无从谈起。

　　"文革"后,我国药学事业开始进入蓬勃发展的新时期,政府部门恢复、建立和加强了药品监督管理工作,1978 年国务院批准试行的《药政管理条例》中明确规定新药的研制和生产应根据防病治病的需要,在新药研制成功后,科研、生产单位应向省级卫生行政部门报送新药研制的有关资料和样品,经省、市、自治区药品检验所进行核对试验并确定临床质量标准后,由省级卫生行政部门组织临床试验。1984 年 9 月 20 日六届全国人大常委会七次会议通过《中华人民共和国药品管理法》，并规定于 1985 年 7 月 1 日实施。这是新中国历史上第一部真正意义上的药事法律，具有划时代的里程碑意义，它的颁布实施，反映了我国药事法领域向法制化、科学化发展的趋势。1989 年，《中华人民共和国药品管理法实施办法》颁布，使《药品管理法》更加具体化，更具可操作性，并且自此我国药事法开始以法律、法规为核心，以规章为补充的面目出现。随后，从 1984—1998 年，当时的国务院、卫生部、国家医药管理局、国家中医药管理局、国家工商行政管理局和国家计委等政府部门先后颁布了近 300 多个有关药事管理方面的行政法规和部门规章，使我国药事法体系初见端倪。

1998 年，根据国务院机构改革的"三定"方案，我国组建了国家药品监督管理局，由其统一行使原来分散在各个政府部门中的药品监管的权限。国家药品监督管理局成立后，立即着手对原来的药品监督管理的部门规章等规范性文件进行修订，并制定颁布了部分新的药品监督管理的部门规章，如 1998 年版的《药品生产质量管理规范》(GMP) 等部门规章，这些部门规章规范了药品监督执法的程序，强化了药品监督管理职能。

2001 年 2 月 28 日，第九届全国人大常委会正式通过并颁布了《中华人民共和国药品管理法》修正案（以下简称《药品管理法》修正案），并于 2001 年 12 月 1 日正式生效。《药品管理法》修正案在立法理念和立法技术上进一步成熟完备，体现了确保药品安全有效的法律核心价值和依法行政、权责一致的精神，它针对 1985 年《药品管理法》中部分不适应社会主义市场经济体制的内容进行了修订，将十几年来在实践中总结出的一些行之有效的药品监督管理制度加以确认，明确了在 1998 年国务院机构改革中所建立的新的药品监督管理体制的法律地位，授权国务院及其有关部门制定相应行政法规、部门规章和规范性文件的权力，合理地将药品管理法与其他法律制度进行了衔接。2002 年 8 月 4 日，国务院颁布了《中华人民共和国药品管理法实施条例》（以下简称《药品管理法实施条例》），并于 2002 年 9 月 15 日正式生效。《药品管理法实施条例》对《药品管理法》修正案规定的各项药品监督管理的法律制度进行了细化，增强了《药品管理法》修正案的可操作性，对于全面贯彻执行《药品管理法》修正案起到了十分重要的作用。

随后，根据《药品管理法》修正案的授权，国务院、新组建的国家食品药品监督管理局、卫生部、国家工商管理局、国家知识产权局、海关总署、商务部、国家发展和改革委员会等政府部门在本部门的权限范围内相继颁布了大量的行政法规和部门规章，涉及药品的注册申报和审批、生产、经营、使用、进口、价格、广告、知识产权保护以及市场监督等各个环节，一个以《药品管理法》修正案为主体，以数量众多的单行药事行政法规、部门规章及地方药事法规和规章为补充，纵横交错、初具规模的我国药事法体系已初具雏形。

三、我国药品行政监督管理组织体系

1. 药品监督管理行政机构

(1) 国家食品药品监督管理总局。

(2) 省、自治区、直辖市食品药品监督管理局。

(3) 市级食品药品监督管理局。

(4) 区县级食品药品监督管理机构。

图 15-2 为国家食品药品监督管理总局的机构设置。

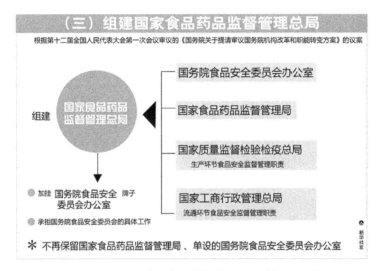

图 15-2　国家食品药品监督管理总局的机构设置

2. 国家食品药品监督管理总局的主要职责

(1) 负责起草食品(含食品添加剂、保健食品,下同)安全、药品(含中药、民族药,下同)、医疗器械、化妆品监督管理的法律法规草案,拟订政策规划,制定部门规章,推动建立落实食品安全企业主体责任、地方人民政府负总责的机制,建立食品药品重大信息直报制度,并组织实施和监督检查,着力防范区域性、系统性食品药品安全风险。

(2) 负责制定食品行政许可的实施办法并监督实施。建立食品安全隐患排查治理机制,制定全国食品安全检查年度计划、重大整顿治理方案并组织落实。负责建立食品安全信息统一公布制度,公布重大食品安全信息。参与制定食品安全风险监测计划、食品安全标准,根据食品安全风险监测计划开展食品安全风险监测工作。

(3) 负责组织制定、公布国家药典等药品和医疗器械标准、分类管理制度并监督实施。负责制定药品和医疗器械研制、生产、经营、使用质量管理规范并监督实施。负责药品、医疗器械注册并监督检查。建立药品不良反应、医疗器械不良事件监测体系,并开展监测和处置工作。拟订并完善执业药师资格准入制度,指导监督执业药师注册工作。参与制定国家基本药物目录,配合实施国家基本药物制度。制定化妆品监督管理办法并监督实施。

(4) 负责制定食品、药品、医疗器械、化妆品监督管理的稽查制度并组织实施,组织查处重大违法行为。建立问题产品召回和处置制度并监督实施。

(5) 负责食品药品安全事故应急体系建设,组织和指导食品药品安全事故应急处置和调查处理工作,监督事故查处落实情况。

(6) 负责制定食品药品安全科技发展规划并组织实施,推动食品药品检验检测体系、电子监管追溯体系和信息化建设。

(7) 负责开展食品药品安全宣传、教育培训、国际交流与合作。推进诚信体系建设。

(8) 指导地方食品药品监督管理工作,规范行政执法行为,完善行政执法与刑事司法衔接机制。

(9) 承担国务院食品安全委员会日常工作。负责食品安全监督管理综合协调,推动健全协调联动机制。督促检查省级人民政府履行食品安全监督管理职责并负责考核评价。

(10) 承办国务院以及国务院食品安全委员会交办的其他事项。

3. 国家食品药品监督管理总局的直属技术机构

国家食品药品监督管理总局的直属技术机构包括制定药品标准的机构、药品检测机构、药品安全风险评估机构、药品安全信用评估机构、药品安全信息的收集、分析、披露等机构。各机构相互配合,共同实现对药品安全的监管。

(1) 国家药典委员会:编制《中国药典》及其增补本;组织制定和修订国家药品标准以及直接接触药品的包装材料和容器、药用辅料的药用要求与标准;负责药品试行标准转为正式标准的技术审核工作;负责国家药品标准及其相关内容的培训与技术咨询;负责药品标准信息化建设,参与药品标准的国际交流与合作;负责《中国药品标准》等刊物的编辑、出版和发行;负责国家药品标准及其配套丛书的编纂及发行;承办国家食品药品监督管理局交办的其他事项。

(2) 药品审评中心:国家食品药品监督管理局药品审评中心是国家食品药品监督管理局药品注册技术审评机构,负责对药品注册申请进行技术审评;参与起草药品注册管理相关法律法规、部门规章和规范性文件;参与制定我国药品技术审评规范并组织实施;受国家食品药品监督管理局委托,组织协调省级药品审评部门对部分注册申请事项进行技术审评,并进行质量监督和技术指导;为基层药品监管机构提供技术信息支撑;为公众用药安全有效提供技术信息服务;承办国家食品药品监督管理局交办的其他事项。

（3）药品认证管理中心:参与制定、修订《药物非临床研究质量管理规范》（GLP）、《药物临床试验质量管理规范》（GCP）、《药品生产质量管理规范》（GMP）、《中药材生产质量管理规范》（GAP）、《药品经营质量管理规范》（GSP）和《医疗器械生产质量管理规范》（医疗器械 GMP）及其相应的实施办法;对依法向国家食品药品监督管理局申请 GMP 认证的药品、医疗器械生产企业、GAP 认证的企业（单位）和 GCP 认定的医疗机构实施现场检查等相关工作。受国家食品药品监督管理局委托,对药品研究机构组织实施 GLP 现场检查等相关工作;受国家食品药品监督管理局委托,对有关取得认证证书的单位实施跟踪检查和监督抽查;负责对省（自治区、直辖市）食品药品监督管理局药品认证机构的技术指导;协助国家食品药品监督管理局依法开展医疗器械 GMP 的监督抽查等相关工作;负责药品 GMP 认证检查员库及其检查员的日常管理工作,承担对药品、医疗器械认证检查员的培训、考核和聘任的具体工作,组织有关企业（单位）的技术及管理人员开展 GLP、GCP、GMP、GAP、GSP 等规范的培训工作;承担进口药品 GMP 认证及国际药品认证互认的具体工作。开展药品认证的国内、国际学术交流活动;承办国家食品药品监督管理局交办的其他事项。

（4）国家中药品种保护审评委员会（保健食品审评中心）:负责国家中药品种保护审评委员会的日常工作;负责组织国家中药保护品种的技术审查和审评工作;配合国家食品药品监督管理总局制定或修订中药品种保护的技术审评标准、要求、工作程序以及监督管理中药保护品种;负责组织保健食品的技术审查和审评工作;配合国家食品药品监督管理总局制定或修订保健食品技术审评标准、要求及工作程序;协助国家食品药品监督管理总局制定保健食品检验机构工作规范并进行检查;承办国家食品药品监督管理总局交办的其他事项。

（5）药品评价中心（国家药品不良反应监测中心）:承担全国药品不良反应、医疗器械不良事件监测与评价的技术工作及其相关业务组织工作,对省、自治区、直辖市药品不良反应、医疗器械不良事件监测与评价机构进行技术指导;参与拟订、调整国家基本药物目录的相关技术工作;承担拟订、调整非处方药目录的技术工作及其相关业务组织工作;承担发布药品不良反应和医疗器械不良事件警示信息的技术工作;开展药品不良反应、医疗器械不良事件监测工作有关的国际交流与合作;承办国家食品药品监督管理局交办的其他事项。

四、重要的药品质量管理规范

我国药品管理包括研制环节、生产环节、流通环节、使用环节等。对各环节严格管理,才能保证药品的质量。

表 15-1 为药品各环节主要法律法规简介。药品 GMP 证书如图 15-3 所示。

表 15-1 药品各环节主要法律规范简介

环 节	名 称	意 义
研制环节	《药物非临床研究质量管理规范》(GLP)	GLP 和 GCP 主要采用国际通行的管理办法,对药品非临床研究机构、人员、实验设施等和临床试验机构的条件、人员职责、操作程序等做出规定,从而确保试验资料真实可靠,试验操作标准规范,以保障受试者权益和安全,保证药品研究质量
	《药物临床试验质量管理规范》(GCP)	
	《药品注册管理办法》	对在中华人民共和国境内申请药物临床试验、药品生产与进口,以及药品审批、注册检验和监督管理做出详细规定,以规范药品注册行为,保证药品安全、有效、质量可控
	《医疗机构制剂注册管理办法》	对在中华人民共和国境内申请医疗机构制剂的配制、调剂使用,以及进行相关的审批、检验和监督管理等活动做出详细规定,以加强医疗机构制剂的管理,规范申报与审批流程
生产环节	《药品生产质量管理规范》(GMP)	GMP 是药品生产和全面质量管理的基本准则。适用于药品制剂生产的全过程、原料药生产中影响成品质量的关键工序
	《药品生产监督管理规范》	为药品监督管理部门对药品生产条件和生产过程进行审查、许可、监督检查等提供法律依据,进一步加强药品生产的监督管理,保障药品安全、有效、质量可控
	《药品说明书和标签管理规定》	规范药品名称、说明书、标签的管理,指导公众科学、合理使用药品,维护公众健康权益
流通环节	《药品经营质量管理规范》(GSP)	药品经营是药品质量保持阶段,为保证药品经营过程的质量,必须对药品经营过程中影响药品质量的各种因素加以控制
	《药品经营质量管理规范认证管理办法》	
	《药品流通监督管理办法》	对中华人民共和国境内从事药品购销及监督管理有关的事项作出规定,确保药品在流通过程保持质量均一
	《药品广告审查办法》	加强药品广告管理,保证广告真实性与合法性,净化药品流通秩序,保障人民群众用药安全
	《药品召回管理办法》	保障消费者权益,维护公民生命健康权

续　表

环　节	名　　称	意　　义
流通环节	《药品进口管理办法》	规范药品进口备案、报关和口岸检验工作,保证进口药品的质量
	《零售药店设置暂行规定》	加强对零售药店的监督管理,促进零售药店合理布局,方便群众购药
	《互联网药品信息服务管理办法》	加强互联网药品交易的管理,规范药品流通市场秩序
使用环节	《医疗机构药事管理规定》	对临床用药全过程进行有效的组织实施与管理,促进临床科学、合理用药
	《医疗机构制剂配制质量管理规范》(GPP)	是医疗机构制剂配制和质量管理的基本准则,适用于制剂配制的全过程

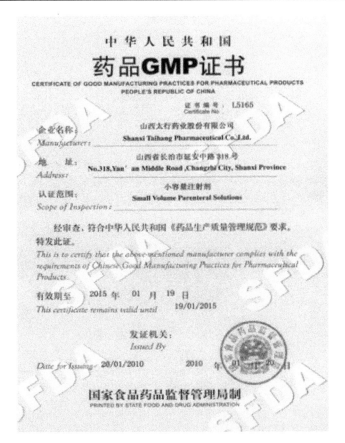

图 15－3　药品 GMP 证书

思考和讨论

(1) 保证药品质量的关键是什么？

(2) GMP 只要形式上符合要求就可以了吗？

参 考 文 献

［1］ 吴春福. 药学概论［M］. 北京：中国医药科技出版社,2004.

［2］ 陈绍民. 医药知识(医药卷)［M］. 济南：山东科学技术出版社,2007.

［3］ 塔马斯·巴特菲,格兰姆·V. 李. 药物发现——从病床到华尔街［M］. 北京：科学出版社,2010.

［4］ 朱依谆,殷明. 药理学［M］. 第 7 版. 北京：人民卫生出版社,2011.

［5］ 金惠铭、王建枝. 病理生理学［M］. 北京：人民卫生出版社,2012.

［6］ 陈小平、王效山. 新药发现与开发［M］. 北京：化学工业出版社,2012.

［7］ Christopher J. Endres, Peng Hsiao, Francisco S. Chung, et al. The role of transporters in drug interactions ［J］. European Journal of Pharmaceutical Sciences. 2006,27(5)：501－517.

［8］ http：//baike. baidu. com/view/457365. htm.

［9］ http：//www. yaoshi. xjtu. edu. cn/kecheng/show. asp？ id＝158.

［10］ http：//en. wikibooks. org/wiki/File：LONG＿ROAD＿TO＿A＿NEW＿DRUG. jpg.

［11］ http：//depts. washington. edu/hivaids/oip/case4/discussion. html.

［12］ Walter Sneader. Drug Discovery：A History［M］. John Wiley & Sons, Ltd, 2005.

［13］ 朱明. 中西比较医药学概论［M］. 北京. 高等教育出版社,2006.

［14］ 张大萍,甄橙. 中外医学史纲要［M］. 北京：中国协和医科大学出版社,2007.

［15］ 高宣亮. 药物史话［M］. 北京：化学工业出版社,2009.

［16］ 韩平,解慧琪,罗静聪,等. 细胞治疗临床应用新进展［J］. 中国修复重建外科杂志,2008,22(2)：221－227.

［17］ Asher Mullard. 2012 FDA drug approvals［J］. Nature Reviews Drug Discovery, 2013,12, 87－90.

［18］ Bob zebroski. A Brief History of pharmacy, Humanity's Search For

Wellness[M]. Routledge, 2016.

[19] Popat N. Patil. Discoveries in Pharmacological Sciences [M]. World Scientific, 2012.

[20] 袁丽,杨悦. 国际创新药物研发现状及未来发展趋势[J]. 中国新药杂志, 2013,22(18): 2120 - 2125.

[21] 李莉娟,张连生. 细胞免疫治疗现状与前景[J]. 临床血液学杂志,2015, 28(3): 370 - 373.

[22] 罗朝淑,朱庆平. 世界基因治疗药物研发现状与我国发展对策[J]. 中国基础科学,2015,3: 9 - 11.

[23] 吴莉. 浅析基因治疗在临床应用的现状[J]. 世界最新医学信息文摘,2015, 15(13): 80.

[24] 鲁肃. 精准医疗计划: 机遇与挑战[J]. 世界科学,2015.3: 12.

[25] 汤立达,徐为人. 精准医疗时代下制药行业的挑战和机遇[J]. 现代药物与临床,2015,30(4): 351 - 354.

[26] 余慎初. 中国药学史纲[M]. 云南: 云南科学技术出版社,1987.

[27] 渠时光. 中国药学史[M]. 沈阳: 辽宁大学出版社,1989.

[28] 张大萍,甄橙. 中外医学史纲要[M]. 北京: 中国协和医科大学出版社, 2007.

[29] 金进. 药物的发现与发明史[M]. 上海: 第二军医大学出版社,2013.

[30] 谢惠民,丛骆骆. 中国药学史[M]. 北京: 人民卫生出版社,2014.

[31] 陈新谦. 清代的中药店老字号[J]. 中华医史杂志,1996,26(4): 238 - 244.

[32] 朱建平. 孙思邈《千金方》中的佛教影响[J]. 中华医史杂志,1999,29(4): 220 - 222.

[33] 张家玮. 方剂学发展史上的两个特征[J]. 中华医史杂志,2002,32(3): 135 - 139

[34] 孙平根,王秋陶. 从小柴胡汤加减看用方技巧[N]. 中国中医药报,2003,第 2028 期.

[35] Jie Jack. 药物考——发明之道[M]. 上海: 华东理工大学出版社,2007.

[36] 方圣鼎. 植物抗肿瘤成份与 Kupchan 的工作[J]. 国外医学,1985,4: 221 - 224.

[37] 宋振玉. 药理学界老前辈陈克恢教授[J]. 中国药学杂志,1987,22(8): 482 - 483.

[38] 丁光生. 陈克恢——国际著名药理学家[J]. 生理科学进展,2009,40(4): 289 - 291.

[39] 徐艳芬,张丽娟,宋新波. 银杏叶提取物的研究进展[J]. 药物评价研究, 2010,33(6)：452 - 456.

[40] 史清文. 天然药物化学史话：紫杉醇[J]. 中草药,2011,42(10)：1878 - 1884.

[41] 康冀川,靳瑞,文庭池,等. 内生真菌产紫杉醇研究的回顾与展望[J]. 菌物学报,2011,2.

[42] 饶毅,黎润红,张大庆. 辛酸与荣耀：中国科学的诺奖之路[M]. 北京：北京大学出版社,2016.

[43] 苗雨瑞,杨巧荷,于姝燕. 麻黄碱与伪麻黄碱的研究进展[J]. 内蒙古医学院学报(医学研究进展),2011,33(4)：490 - 494.

[44] 王满元. 青蒿素类药物的发展历史[J]. 自然杂志,2012,34(1)：44 - 47.

[45] 郭瑞霞,李骘,李力更,等. 天然药物化学史话：银杏内酯[J]. 中草药, 2013,44(6)：641 - 645.

[46] 郭瑞霞,李力更,付炎,等. 天然药物化学史话：奎宁的发现,化学结构以及全合成[J]. 中草药,2014,45(19)：2737 - 2741.

[47] 郭瑞霞,李力更,王于方,等. 天然药物化学史话：天然产物化学研究的魅力[J]. 中草药,2015,46(14)：2019 - 2033.

[48] 邱晨辉. 屠呦呦获诺奖,喜悦之余需要哪些思考[N]. 中国青年报,2015 - 10 - 09.

[49] 张楠. 抗疟药物的应用与发展[J]. 中国药物评价,2016,33(1)：7 - 10.

[50] 徐国恒. 青蒿素发现历程的介绍与再认识[J]. 生物学通报,2016,51(3)： 1 - 6.

[51] 郑虎. 药物化学[M]. 第 6 版. 北京：人民卫生出版社,2007.

[52] 周喜华,张黎,苏永能,等. 世界化学史[M]. 吉林：吉林教育出版社,2009.

[53] 聂岁峰,李捷玮,王旭东. 药物的发现与发明史[M]. 上海：第二军医大学出版社,2013.

[54] 唐丽. 药物学概论[M]. 北京：化学工业出版社,2013.

[55] 李晓岑. 中国金丹术为什么没有取得更大的化学成就——中国金丹术和阿拉伯炼金术的比较[J]. 传统文化与现代化,1998,3：82 - 86.

[56] 马晓微. 药物化学的产生和发展[J]. 中华医史杂志,1994,(24)2：99 - 104.

[57] 周雁翎. 从化学论视角看西方炼金术[J]. 化学通报,2001,10：667 - 669.

[58] 汤卡罗. 人工合成胰岛素的精神代代相传——纪念我国人工合成结晶牛胰岛素 50 周年[J]. 大学化学,2015,30(2)：1 - 5.

[59] 林国强. 手性催化——一个追求像酶一样催化反应的梦[J]. 科学,2002,

54(1)：53-55.

[60] 王丹,李亚,何浪. 手性药物及其开发与应用[J]. 现代医药卫生,2007,
23(6)：837-38.

[61] 董晓阳,王子昱,王永超,等. 不对称小分子催化合成的最新进展及其在药
物合成中的应用[J]. 中国药科大学学报. 2013,44(3)：193-201.

[62] 我国人工合成牛胰岛素错过诺贝尔奖的历史真相[N]. 中国科学报,2015
年9月26日.

[63] M. T. 马迪根,J. M. 马丁克,J. 帕克. 微生物生物学[M]. 北京：科学出版
社,2001.

[64] 恩斯特·博伊姆勒,张荣昌译. 药物简史——近代以来延续人类生命的伟
大发现[M]. 广西师范大学出版社,2005.

[65] 沈萍,陈向东. 微生物学[M]. 第2版. 北京：高等教育出版社,2006.

[66] 张庆田,张均田. 书写世界现代医学史的巨人们[M]. 北京：中国协和医科
大学出版社,2006.

[67] 陈志南. 生物导弹静悄悄：抗体药物的制备及应用[M]. 广州：广东科技出
版社,2014.

[68] 陈代杰,钱秀萍. 细菌简史——与人类的永恒博弈[M]. 北京：化学工业出
版社,2015

[69] 吴明. 法国巴斯德研究所简介[J]. 微生物学杂志. 1984,4(1)：64-65.

[70] 马伯英. 中国的人痘接种术是现代免疫学的先驱[J]. 中华医史杂志,1995,
25(3)：139-144.

[71] 谢蜀生,张大庆. 中国人痘接种术向西方的传播及影响[J]. 中华医史杂志,
2000,30(3)：133-137.

[72] 寇毅. 略述疫苗三次革命[J]. 中华医史杂志,2006,36(2)：104-108.

[73] 潘淑媛. 治疗性疫苗的研发进展[J]. 中国实用医药,2014,9(30)：252-
253.

[74] 郭振红,曹雪涛. 肿瘤免疫细胞治疗的现状及展望[J]. 中国肿瘤生物治疗
杂志,2016,23(2)：149-160.

[75] 世界卫生组织. 世卫组织为根除天花三十周年纪念雕塑揭幕[OL].
http://www. who. int/mediacentre/news/notes/2010/smallpox _ 20100517/
zh/index. html.

[76] 刘立. 德国化学工业的兴起[M]. 太原：山西教育出版社,2008.

[77] 塔马斯·巴特菲,格兰姆·V. 李. 药物发现——从病床到华尔街[M]. 北
京：科学出版社,2010.

［78］ Morton A. Meyers. Happy Accidents Serendipity in Modern Medical Breakthrough［M］. Arcade Publishing,2007.

［79］ The story of penicillin. http://www. ox. ac. uk/research/medical _ sciences/projects/penicillin. html.

［80］ http://www. pc. maricopa. edu/Biology/rcotter/BIO%20205/LessonBuilders/ Chapter%2012%20LB/RevisedCh12LessonBuilder_print. html.

［81］ http://pathmicro. med. sc. edu/fox/enterobact. htm.

［82］ http://gsdl. bvs. sld. cu/cgi—bin/library.

［83］ http://antibioticsfor. com/antibiotic—resistance—history. phtml.

［84］ （美）伯纳德•阿斯贝尔（Bernard Asbell）. 避孕药片：一个改变世界的药物传奇［M］. 何雪,晓明,译. 北京：东方出版社,2000.

［85］ （美）卡尔•杰拉西著. 避孕药的是是非非-杰拉西自传［M］. 姚宁,译. 上海：上海科技教育出版社,2005.

［86］ 德博拉•G•菲尔. 女人的一个世纪：从选举权到避孕药［M］. 姚燕瑾,徐欣,译. 广州：新星出版社,2006.

［87］ 西娅•库珀,亚瑟•恩斯伯格. 突破 胰岛素发现创造的医学奇迹［M］. 谢琨,译. 上海：上海人民出版社,2011.

［88］ 世界卫生组织官网 http://www. who. int/campaigns/world — health — day/2016/event/zh/

［89］ 张友尚. 胰岛素生产的回顾与展望［J］. 食品与药品,2008,10(1)：1-3.

［90］ 韩羽楠,潘崎. 胰岛素非注射给药途径研究与进展［J］. 中国科技信息, 2011,15：162-163.

［91］ 秦贻强,张文娟,徐勤. 糖尿病口服药物研究进展［J］. 中国医药科学,2012, 2(11)：42-44.

［92］ 张芮,吴朝阳,刘明亮. 新型口服抗糖尿病药物的疗效及安全性［J］. 国外医药抗生素分册,2015,36(1)：1-9.

［93］ 孙子林. 糖尿病及其并发症治疗药物研究进展［J］. 药学进展,2016,40(5)： 321-322.

［94］ Hermayer K L, Dake A. Newer oral and noninsulin therapies to treat type 2 diabetes mellitus［J］. Cleve Clin J Med. 2016,83(5 Suppl 1)： S18-26.

［95］ 德吕恩•布奇. 医药的真相［M］. 北京：新世界出版社,2010.

［96］ 李姝. 最亲民的解热镇痛药——对乙酰氨基酚［J］. 中国药店,2013,12： 86-87.

[97] 薛张纲,金琳. 全身麻醉的机制——金字塔之未解谜团[J]. 上海医学,
  2013,36(10)：821－822.

[98] 褚连凯. 麻醉镇痛药在癌痛治疗中的合理应用[J]. 世界最新医学信息文
  摘,2016,16(12)：62－63.

[99] 何俏军. 抗肿瘤药物最新研究与进展[M]. 杭州：浙江大学出版社,2013.

[100] 李景先,李大启. 恶性肿瘤化学治疗发展简史[J]. 中华医学杂志,1997,
  27(2)：68－71.

[101] 李晔雄,汪华. 肿瘤放射治疗的历史与发展[J]. 中国肿瘤,2008,17(9)：
  775－779.

[102] 曹远东,孙新臣. 肿瘤治疗的演变和思考[J]. 医学与哲学(人文社会医学
  版),2009,30(3)：13－16.

[103] 沈倍奋. 肿瘤抗体治疗的历史回顾与展望[J]. 中国药理学与毒理学杂志,
  2016,30(1)：1－6.

[104] Topalian S L, Weiner G J, Pardoll D M. Cancer immunotherapy comes
  of age[J]. J Clin Oncol,2011,29(36)：4828－4836.

[105] B Halasz,等. 多巴胺能系统[M]. 陈其才,译. 武汉：华中师范大学出版
  社,1989.

[106] 金国章. 脑内多巴胺的生物医学[M]. 上海：上海科技教育出版社,1998.

[107] 毛懿,院前急救手册：不再让生命流逝[M]. 北京：中国医药科技出版
  社,2006.

[108] 庞国明,张胜强,穆宏地. 基层医师急诊急救指南[M]. 北京：中国医药科
  技出版社,2013.

[109] Brian B. Hoffman. Adrenaline[M]. Harvard University Press,2013.

[110] (美)艾尔·敏德尔,哈斯·莫狄斯. 新维素圣经[M]. 杭州：浙江科学技
  术出版社,2016 年 1 月.

[111] Rautiainen S, Manson J E, Lichtenstein A H, Sesso H D. Dietary
  supplements and disease prevention-a global overview[J]. Nat Rev
  Endocrinol. 2016 May 6.

[112] 徐蓉. 药事法教程——要点探讨与案例分析[M]. 北京：化学工业出版
  社,2008.

[113] 邵蓉. 中国药事法理论与实务[M]. 北京：中国医药科技出版社,2010.

[114] 唐民皓. 食品药品安全与监管政策研究报告[M]. 北京：社会科学文献出
  版社,2010.

[115] 药品不良反应监测与管理办法(卫生部令第 81 号).

[116] 孙成栋,张淑文. 药物副作用的合理应用[J]. 药物不良反应杂志,2004,5：315 - 317.

[117] 刘英姿,刘浩然. "副作用"新解[J]. 中医药导报,2011,17(1)：93 - 94.

[118] 宋华琳. 美国 1962 年药品法修正案的形成史[J]. 中国处方,2007,(5)36 - 37.

[119] 徐徕,赵艳蛟,李璠,等. 日本药品风险管理简介及启示[J]. 中国临床药理学杂志,2010,26(10)784 - 789.